识医明药保健康

黄姗 万飞 主编
周天寒 主审

人民卫生出版社
·北京·

图书在版编目（CIP）数据

识医明药保健康 / 黄姗，万飞主编. -- 北京：人民卫生出版社，2025. 11. -- ISBN 978-7-117-38941-9

Ⅰ. R2-49

中国国家版本馆CIP数据核字第20253XM504号

识医明药保健康

Shiyi Mingyao Baojiankang

主　　编：黄　姗　万　飞
出版发行：人民卫生出版社（中继线 010-59780011）
地　　址：北京市朝阳区潘家园南里 19 号
邮　　编：100021
E - mail：pmph @ pmph.com
购书热线：010-59787592　010-59787584　010-65264830
印　　刷：中煤（北京）印务有限公司
经　　销：新华书店
开　　本：710 × 1000　1/16　　印张：19
字　　数：292 千字
版　　次：2025 年 11 月第 1 版
印　　次：2025 年 11 月第 1 次印刷
标准书号：ISBN 978-7-117-38941-9
定　　价：79.00 元
打击盗版举报电话：010-59787491　E-mail：WQ @ pmph.com
质量问题联系电话：010-59787234　E-mail：zhiliang @ pmph.com
数字融合服务电话：4001118166　E-mail：zengzhi @ pmph.com

《识医明药保健康》编委会

主　编　黄　姗（重庆医药高等专科学校）
　　　　　万　飞（重庆医药高等专科学校）

主　审　周天寒（重庆医药高等专科学校）

副主编　张　征（重庆医药高等专科学校）
　　　　　邓福忠（重庆医药高等专科学校）
　　　　　万荷天一（重庆医药高等专科学校）
　　　　　黄　萌（重庆医药高等专科学校）
　　　　　王志虹（重庆医药高等专科学校）

编　委（以姓氏笔画为序）
　　　　　王裕庆（重庆医药高等专科学校附属医院）
　　　　　文嘉玲（重庆市人民医院）
　　　　　任　静（重庆医药高等专科学校）
　　　　　李　静（重庆医药高等专科学校附属医院）
　　　　　杨　颖（重庆医药高等专科学校）
　　　　　吴朝旭（重庆医科大学附属第一医院）
　　　　　张启宝（重庆医药高等专科学校附属医院）
　　　　　陈新胜（重庆市九龙坡区中医院）
　　　　　郑燕凤（重庆医药高等专科学校）
　　　　　姚开荣（重庆医药高等专科学校附属医院）
　　　　　莫世祥（重庆市人民医院）
　　　　　徐小敏（重庆市綦江区中医院）

前言

中医药学是中华民族的瑰宝，数千年来护佑着华夏儿女的健康，承载着深厚的文化底蕴和独特的生命智慧。随着现代社会生活节奏加快，健康问题日益受到人们的关注，中医药以其“整体观念”“辨证论治”“治未病”等核心理念，为现代人提供了一种自然、和谐、可持续的健康生活方式。本书《识医明药保健康》的编写，旨在弘扬中医药文化，普及中医药知识，帮助读者从中医视角认识生命，运用中医中药及特色疗法掌握养生方法，从而提升健康素养，实现身心和谐。

本书以“识医”“明药”“健康”三大篇章为纲，系统阐释中医药的理论体系、实践方法及养生智慧。上篇“识医篇”从中医学的文化根基出发，探讨其与传统文化的渊源，解析“天人相应”“阴阳五行”“藏象经络”等核心理念，揭示中医学对生命、健康与疾病的独特认知。读者可通过本篇了解中医如何将人与自然、社会视为有机整体，如何通过“象思维”“中和思维”等诊疗方法实现个体化的健康调护。中篇“明药篇”聚焦中药的鉴别与应用，从药材的产地、炮制、性能到贵重药材的真伪辨识，从中成药的合理选用到毒性药物的安全防护，力求以通俗语言传递专业知识，指导读者科学用药。下篇“健康篇”则汇集砭石、针刺、艾灸、药膳、推拿等中医特色疗法，结合现代生活场景，提供实用易行的养生技巧和常见病防治方案，如“艾灸关元补元气”“药茶调理亚健康”“推拿缓解颈肩疼痛”等，让读者学以致用，切实改善生活质量。

本书的编写注重科学性、实用性与文化性的融合。一是确保科学严谨，内容以经典中医理论为依据，参考《黄帝内经》《本草纲目》等典籍，同时结合现代研究成果，确保知识准确可靠。二是努力贴近生活，通过案例分析、实操步骤、药膳食谱等形式，将抽象理论转化为具体方法，如“秋梨贝母润肺方”“花椒止痒外用法”等，便于家庭实践。三是弘扬传承文化，书中穿插中医药历史故事、医家箴言（如“大医精诚”精神）及古籍选录，帮助读者感悟中医的人文内涵。

中医药的智慧不仅在于治病，更在于“治未病”——通过顺应自然、调和气血、平衡情志，达到防病于先、颐养天年的目的。本书希望成为读者身边的“中医导师”，无论您是想系统了解中医文化，还是寻求日常保健方法，抑或针对特定疾病探索辅助疗法，都能从中获益。

全书由重庆医药高等专科学校中医学院牵头编撰而成，具体分工如下：黄姗编写上篇第一章、第二章、第三章、第四章，第五章第一节、第三节，第六章，第七章第四节、第五节，中篇第三章第一节及附录。万飞编写下篇第三章第一节、第三节，第七章第三节。张征编写下篇第五章第一节、第二节、第四节、第五节。万荷天一编写上篇第五章第二节，下篇第二章第二节，第三章第四节、第五节。黄萌编写下篇第五章第六节。王志虹编写下篇第八章。李静编写中篇第三章第二节、第三节。徐小敏编写下篇第三章第二节。莫世祥编写下篇第四章第三节、第四节、第五节。陈新胜编写下篇第六章第一节、第二节、第三节，第七章第一节。姚开荣编写下篇第六章第四节。张启宝编写下篇第二章第三节。吴朝旭编写中篇第二章。文嘉玲编写下篇第四章第一节、第二节。王裕庆编写下篇第二章第一节、第四节。任静编写下篇第一章。郑燕凤编写上篇第七章第一节、第二节、第三节。杨颖编写下篇第五章第三节。全书统稿工作由主编黄姗、万飞完成。副主编张征、邓福忠、万荷天一、黄萌、王志虹完成所负责章节内容的修改完善。全国名中医周天寒教授对全书做最后审定。

本著作得到以下项目资助：周天寒全国名中医传承工作室建设项目（国中医药办人教函〔2022〕245号）；国家中医药管理局第五批全国中医临床优秀人才研修项目（国中医药人教函〔2022〕239号）；重庆医药高等专科学校重点实验室建设项目“川渝共建中西医结合治疗脊柱相关疾病重点实验室”（ygz2021501）。

最后，感谢所有为本书提供支持的专家学者。由于中医药学问博大精深，书中内容难免存在不足之处，恳请读者批评指正。愿我们携手传承这份厚重的文化遗产，让中医药的智慧之光，照亮更多人的健康之路。

编者谨识

2025年6月

目 录

上篇　识医篇

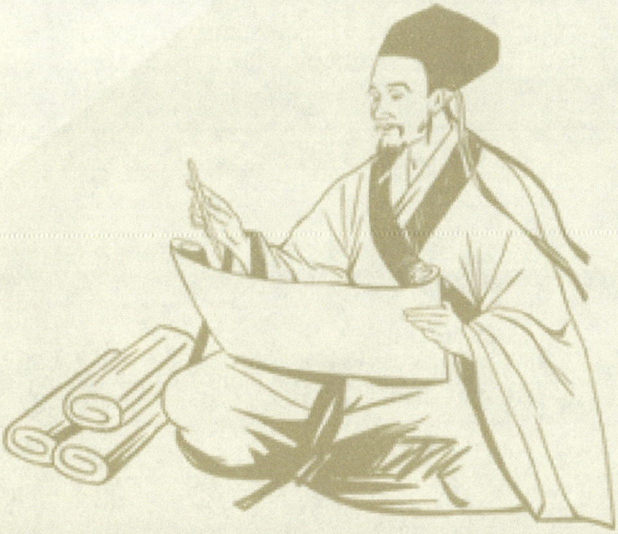

第一章
中医与传统文化

中华传统文化源远流长、博大精深。它的起源与积淀经历了几千年悠久历史，引导着中华民族不断繁衍、壮大，走向昌盛，并始终影响着中国社会发展的各个层面。作为一种民族文化，中华传统文化形成的价值观直接影响着中医的学科思维，是中医学形成和发展的基石。

第一节　中医学产生的文化背景

中医学产生的文化背景深厚而复杂，主要源于中国古代的哲学思想、历史社会环境，以及人们对自然和人体的深刻观察与总结梳理。

一、古代哲学思想基础

中医学在中华传统文化的大背景下产生，在中国古代朴素的唯物论和自发的辩证法思想指导下，中医学以精气学说、阴阳五行学说和气一元论为理论基础，从天地一体、四时一体、万物一体的观念出发，运用取象比类、推演络绎、司外揣内等思维方法，阐述关于生命、健康、疾病等一系列医学问题，建立了中医学理论框架。

中医学与古代哲学的关系可以追溯到先秦时期。在这一时期，道家、儒家等哲学流派思想开始形成并影响深远。其中，道家思想强调“道法自然”，主张顺应自然规律，这与中医学强调的“天人合一”“阴阳平衡、调和致中”的理念不谋而合。儒家思想则注重人的道德修养和伦理关系，这与中医学本身的“大医精诚、悬壶济世”等大医文化与人文伦理异曲同工。

中医学的阴阳五行学说直接源于古代哲学思想。阴阳学说认为，世界万物皆由阴阳两种相反相成的物质构成，阴阳之间的平衡与失衡是事物变化发展的根本动力。五行学说则将宇宙万物归纳为金、木、水、火、土五种基本物质，它们之间相生相克，维持着宇宙的平衡。中医学将阴阳五行学说应用于人体生理病理的解释和疾病的诊治中，形成了独特的理论体系。

中医学源于古代哲学思想，并在长期的实践中不断吸收和融合各种哲学流派的思想精华。这些哲学思想不仅为中医学提供了理论基础和思维框架，还使得中医学在面对复杂多变的疾病时能够灵活应对、辨证施治。

二、历史社会环境影响

中医学理论体系的形成与发展除受到中国古代哲学思想的深刻影响外，还与古代天文学、气象学、地理学、物候学、农学、生物学、矿物学、植物学、军事学、数学，以及酿酒技术、冶炼技术等的影响渗透密切相关。

中医的时间医学，如子午流注、五运六气等，深受天文学的影响，中医理论中的阴阳五行与天干地支等天文学概念紧密相连。在远古的农耕时代，作为母亲河的黄河中下游流域是先民们最适宜生存的环境，古人总结出黄河中下游流域的气候变化规律和万物随气候变化而变化的关联规律，并以此指导着中医学理论体系的形成。动植物的生长周期、迁徙规律等物候现象与中医理论中的阴阳消长、五行生克等概念相契合，对中医认识人体生理病理和选择治疗方法有重要启示。中药的来源之一是农作物和植物，农学的发展对中药的种植、采摘和炮制有直接影响；中药以植物药为主，植物学的发展对中药的分类、鉴别和使用有直接影响。中药中有一部分来源于矿物，如朱砂、石膏等，故而矿物学的知识对于中药的鉴别、采集和炮制具有重要意义。中药的有效成分常与植物、动物的生物活性物质相关，生物化学知识能解析中药材的化学成分与药理作用机制；掌握生物技术手段可提升对药材质量控制、药效评价的能力，适应中医药现代化发展的需求。而中医在战争中的应用，如治疗外伤、传染病等，体现了中医与军事学的紧密联系。酿酒技术的发展为中医提供了丰富的药酒资源，如枸杞酒、人参酒等。冶炼技术的发展为中医提供了金属类药材，如铁屑、铜绿等。

综上可知，中医学与历史社会环境影响下的诸多学科领域之间有着密切的影响渗透关系，这些学科和技术的发展为中医学提供了丰富的理论和实践基础，推动了中医学的不断发展和完善。

三、长期医疗实践积累

早在原始社会就有医药活动，原始人群应用简陋的石器和木棒挖掘地下的植物根茎，捕猎凶猛的野兽，切割动物的肌肉、敲碎骨髓等。同时，也会用这些简单的工具和动物骨器切开脓包、割除腐肉、刺破放血等，可以说这是最早的医疗器具。在发明制陶技术后，人们曾利用尖锐的碎陶片来切割脓包或浅刺身体某些部位进行治疗。当冶金术发明之后，又出现了各种金属制造的医疗工具和针刺用具。人类在寻找采集食物的过程中，发现某些植物能使人出现中毒症状，或某些植物又能减轻或消除某些病症，这就是“神农尝百草”的传说，反映了古人对药物的认识和探索过程。在使用石器作为生产工具的过程中，发现人体某一部位受到刺伤后反能解除另一部位的疼痛，从而创造了运用砭石、骨针治疗的方法，并在此基础上，逐渐发展为针刺疗法。在烘火取暖中，发现用兽皮、树皮包上烧热的石块或沙土作局部取暖，可以消除因受冷而引起的腹痛和寒湿造成的关节痛，而逐渐产生了热熨法。到了近现代，中医学与电磁、声光等技术相结合，逐渐产生了电针仪、电火针、中医磁疗设备等治疗技术。

可见长期生活、生产与医疗实践经验的积累和总结是中医理论体系形成的经验基础。中医学从诞生之始就源于实践探索，并在长期的发展过程中不断积累和创新，其不仅是中医学发展的基础，也是中医学不断进步的源泉。

第二节 中医学是多元文化的产物

中医学作为中华传统文化的瑰宝，其形成与发展受到了多元文化的影响，是多元文化的产物。

一、融合多元文化元素

中华传统文化历史悠久，早在先秦就有百家争鸣的繁盛景象。汉代以后，道家和儒家在诸子百家中脱颖而出，并经过两千多年的发展，成为中华文化传承的两大主流思想，定然影响到脱胎于中华传统文化的中医学的肇始与发展。

“仁”和“中庸”是儒家思想关于道德规范和行为准则的最高标准，是儒家思想的理论核心。“仁”的基本含义是爱人，儒家的仁义思想要求社会中每一员都要做利于社会或他人的事情。以仁爱之心治理朝政，则为施仁政；以仁爱之心行医济世，则为行仁术。故而众多儒士在从政无门时多转而投身医学，来实现“仁义”的人生抱负，正所谓“不为良相，便为良医”。可见，在仁爱生民的意义上，儒和医可形成共识。此外，儒家“中庸”思想强调在治理国家、处理人际关系、对待自然等诸多方面保持不偏不倚的中正地位，认为保持事物相对平衡是发展的根本条件。儒家的中庸之道对中华民族有着深远影响，也深刻地渗透到中医学。中医学认为人体由阴阳二气构成，且生理状态下阴阳处于动态平衡状态，一旦平衡被打破，人体就会产生疾病变化，所谓“阴平阳秘，精神乃治；阴阳离决，精气乃绝”(《素问·生气通天论》)，因此一切治法的最终目标都是恢复阴阳平衡的状态，达到“调和致中”。

道家提出“人法地，地法天，天法道，道法自然”，强调宇宙万物应顺应自然规律，不违背自然本性，主张人与自然、社会和谐共生。这一理念决定了中医学的天地人相应思维，不论是四时气候、昼夜晨昏，还是日月运行、地理环境，各种变化都会对人体产生相应影响，因而须把人放到整个自然环境的背景下去考察和分析，即天人相应思想。同时，道家倡导“无为而治”，提倡不刻意干预，让事物自然发展。中医学中有“不治已病治未病”的重要理念，注重预防疾病，通过调整生活方式、饮食结构、情志状态等，增强人体自身的抵抗力和调节能力，从而避免疾病发生。这种预防为主的思想，与道家的“无为而治”有异曲同工之妙。

此外，道家在“延年益寿，长生不老”的养生目标下催生的炼丹术也是制药化学的开端，早在汉、魏、两晋时期，已炼制出适用于治病的矿物药，如用水银软膏治疗疥癣。唐代开始将丹药由内服转为外科用药，炼出了轻粉、红升丹、白降丹等中医外科的常用特效药。近年来，开发出注射用三氧化二砷，适用于急性早幼粒细胞白血病、原发性肝癌晚期的治疗。

二、吸收外来医学成果

在漫长的历史长河中，中医学不断吸收融合各种医学思想和技术，逐渐形成了自己独特的医学风格和特色。汉唐时期，中医就吸收了印度的佛教医学和阿拉伯—伊斯兰医学，丰富了自己的诊断和治疗手段。

佛教起源于古印度，在两汉之际经西域传入中国，而佛教医学是古印度医学的重要组成部分，随着佛教一并传入我国，丰富了中医学的理论与实践体系。中国传统医学唐代文献《外台秘要》中治疗白内障的“金针拨障术”就源自古印度医学，汉代译著的佛经中就有金针拨障术的记载。此外，古印度医学中的按摩术在唐代传入中国，并成为中国传统按摩术中的一种。唐代孙思邈的《备急千金要方》中记载有“天竺国按摩”十八势，受到历代医家的重视。佛典中记载论述的草类、木类、动物类等生物达数千种，其中包括常用药物300余种，这些来自古印度、东南亚和西域等地的外来药物，如木香、丁香、龙脑、豆蔻、乳香、郁金、阿魏等伴随佛经传入中国，被中医学所认识吸收，成为中药的重要组成部分。佛教中多有医僧，能采药施治，其中不乏名医大家，我国现存最早的骨伤科专著就是唐代僧人蔺道人所撰的《仙授理伤续断秘方》，该书奠定了我国创伤骨科的基础。

阿拉伯—伊斯兰医学对世界医学的影响很大，阿拉伯与中国很早就有药物交流。晋人张华《博物志》记载：“张骞使西域还，乃得胡桃种。”据统计，汉代张骞及其随员出使西域，带回的植物种子除胡桃外，还有胡瓜、胡豆、苜蓿、蒜葫、胡荽、无花果等药用植物。唐代杜环所撰的《经行记》为较早记述伊斯兰国家药物及医术的书籍。晚唐、五代时经营香药的波斯人后裔文学家、药物学家李珣所撰《海药本草》，收药124种，是对《神农本草经》《名医别录》《唐本草》《食疗本草》《本草拾遗》等药物著作的补充。阿拉伯—伊斯兰医药借鉴古希腊医药学传统，善用有机矿物，以金、银箔丸衣保质、防腐技术，在宋代广泛运用。元初，阿拉伯、中亚及波斯等地医生及药物大量进入中国，阿拉伯—伊斯兰医学得以广泛应用和推广。据《元史》记载，元朝专设六个机构研究推广阿拉伯医学，这在中国医学史上是绝无仅有的。

近代，随着西学东渐，西方医学传入我国，中医学也开始接触并学习解剖、生理等西医学知识，并促成了“中西医汇通”派，提倡综合施治，即根据患者具体情况，综合运用中西医学的理论和方法，达到最佳治疗效果。在药物研发、治疗方法、诊断技术等方面取得了系列创新成果，为中医学的发展注入了新活力，涌现出一批以唐宗海、朱沛文、恽铁樵、张锡纯为代表的中西医汇通学家，以及由唐宗海编撰的《中西汇通医经精义》《血证论》，张锡纯编撰的《医学衷中参西录》等中西医汇通代表作。中西医汇通学派的出现为中医药的现代化发展开辟了新道路，当前中医学与西医学的深度结合与融汇，更加促进了中医药学的不断进步和创新。

当下，随着全球化进程的加速和文化交流的深入，中医学也在不断地与其他文化进行交融，如哲学、艺术、历史等，且随着人工智能、大数据等技术的革新发展，中医药领域也迎来了数智化转型期，这为中医药的传承与创新、中医药的现代化提供了有力支撑。

综上所述，中医学作为多元文化的产物，其形成和发展受到了多种文化元素的滋养，并在与多元文化的融合发展中不断丰富学科内涵和外延，这使其在全球化背景下展现出更加独特的学科魅力和更加广阔的运用价值。

第二章 中医文化理念

第一节　天人相应

中医学奠基之时，中医先贤在中华传统文化思想影响下建立起来的天人合一的生命观，是中医文化的核心理念与基本内涵。人，生于天地之间、宇宙之中，人类与自然界密不可分，自然界的变化随时影响着人体，人类在能动地适应自然和改造自然的过程中维持着正常的生命活动，一切生命活动都与大自然息息相关，这就是“天人相应”思想。

一、人应天地

人与自然具有相通、相应的关系，人以天地之气生，四时之法成。人生于天地之间，依赖于自然而生存，同样也受自然规律的支配和制约。不论是四时气候、昼夜晨昏，还是日月运行、地理环境，各种变化都会对人体产生相应影响。

（一）四时变化对人体的影响

自然界四时气候变化对生物和人体的影响非常大，而且是多方面的。

1. 四时与情志　人的情志变化与四时变化密切相关，所以《素问》有“四气调神”之论。《黄帝素问直解》指出：“四气调神者，随春夏秋冬四时之气，调肝心脾肺肾五脏之神志也。”这就明确告诉人们，调摄精神，要遵循自然界生长化收藏的变化规律，才能达到阴阳的相对平衡。

2. 四时与气血　四季有其独特的季节特性。春夏阳气发泄，气血易趋向于表，故皮肤松弛、多汗等；秋冬阳气收藏，气血易趋向于里，表现为皮肤致密、少汗多溺等。故有“春夏养阳，秋冬养阴”之说。

3. 四时与脏腑经络 自然界四时阴阳与人体五脏在生理和病理上有密切关系。故《素问·咳论》有“五脏各以其时受病，非其时，各传以与之。”肝旺于春，心旺于夏，脾旺于长夏，肺旺于秋，肾旺于冬。《素问·四时刺逆从论》又指出：“春气在经脉，夏气在孙络，长夏气在肌肉，秋气在皮肤，冬气在骨髓中。”说明经气的运行随季节而发生变化。所以，要根据四时变化、五行生克制化之规律，保养五脏，进行针灸保健治疗。

4. 四时与发病 四时气候有异，每一季节各有不同特点，因此除了一般疾病外，还有季节性多发病。例如，春季多温病，夏季多胸胁病，长夏多泄泻，秋季多疟疾，冬季多痹证等。此外，某些慢性宿疾，常在节气交换或季节变化时发作或加剧。譬如，心肌梗死、肺气肿等常在秋末冬初和气候突变时发作，精神分裂症或过敏性疾患常在春季发作，青光眼好发于冬季，等等。掌握和了解四季与疾病的关系以及疾病的流行情况，对防病治病、养生保健有重要指导意义。

（二）昼夜晨昏对人体的影响

一日之内随昼夜阴阳消长进退，人体的新陈代谢也发生相应的改变。《灵枢·顺气一日分为四时》说：“春生，夏长，秋收，冬藏，是气之常也，人亦应之。以一日分为四时，朝则为春，日中为夏，日入为秋，夜半为冬。朝则人气始生，病气衰，故旦慧；日中人气长，长则胜邪，故安；夕则人气始衰，邪气始生，故加；夜半人气入脏，邪气独居于身，故甚也。”虽然昼夜寒温变化的幅度并没有像四季那样明显，但对人体仍有一定影响。“故阳气者，一日而主外，平旦人气生，日中而阳气隆，日西而阳气已虚，气门乃闭”（《素问·生气通天论》），说明人体阳气白天多趋向于表，夜晚多趋向于里。由于人体阳气有昼夜的周期性变化，对人体病理变化亦有直接影响。

（三）日月星辰对人体的影响

人体的生物节律不仅受太阳的影响，还受月亮的影响。人体生理的气血盛衰与月亮盈亏直接相关，这是因为水液是人体的重要组成部分，月球引力就像引起海洋潮汐那样对人体中的体液发生作用，这叫生物潮。它随着月相的盈亏，对人体产生相应影响。新月时，人体的气血偏弱，而在满月时，人体头部的气血最充实，内分泌最旺盛。因此，中医临床治疗原则中有“月生无泻，月满无补”的说法。西医学研究证实，妇女的月经变化、体温、激素、免疫功能和心理状态等都以 1 个月为周期。在防病保健方面，也有月光浴、采月华等养生方法。

（四）地理环境对人体的影响

地理环境的不同和地区气候的差异，在一定程度上也影响着人体的生理活动。我国的地理环境具有“东方生风”“南方生热”“西方生燥”“北方生寒”“中央生湿”的特点。例如，北方多燥寒，人体腠理多致密；南方多湿热，人体腠理多疏松。人一旦易地而居，也需要一个适应过程。由于地域环境的不同，人们的体质和疾病情况也不一样。因此，要根据具体情况，做出相应的处理。

综上所述，中医养生在“人与天地相应”观念的指导下，把人体看成是与天相应相通的、精气神三位一体的、以五脏为核心的有机整体。人的生命活动与天地大自然是密切联系在一起的。

二、顺应自然

天地万物，时令、气象、物候、地理，对人体的生理、病理、疾病的诊治等方面均有影响，使人体产生生理或病理的相应反应。人体在这个自然界的大系统中要想求得自身动态平衡与健康，首先需要顺应天地自然规律。顺应自然包括两方面的内容：一是要遵循自然界正常的变化规律；二是要慎防异常自然变化的不利影响。顺应自然规律并非简单的被动适应，而是要采取积极的主动态度，掌握自然变化规律以增强体质、防御外邪的侵袭。同时，人能影响环境，既要利用环境、适应环境，又要突出强调人的主观能动性，达到天人相应的和谐统一的状态。因此，中医学的“天人相应”观体现了以人为中心的环境观念和生态观念的思想，是养生保健、防病治病的重要环节，人类要适应自然才能健康生活。

三、适应社会

人不仅是自然的一部分，而且是社会的一部分，不仅有自然属性，更重要的是还有社会属性。《素问·气交变大论》说：“夫道者，上知天文，下知地理，中知人事，可以长久，此之谓也。”这里明确把天文、地理、人事作为一个整体看待。人体和自然环境是辩证的统一，人体和社会环境也是辩证的统一。所谓社会环境，包括社会政治、社会生产力、生产关系、经济条件、劳动条件、卫生条件、生活方式，以及文化教育、家庭社交等各种社会联系。社会环境一方面供给人们所需要的物质生活资料，满足人们的生理需要；另一方面又形成和制约着人的心理活动，影响着人们生理和心理上的动态平衡。人不仅是自然界的一部分，而且是社会环境的重要成员。人类的体质、性格、嗜好和一些疾病的发生都必然受到社会因素的影响。一旦人与社会的稳态失调，则易导致疾病。因此，中医学认为疾病与社会状况有密切关系，能动地适应社会是保持身心健康的必要条件。

第二节　气一元论

气一元论，又称“元气论”，萌芽于先秦，成熟于战国及秦汉，并历经后世贤哲不断充实，发展成为中国古代哲学的重要理论范畴，对中医学的形成和发展产生了深刻影响，奠定了中医学的物质基础。

一、基本概念

关于气的文字记载，最早见于甲骨文，《说文解字·气部》说：“气，云气也，象形。”可见，气的原意是对云气的表述。春秋战国时期，气作为哲学概念逐步形成。最初，以《管子·内业》为代表的学派主张“精气学说”，认为“精也者，气之精者也。”当时，精、精气、气的概念基本相同。精气学说提出，气（精气）是物质，是构成天地万物的本原，此即“气一元论”的思想。精气学说是气的学说的早期概念。作为中医学形成标志之一的《黄帝内经》，在其成书的时期正是精气学说风靡的时代。因此，在中医学理论体系内，至今仍然或多或少地保留着精气学说的思想。气一元论中的“气”，在中国古代哲学中是指一种充塞宇宙之中的无形而运行不息的极细微物质，是构成宇宙万物的本原。

古人在日常观察中发现，天空上的云朵、蒸饭烧水时上升的水蒸气都是烟雾弥漫、无形无状之物，同时观察到气的流动便形成风，而无形的风又可引起各种自然变化，如风吹来云，云凝成雨，雨滋万物；狂风暴雨又可带来灾难。由此认定：风与云之类的无形无状而变幻多端之物，造就了天地，引起了变化。并逐渐萌生出一个重要观念，即“有形生于无形”（《易纬·乾凿度》）。这类无形之物最终被冠名为“气”，认为自然界一切有形的具体事物均由这类无形之气变化而成。

从哲学意义上理解，“气”就是物质，它是构成自然界万物最基本、最原始的物质。总之，中国古代哲学用气一元论的单一物质概念，说明了世界的物质本原，肯定了世界的物质性。世界上一切事物都是物质（气）的不同形态，一切现象都是根源于物质（气）的，这是中国古代唯物主义哲学的基本理论。

二、理论内涵

（一）气是构成万物的本原

气一元论认为，气是天地万物的本原。在天体自然演变的初期，整个宇宙弥漫着混沌、烟云样性状不定的无形物质，这就是气。在气的作用下，才出现了天地，并化生成万物。

气不是虚幻的，它以一定的存在形式被人们所感知，即“无形”与“有形”。“无形”，即气的弥漫状态。指不占有固定空间、不具备稳定形态的气的存在形式。它松散、弥漫、活跃、多变，广布于无垠的宇宙空间，这是气的基本存在形式，正如《正蒙·太和》中言：“太虚无形，气之本体”。“有形”，即气的聚合状态。指无形之气以聚合方式形成各种占有相对固定空间，具备并保持相对稳定形质特点的物体。物体存在的同时，气也存在其中。这种存在形式的“气”，凝聚一体，结构紧凑，相对稳定，不甚活跃，凡肉眼清晰所见的各种有具体性状的物体，都属“有形”之列，聚合也是气的一种存在形式。故《素问·六节脏象论》云：“气合而有形”。

然“有形”与“无形”之间并非不可逾越，而是随时处于相互转化之中，“无形”可以聚合成有形之物，有形之物也可离散复归为无形之气。因而，气一元论从宏观上辩证地把握了不同物质的基本存在形式之间的转化关系，为解释千变万化的客观世界，提供了理论基础。

（二）运动是气的根本属性

气的运动变化促成了自然界一切事物的纷繁变化，不论是动植物的生育繁衍，还是无生命物体的生化聚散，天地万物的生成、发展和变更、凋亡，无不根源于气的运动，气始终处于运动变化之中，以运动变化作为自己存在的条件或形式。《黄帝内经》中称气的运动为“变”“化”，《素问·天元纪大论》云：“物生谓之化，物极谓之变”，《素问·六微旨大论》云：“夫物之生从于化，物之极由乎变，变化之相薄，成败之所由也”，又云：“气之升降，天地之更用也……升已而降，降者谓天；降已而升，升者谓地。天气下降，气流于地；地气上升，气腾于天。故高下相召，升降相因，而变作矣。”可知天地之气的升降相因，引发了生态圈乃至整个天地间的各种变化。

气的运动带有普遍性，表现为天地上下、升降、出入、动静、聚散、清浊的相互交感，《黄帝内经》以“升降出入”四字概之，故《素问·六微旨大论》指出：“是以升降出入，无器不有”，又云“出入废则神机化灭，升降息则气立孤危。故非出入，则无以生长壮老已；非升降，则无以生长化收藏。”

气的运动特性及动力来源于气自身所固有的阴和阳两个方面的力量。其中，阳的力量主升、浮、动、散、排斥等；阴的力量主降、沉、静、聚、吸引等。阳动而散则化气，阴静而凝则成形。阴阳动静的相互作用，是气化成形和形散为气两种方向相反的运动过程的根本原因。

（三）气是万物之间的中介

气分阴阳，以成天地，天地交感，以成万物。天地万物相互联系，相互作用，天地万物之间充斥着无形之气，并相互作用，且这些无形之气还能渗入有形实体，并与已构成有形实体之气进行各种形式的交流与感应。因而，气又是天地万物之间互相联系、互相作用的中介性物质。其中介作用主要表现为维系着天地万物之联系，并使万物得以相互感应，如乐器共振、声音共鸣、磁石吸铁、日月吸引海水形成潮汐，以及日月、昼夜、季节气候影响人体生理和病理变化等，都是以气为中介而相互感应的自然现象。

三、对中医学的影响

中国古代哲学的气一元论奠基于先秦至秦汉时期，这一时期正是中医学理论体系的形成阶段，中医学吸纳了古代哲学中“气是宇宙的本原”这一基本观点，认为气也是生命的本原，是构成生命的基本物质，因而对中医学理论体系的构建产生了深刻影响。

（一）构建中医学生命理论

中医学理论体系中，气是人体生命之本原和维系。人体诸脏腑、形体、官窍均由气所化生，人体的各种功能活动均由气所推动和调控。人体是一个不断发生形气转化的升降出入气化作用的运动着的有机体，气化运动是生命的基本特征，存在于生命过程的始终，没有气化就没有生命，并以此阐述了人体内部气化运动的规律，其本质就是机体内部阴阳消长转化的矛盾运动，精辟地论述了生命运动的基本规律，回答了生命科学的基本问题。

（二）构建中医学整体观念

气一元论阐明了整个物质世界的统一性，即用天地阴阳二气相合的观点说明宇宙万物的产生由共同的基质构成。因此，部分中就必然蕴含着整体的功能与信息，即整体与部分之间有着相类、相通的特征，气也就成了宇宙万物之间相互作用的中介。气一元论渗透于中医学，促进了中医学同源性思维和相互联系观点的形成，并构建了表达人体自身完整性及人与自然和社会环境统一性的整体观念。这些思想和观念强调从宏观整体出发，从人体自身及自然与社会的不同角度，全方位地研究人体的生理、病理及疾病的防治。

第三节　阴阳五行学说

阴阳五行学说是中国古代的哲学理论。在古代，这一学说被广泛应用到各个领域，古人用其解释各种自然或社会现象，涉及天文、地理、历法、农学、医学等许多领域。而其中运用最广泛的当数用在中国古代医学的理论框架之中。因为在中医学里不仅把阴阳五行学说作为中医学主要的理论基础，而且广泛应用到临床诊治中，赋予其丰富的内容。自从在《黄帝内经》中广泛运用阴阳五行学说来论述医学理论后，两千余年来，这一学说在临床实践中得到不断的充实和发展，仍在指导着中医的临床诊断和治疗。

一、阴阳学说

自然界中所有生命现象的生息变化，都与天地的相互作用密切相关，是天地的相互作用而产生了循环往复的白天与黑夜、温热与寒凉的自然变化。为了探明自然界中各种事物的变化规律，古人便首先对左右着万物变化的天地自然的运动规律进行归纳总结，阴阳学说便应运而生了。

在自然界，能用阴阳概念来概括的现象相当普遍，如水与火、润与燥、东与西、男与女、雄与雌、刚强与柔弱……此后，随着人们生活实践的发展，渐次发现明与暗、寒与热、升与降、动与静的变化与四时往来、昼夜更替密切相关。四时往来如环，昼夜更替无端，而这四时的往来、昼夜的更替又与天体的运转，亦即天上的日月星辰与地球的相互运动密切相关，是地球和太阳等天体的相互作用造成了天地间春夏秋冬四时的往来和昼夜明暗的更替，造成了阴、晴、明、暗、风、云、雨、雪、雷、电等各种自然现象，造成了风、热、暑、湿、燥、寒的气候变化，这才孕育了山川草木和芸芸众生，构成了纷繁的大千世界。

（一）阴阳的概念是对具有相对属性的自然现象的高度抽象和概括

如天与地、日与月、昼与夜、春夏与秋冬、明与暗、寒凉与温热、上与下、升与降、动与静、南与北、东与西、水与火、润与燥等。譬如《素问·阴阳应象大论》："天地者，万物之上下也；阴阳者，血气之男女也；左右者，阴阳之道路也；水火者，阴阳之征兆也；阴阳者，万物之能始也。故曰：阴在内，阳之守也；阳在外，阴之使也。"《道德经·第二章》："故有无相生，难易相成，长短相形，高下相盈，音声相和，前后相随。"

（二）阴阳的变化规律是对自然变化规律的高度抽象和概括

1. 对立统一 阴和阳是事物相互对立的两个方面，同时又处于一个统一体中。它们既互相排斥、制约，又互根互用，缺一不可。

2. 互根互用 阴和阳虽然相互对立，但又相辅相成，彼此依赖而存在和发展。没有绝对孤立存在的阴或阳，任何一方都以另一方的存在为前提条件，并且在一定条件下能够促进对方的发展和完善。

3. 消长平衡 自然界和社会现象中的阴阳双方在运动变化过程中存在着此消彼长的关系，但总体上保持相对动态平衡的状态。阴阳的消长是事物发展变化的根本动力之一。

4. 相互转化 当阴阳之间的力量对比达到一定程度时，可以发生质的变化，即由一种性质向相反性质进行转变，这个过程称为阴阳转化。如寒极生热、热极生寒等现象，即体现了这一规律。

5. 无限可分 阴阳的无限可分性即阴中有阳，阳中有阴，阴阳之中复有阴阳，不断地一分为二，以至无穷。如昼为阳，夜为阴。而上午为阳中之阳，下午则为阳中之阴；前半夜为阴中之阴，后半夜则为阴中之阳。随着对立面的改变，阴阳之中又可以再分阴阳。

（三）阴阳学说在中医学中应用的特点

1. 阴阳属性划分在中医学中的应用 以人体而言，器质属阴，功能属阳；功能抑制属阴，功能亢奋属阳，等等。以药物而言，性质温热者属阳，性质寒凉者属阴；作用升提者属阳，作用下降者属阴；起兴奋作用者属阳，起抑制作用者属阴，等等。

2. 阴阳相互关系在中医学中的应用 在分析生理时，提出“阳生阴长，阳杀阴藏”“阴平阳秘，精神乃治”等；在分析病理时，提出“阴胜则阳病，阳胜则阴病”“阴盛阳衰”“阳盛伤阴”等；在治疗时，提出“阴中求阳”“阳中求阴”等。

二、五行学说

世界是由物质组成的，我们的祖先认为宇宙万物是由金、木、水、火、土五类物质组成，这五种物质称为“五行”。人类在自然现象中不仅发现事物的物质性，还发现各种物质之间的必然联系。“五行”不仅表达大自然组成的基本物质体系，还表达组成世界的五类事物之间运动变化的必然规律。

（一）五行相生

五行相生，是指木、火、土、金、水之间存在着有序的递相资生、助长和促进的关系。《春秋繁露·五行之义》说：“木，五行之始也；水，五行之终也；土，五行之中也。此其天次之序也。木生火，火生土，土生金，金生水，水生木，此其父子也。”“五行相生”说，是古代思想家解释宇宙万物生成的朴素唯物论的理论，对中国古代天文、历数、医学等的发展起了一定作用。《春秋繁露》有《五行相生》篇，解释五行相生的道理，并附会了一些社会历史方面的内容。如：自然现象中，雷电击木起火，人类学习自然钻木取火，认识到木生火；火燃烧物质后变为土，人类学习自然以火制陶，于是认识到火生土；土下有矿，人类在制陶过程中发现从矿石中冶炼的金属作利器更优于石器，于是认识到土生金；人类通过观察发现金属放置一段时间氧化后表面会有水珠，人类以金属工具掘井出水，于是总结出金生水；雨露促进草木生长，人类学习自然引水灌溉促进禾苗生长，于是认识到水生木，等等。

（二）五行相克

五行相克又作“五行相胜”，指木、火、土、金、水五种自然物质相互克制、相互制胜，是中国古代五行说的内容之一。隋代萧吉的《五行大义·论相克》说：“克者，制罚为义，以其力强能制弱，故木克土，土克水，水克火，火克金，金克木。”在五行相克关系中，任何一行都具有“克我”和“我克”两方面的关系。《黄帝内经》把相克关系称为“所胜”“所不胜”关系：“克我”者为“所不胜”，“我克”者为“所胜”。《春秋繁露》有《五行相胜》篇，解释五行相胜的道理，并附会了一些社会历史方面的内容。如自然现象中，森林大火被雨水浇灭，人类学会利用水浇灭火，认识到水克火；自然现象中，利器被火焚烧改造，人类锻造冶炼青铜、铁器，认识到火克金；树木被利器所断，人类从旧石器发展到金石并用之取材，于是认识到金克木；自然现象中，草木生长制约风沙，人类利用草木垒砌防沙带，于是认识到木克土；水被土阻断河流改变方向，人类学会拦河筑坝，认识到土克水，等等。

（三）五行生克制化

五行相生相克关系是一种自然的机制，人类在模仿学习自然的过程中发现事物之间的滋生和制约关系。五行的关键在于“行”，只有“行动”“作为”，才可能把事物的关联表达出来，而这些“行动”与“作为”是人类模仿学习自然规律的总结。《尚书·洪范》曰：“水火者，百姓之所饮食也；金木者，百姓之所兴作也；土者，万物之所资生，是为人用。”《左传》指出：“天生五材，民并用之，废一不可。”木、火、土、金、水除了是构成生活所必需的“五材”，关键还需要“民并用之”，“用”起来才能成“材”，并且“废一不可”。清代医家张志聪在《黄帝内经素问集注》中指出："盖五行之中，有生有化，有制有克。"相互滋生保证事物互相依存，生生不息；相互制约保证事物正常发展，不至于滋生太过。张介宾《类经图翼·运气上》指出："盖造化之机，不可无生，亦不可无制。无生则发育无由，无制则亢而为害。生克循环，运行不息，而天地之道，斯无穷已。"反映事物依循本身所为呈现出固有的一种规律而持续的运动。

（四）五行学说在中医学中的应用

1. 以五脏配五行，说明五脏的生理功能 自然界的木有升发、条达、舒畅的作用，而肝主疏泄，有喜条达、恶抑郁的特性，故以肝属木；自然界的火有温热、炎上的作用，而心对人体有温煦的作用，故以心属火；自然界的土性敦厚，有资生、助长万物的作用，而脾主运化，可以输送水谷精微以营养脏腑组织，是人体气血的生化之源，故以脾属土；自然界的金有清肃收敛的特性，而肺主气，具有清肃、下降、收敛的特性，故以肺属金；自然界的水寒凉、滋润、下行，而肾主水藏精，对人体具有滋养的作用，故以肾属水。

2. 以五行相生理论阐释机体肝、心、脾、肺、肾五脏之间相互关联的关系 肝（木）生心（火），即肝藏血以济心。心主血；肝藏血，有调节血量的功能，故而可以帮助心主血的功能。心（火）生脾（土），即心火可以温补脾土。心阳有温煦之功，脾主运化全赖阳气的健运，故心阳对脾有温补的作用。脾（土）生肺（金），即脾气散精，上归于肺。肺主宣降，宣发五谷精微全赖脾之运化水谷精微之功，上输而成。肺（金）生肾（水），即肺金清肃下行以助肾水。肺主宣降，通调水道，有帮助肾主水液的作用。肾（水）生肝（木），即肾藏精以滋养肝血。肾主藏精，精可化生血；肝以血为本，有赖于肾精的滋养。

3. 以五行相克理论阐释机体肝、心、脾、肺、肾五脏之间相互制约的关系 肺（金）克肝（木），即肝主疏泄，喜条达而恶抑郁，肝气最易上逆，而肺之清肃下行之功可以制约肝气的上逆。肝（木）克脾（土），即脾主运化，脾气易于壅滞，使运化失调；而肝主疏泄，肝气条达可疏泄脾土的壅滞。脾（土）克肾（水），即肾主水，对水液代谢具有调节作用；而脾主运化水谷包括水液，故而可以帮助肾主水的功能，以防止肾水泛滥。肾（水）克心（火），即水液上承于心，水火既济，则可防心火亢烈于上。心（火）克肺（金），即肺主肃降；心火阳热上炎，有温煦之功，可防止肺的清肃太过。

人体正常生理活动规律的维持，就是五脏的生克制化规律的体现。任何一个脏腑在它正常的生理活动中，都有与它相生的脏腑，也有与它相克的脏腑，生中有克，克中有生，生克制化维持着人体脏腑活动的平衡状态。这也说明了人体五脏六腑之间的相互联系和相互制约关系，进一步确立了人体是一个有机的整体。

第三章
中医学生命观

中医学生命观是中医理论体系的核心思想之一，它深刻揭示了中医对生命的独特理解和认识，其以整体性、动态平衡、天人相应为基本特征，从哲学和实践层面阐释生命的本质、结构、规律，以及健康与疾病的关系。

一、生命本原

中医学对生命本原的理解主要基于阴阳五行学说和精气神理论，认为生命是天地自然之气与人体内在精气相结合的产物。

（一）阴阳和合为生命之基

中医认为，生命起源于阴阳二气的交感与平衡。《素问·生气通天论》云："生之本，本于阴阳。"阴阳之间既对立又统一的关系，使得人体的生长、代谢、功能活动（阳）与物质基础（阴）相互依存，共同维持生命活动。《灵枢·天年》云："人之始生，何气筑为基？何立而为楯……以母为基，以父为楯"，在中医文化中，贯以父象天，以母象地，习用"天地合气，命之曰人"（《素问·宝命全形论》）来比拟人体胚胎生成的肇基。这也是古代医家取自然界之象类比人体生命发生的典型例证。张介宾之注云："人之生也，合父母之精而有其身。父得乾之阳，母得坤之阴；阳一而施，阴两而承，故以母为基，以父为楯。譬之稼穑者，必得其地，乃施以种。"

（二）五行生克构建生命系统

木、火、土、金、水五行对应肝、心、脾、肺、肾五脏，通过相生相克关系维持脏腑功能的协调。例如，肝（木）生心（火），肾（水）克心（火），形成动态调控网络。五行学说将五脏、五体、五官、五华、五志、五音、五声等纳入五脏系统，从而形成一个以五脏为中心的五大功能系统，又通过经络与肢节连结成一个系统整体。它不仅揭示了人体各部分之间在形态、结构和生理功能方面的复杂联系，还从整体上把握了人体生命活动的总规律，这是一种具有深刻内涵和广泛应用的自然哲学思想，它揭示了自然界中物质和能量的转化和传递过程，以及人体生理功能的奥妙，为我们认识和理解生命系统提供了重要的视角和方法。

（三）精、气、神为生命三宝

精是生命的物质基础，包括先天之精（禀受于父母，藏于肾）与后天之精（源于饮食，滋养全身）。气是生命运转的能量动力，气既是能量，也是功能，如元气、宗气、营气、卫气等，推动和调控生命活动。神是生命的主宰，广义之神指生命活动的总体现，狭义之神指精神意识。精气神三大要素有机统一于人体，共同构成人体生命活动，故云精、气、神为生命三宝。生命物质起源于精，生命能量依赖于气，生命活力表现为神，所谓“得神者昌，失神者亡”（《素问·移精变气论》）。

（四）形神一体为生命结构

形神相守则生，形神分离则亡。形体是生命存在的物质载体，为神提供了依附之所。形指人体的有形实体，包括组织结构、脏腑体窍，以及其他构成人体的物质形态。五脏六腑通过经络联系，形成功能整体。例如，心主血脉、肺主气、肝主疏泄、脾主肌肉等各司其职，又相互协作。经络是气血运行的通道，沟通表里内外，联络脏腑肢节，体现生命的整体性。

神是形体的主宰，也是人体生命活动的主宰，主导着生命的精神、思想意识活动，包括对外界的感知、情绪反应、心理变化、思维意识等。中医强调形与神俱、形神合一、形神兼备。例如，心血充足则神志清明，肾精充盈则脑力健旺。

二、生命动态

中医认为人体生命是一个自身整体的动态系统，需要在形、气、神的相互协调下保持平衡。这种平衡是动态的，并随着内外环境的变化而不断调整。

（一）气机的升降出入

中医学认为，气是构成人体和维持生命活动的基本物质，它不断运动，充满全身，推动和调控着人体的新陈代谢。气机的升、降、出、入，即气的升降运动和内外出入运动，是气机运动的基本形式。这种运动是脏腑经络、形体官窍等功能活动的基础，推动着人体生命活动的进行，在人体中发挥着多种作用。一是推动和调控作用，气的升降出入推动着人体的生长发育、脏腑经络的生理功能，以及气血津液的生成、运行和代谢。同时也调控着人体的新陈代谢，维持生命活动有序进行。二是维持机体平衡，通过气的升降出入，人体能够不断地与外界环境进行物质交换和信息交流，从而保持内环境的相对稳定，这种平衡是人体健康的基础。三是沟通内外联系，通过气的升降出入，人体能够将外界的物质和信息转化为自身的营养物质和能量，同时将自身代谢废物和热量排出体外。这种内外联系是人体生命活动的重要特征。

（二）阴阳的消长平衡

阴阳的消长平衡，指的是阴、阳二气在不断地变化、斗争和转化过程中所呈现的动态平衡状态。在生命体中，阴阳的消长平衡是生命活动得以正常进行的基础。从生理角度来看，人体的生理功能是在阴阳保持相对平衡的状态下得以发挥的。例如，人体的体温、气血、脏腑功能等，都是在阴阳相互制约、相互协调的基础上得以维持的。从病理角度来看，疾病的产生往往是由阴阳平衡失调导致的。当人体受到外界病邪的侵袭或内部脏腑功能失调时，阴阳的平衡状态就会被打破，从而导致疾病的发生发展。此时，中医会根据阴阳失调的具体情况，采用调整阴阳平衡的方法来治疗疾病，使阴阳重新恢复平衡。这种阴阳动态平衡过程中的斗争和转化，不仅体现了生命的动态性，也体现了生命的复杂性和多样性。

三、生命调养

中医学强调“天人相应”，即人与自然环境的和谐统一，认为人的生命活动受到天地自然的影响，研究人类在天地之间存活及提高生存质量是中医学的终极目标，探索生命调养是中医药的核心境界。

（一）生命调养的法则

1. 不伤为本 《黄帝内经》在开篇《素问·上古天真论》中就批评指出“以酒为浆，以妄为常，醉以入房，以欲竭其精，以耗散其真，不知持满，不时御神，务快其心，逆于生乐，起居无节”的行为，是当下身体受伤害减寿——“故半百而衰”的原因。

彭祖认为："人生于世，但养之得宜，可至百余岁。不及此者，是皆伤之也。大醉、大喜、大怒、大温、大寒、大劳、大极，皆伤也。甚饥、甚渴、甚思、甚虑，皆伤也。久坐、久立、久卧、久形，皆伤也。寒温得节，饥饱适宜，无思无为，惟清惟静，此可言修身耳。"强调"养寿之道，但莫伤之而已"。

晋代医家葛洪在《抱朴子·极言》中提出："才所不逮，而困思之，伤也；力所不胜，而强举之，伤也；悲哀憔悴，伤也；喜乐过差，伤也；汲汲所欲，伤也；戚戚所患，伤也；久谈言笑，伤也；寝息失时，伤也；挽弓引弩，伤也；沉醉呕吐，伤也；饱食即卧，伤也；跳走喘乏，伤也；欢呼哭泣，伤也；阴阳不交，伤也；积伤至尽则早亡，早亡非道也。"引《仙经》总结为"养生以不伤为本"，并强调"此要言也"。

伤害是减寿的主要缘由，伤害的表现多种多样。但都与气候、情志、饮食、劳逸太过不及相关。万物之所以不废弃，在于没有被破坏，这就是"养"。养生智慧的关键在于要学会积极地防微杜渐、预防不测，还要自始至终、谨小慎微地躲灾避难、不受伤害，力争保持和延缓生命原有的功能和状态。

2. 趋利避害 不受伤害是养生的原则，然而凡事都有利弊。《吕氏春秋》指出："万物之变，莫不为利，莫不为害。圣人察阴阳之宜，辨万物之利以便生，故精神安乎形，而年寿得长焉。"生命体都会生病，但可以病得轻微；生命体都会衰老，但可以衰老得缓慢；生命体都会死亡，但可以寿终正寝。因此，无论生命体如何演变，尽力避免伤害，就是最大的趋利。

万物有利弊，利弊可以转化。朝有利的方向努力，避免不利因素，变不利为有利，这也是调养生命的要旨。

3. 持之以恒 调养生命是一个长时间的过程，需要养成良好的生活习惯并数十年如一日地坚持。比如戒烟限酒、饮食清淡、按时作息、适度运动、保持心情愉悦等。关键在于心态上是否重视养生理念，能否长时间坚持，而坚持的习惯又是否符合养生之道。因此，调养生命、维持天年，重在养心态、养规律、养习惯。养生的方法合拍于道，则有利于将健康的规律转换成良好的生活习惯并持之以恒、一以贯之。

（二）生命调养的方法

1. 合理饮食 中医学认为饮食是人体获取营养和能量的主要来源，也是调养生命的重要手段。根据个人的体质和需求制订合理的饮食计划，注重食物的阴阳属性和五味调和，以达到滋养身体、预防疾病的目的。如黄色食物（小米、南瓜）补脾，绿色食物（菠菜、芹菜）养肝，白色食物（梨、银耳）润肺，黑色食物（黑芝麻、黑豆）补肾，等等。

2. 导引运动　适当的运动可以促进血液循环、增强体质、提高免疫力。中医养生强调运动与自然的和谐，推荐的运动方式包括气功、太极、导引等。这些运动通过调节呼吸、动作和意念，达到强身健体、调和阴阳、疏通经络的效果。同时，散步、慢跑、瑜伽等也是很好的选择，但要根据个人体质和健康状况适量进行。

3. 调畅情志　中医强调"七情致病"，即喜、怒、忧、思、悲、恐、惊七种情绪过于强烈或持续即会影响健康。因此，保持良好的情绪状态对于养生至关重要。情志调护的方法包括自我调节和心理疏导，如保持乐观开朗的心态，避免长期的情绪波动和压力，适当进行放松和减压活动等。通过调节情志、保持心态平和、积极乐观的心态，有助于预防疾病、促进康复。

4. 中药调理　中药调理是根据个人体质和健康状况，使用中草药进行身体调养。中药可以通过调节脏腑功能，平衡阴阳，达到防病治病的目的。常用的滋补中药有人参、西洋参、党参、黄芪、枸杞、当归、阿胶等。但需要注意的是，中药调理应在专业中医师的指导下进行，以避免不当使用导致不良反应。

5. 非药调养　中医学还倡导使用艾灸、刮痧、拔罐、耳穴压丸等非药物治疗、调养方法，这些方法简单易学、安全有效，适用于家庭养生和疾病辅助治疗。通过刺激身体特定的穴位，疏通经络，促进气血循环，达到保健和治疗的效果。以上中医适宜技术同样需要在专业人员的指导下进行操作，以确保安全有效。

综上所述，中医学的生命调养方法非常系统，它强调饮食、运动、情志、中药和非药物调养等多个方面的综合作用。通过这些方法的合理运用，可以有效提高身体素质，预防疾病，延缓衰老。但需要注意的是，每个人的体质和健康状况不同，养生方法应因人而异，必要时咨询专业人士建议。

第四章
中医学方法论

中医学方法论是中医学理论体系中的重要组成部分，奠定了学科的思考模型范式以及指导中医的临床实践。中医学强调动态平衡与个体化诊疗，体现了整体观和辨证论治思维。主要包括三因制宜、未病先防、辨证论治三大方面。

一、三因制宜，关注个性

三因制宜是因时制宜、因地制宜、因人制宜的统称，是指临床治病时要根据时令季节气候的变化、外界环境条件、个人体质的差异等具体情况，制定适宜的个体化治疗方法。同一种疾病，因发病季节不同，地区不同，患者的年龄、性别、体质不同，病情的发展变化也不相同，因此在确定治法时，必须把这些因素考虑进去。

（一）因时制宜

因时制宜之“时”包含两层含义，一是指自然界的时令气候特点，二是指年、月、日的时间变化规律。年月季节、昼夜晨昏等时间因素，既可形成自然界不同的气候特点和物候特点，同时对人体的生理活动与病机变化也带来了一定影响，正如《灵枢·岁露论》说：“人与天地相参也，与日月相应也。”例如，夏季炎热，人体易出汗伤津，治疗时应注重清热生津；冬季寒冷，人体阳气内藏，治疗时应注重温阳散寒；秋天气候干燥，容易外感秋燥，宜辛凉润燥；春季多风温，治疗宜辛凉解表。因此，临床用药须参考四时季节变化。

月规律对人体气血盛衰的变化影响亦较大。如妇女月经与气血关系极为密切，而其周期性变化与月节律的变化极为相似。《素问·八正神明论》说：“月始生，则血气始精，卫气始行；月廓满，则血气实，肌肉坚；月廓空，则肌肉减，经络虚，卫气去，形独居。”因此，治疗月经不调，可以参考月经的周期节律以及气血盛衰变化来施治。

“子午觉”为养生妙道，在这两个时间段睡觉对人的身体很有好处。中医“子午流注”理论则认为，每日的12个时辰对应人体12条经脉，这和现代医学的“生物钟”理论暗合。它告诉我们：子时胆经当令，人在子时即晚上11点以前入眠，是人体经气“合阴”的时候，此时也是肝胆休息的时间，有利于养阴，胆方能完成代谢。子时入眠，晨醒后头脑清晰、气色红润，反之，则气色青白。如果胆汁新陈代谢长期紊乱，则易形成“结石症”。午时心经当令，是人体经气“合阳”的时候，有利于养阳。“心主神明，开窍于舌，其华在面”。心气推动血液运行，人在午时能睡片刻，对于养心大有好处，可使下午乃至晚上精力充沛。“子午流注”理论从另一个侧面佐证了“子午觉”对人体的重要性。

此外，我们运用五运六气理论指导年度气候预测，如庚子年燥金司天需防肺系疾病；用昼夜阴阳之气的消长变化规律，结合人体正气的消长变化择时选方用药；子午流注针法据时选穴，如辰时胃经当令可治胃病，等等，往往能获得良效。

（二）因地制宜

根据不同的地理环境特点，制定适宜治法和方药的原则，称为“因地制宜”。不同地区的地势、气候、生活习惯等各不相同，使得机体的生理活动和病变特点也不尽一致，因而治疗用药应做相应调整。如我国西北高原地区，气候寒冷少雨，其病多寒燥，治宜辛温润燥，又因多食牛羊乳食及鲜美骨肉，体质较壮实，腠理多紧实；东南地区，地势低洼多雨，其病多湿热，治宜苦寒清化。地区不同，治疗用药也有差别。如同为外感风寒证，西北寒冷地区之人腠理多紧实，宜用麻黄、桂枝等峻猛发汗解表药方能奏效；东南地区之人腠理多疏松，宜用荆芥、防风之类，且药量较轻。

（三）因人制宜

根据患者的年龄、性别、体质、生活习惯、精神状况等不同特点，制定相适宜的治法和方药的原则，称为“因人制宜”。中医在重视整体观念的同时也强调个体差异。不同患者有其不同的特点，人的年龄大小、性别不同、体质差异等因素常常影响着疾病的发生和发展变化，甚至决定着疾病的预后转归。因此在临证治病时，根据这些因素导致的病机特点，才能制定出最适宜病情的治法和方药。

1. 年龄 不同年龄生理状况和气血盈亏不同，病机变化各异，治疗用药应有区别。如小儿生机旺盛，但脏腑娇嫩，气血未充，发病则易寒易热，易虚易实，病情变化较快。因而治疗小儿疾病，药量宜轻，疗程宜短，忌用峻剂，慎用补剂。青壮年气血旺盛，脏腑充实，病发由于邪正相争剧烈而多表现为实证，可侧重于攻邪泄实，药量亦可稍重。而老年人生机减退，气血日衰，脏腑功能衰减，病多表现为虚证，或虚实夹杂。因而治疗多用补法，或攻补兼施，虚实并治，但攻邪要慎重，用药量应比青壮年少，且中病即止。老年人选择食品应由“食以味为先”转为“食以补为先”的原则，应注意节制饮食、务求清淡、少量多餐、易于消化，以及多补钙和铁。

2. 性别 男女性别不同，各有其生理特点，治疗用药亦当有别。妇女生理上以血为本，以肝为先天，临床上有经、带、胎、产诸疾及乳房、胞宫之病。月经期、妊娠期用药时当慎用或禁用峻下、破血、重坠、开窍、滑利、走窜伤胎及有毒药物；带下病多以祛湿为主；产后当考虑气血亏虚及恶露滞留，治疗时宜补益气血、化瘀理血归经。男子生理上则以精气为主，以肾为先天，病机上精气易亏，而有精室疾患及性功能障碍等病症，如阳痿、阳强、早泄、遗精、滑精以及精液异常等，宜在调肾基础上结合具体病机而治。

3. 体质 由于先天禀赋与后天环境等不同影响，每个人的体质是不同的。体质有强弱之分、偏寒偏热之别。因此，虽患同一疾病，体质不同，治法方药也应有所区别。如偏阳盛或阴虚之体，病证多从体质而“热化”，故当慎用温热之剂；偏阴盛或阳虚之体，病证多从体质而“寒化”，则当慎用寒凉之品。体质强者，病证多实，故攻伐之药量可稍重；体质弱者，病证多虚，其体不耐攻伐，故治疗宜补；若虚实夹杂，则攻伐药量宜轻。因此，必须结合体质而辨证论治。

因时、因地制宜，强调了自然环境对人体的影响。因人制宜说明诊治疾病要因人而异。总之，三因制宜，是要求在诊治疾病时，不能孤立地看待病证，必须看到人的整体和不同特点，以及自然环境对人体的影响。因时、因地、因人制宜的治疗法则，是中医治疗的一大特色，充分体现了中医治病的整体观念和辨证论治在实际应用上的原则性和灵活性。

附：体质学说

体质学说是以中医理论为指导，研究人体体质的概念、形成、特征、类型、差异规律，以及其对疾病发生、发展、演变过程的影响，并以此指导疾病预防、诊断、治疗及养生康复的学说。中医体质理论源于《黄帝内经》，其中有对体质的特征、形成、分类，以及体质与疾病的病机、诊断、治疗、预防关系的详细论述。如《灵枢·论痛》曰："筋骨之强弱，肌肉之坚脆，皮肤之厚薄，腠理之疏密……肠胃之厚薄坚脆亦不等"，后世医家进一步丰富和发展了《黄帝内经》的体质学内容，并强调其在养生、疾病预防及辨证论治等医疗实践中的应用。

体质，又称禀赋、禀质、形质等，是人体在先天遗传和后天获得的基础上所形成的功能和形态上相对稳定的固有特性。它包括了人体的形态结构、生理功能和心理状态三个方面的差异性，这些差异性构成了个体在体质上的独特性。体质决定了机体生理反应的特异性、机体对某种致病因素的易感性和所产生病变的倾向性。因此，了解体质理论既有助于从整体上把握个体的生命特征，又有助于分析疾病的发生、发展和演变规律，对疾病的预防、诊断、治疗及养生康复具有重要意义。

（一）体质分类

中医体质学说对人体体质进行了详细的分类。《黄帝内经》以阴阳五行、脏腑气血形志作为分类依据，提出阴阳划分法、五行划分法、形态与功能特征分类法、心理特征分类法等不同方法。现代医家从临床实践角度对现代人常见体质进行了分类，目前最普及的是王琦院士的九种体质分类，即平和质、气虚质、阳虚质、阴虚质、痰湿质、湿热质、血瘀质、气郁质、特禀质。

1. 平和质 特征：阴阳气血调和，面色、肤色润泽，头发稠密有光泽，目光有神，唇色红润，不易疲劳，精力充沛，睡眠、食欲良好，大小便正常，舌淡红苔薄白，脉和缓有力。性情随和开朗，平素患病较少。

调养：保持适量运动，如太极拳、散步等，有助于维持身体健康。

2. 气虚质 特征：元气不足，以疲乏、气短、自汗等气虚表现为主要特征。形体匀称健壮，平素语音低弱，气短懒言，容易疲乏，精神不振，易出汗，舌淡红，舌边有齿痕，脉弱。性格内向，不喜冒险。易患感冒、内脏下垂等病，病后康复缓慢。

调养：适合散步、慢跑及舞蹈等运动，运动量以开始运动时较小，以后逐渐加大为目标。

3. 阳虚质 特征：阳气不足，以畏寒怕冷、手足不温等虚寒表现为主要特征。肌肉松软不实，平素畏冷，手足不温，喜热饮食，精神不振，舌淡胖嫩，脉沉迟。性格多沉静、内向。易患痰饮、肿胀、泄泻等病，感邪易从寒化。

调养：注意保暖，避免食用生冷食物，可适量食用温热性食物，如羊肉、生姜等。

4. 阴虚质 特征：阴液亏少，以口燥咽干、手足心热等虚热表现为主要特征。体形偏瘦，平素手足心热，口燥咽干，鼻微干，喜冷饮，大便干燥，舌红少津，脉细数。性格急躁，活泼好动。易患疲劳、失精、不寐等病，感邪易从热化。

调养：注意滋阴润燥，可适量食用如百合、银耳等滋阴食物。

5. 痰湿质 特征：痰湿凝聚，以形体肥胖、腹部肥满、口黏苔腻等痰湿表现为主要特征。体形肥胖，腹部肥满松软，平素面部皮肤油脂较多，多汗且黏，胸闷，痰多，口黏腻或甜，喜食肥甘甜黏，苔腻，脉滑。性格偏温和、稳重，多善于忍耐。易患消渴、中风、胸痹等病。

调养：注意饮食清淡，避免过多食用肥甘厚腻食物，加强体育锻炼，有助于痰湿排出。

6. 湿热质 特征：湿热内蕴，以面垢油光、口苦、苔黄腻等湿热表现为主要特征。形体中等或偏瘦，平素面垢油光，易生痤疮，口苦口干，身重困倦，大便黏滞不畅或燥结，小便短黄，男性易阴囊潮湿，女性易带下增多，舌质偏红，苔黄腻，脉滑数。容易心烦急躁，易患疮疖、黄疸、热淋等病。

调养：注意清热利湿，避免食用辛辣、油腻食物，可适量食用如绿豆、冬瓜等清热利湿食物。

7. 血瘀质 特征：血行不畅，以肤色晦黯、舌质紫黯等血瘀表现为主要特征。胖瘦均见，平素肤色晦黯，色素沉着，容易出现瘀斑，口唇黯淡，舌黯或有瘀点，舌下络脉紫黯或增粗，脉涩。易烦、健忘。易患癥瘕及痛证、血证等。

调养：注意活血化瘀，可适量食用如山楂、玫瑰花等活血化瘀食物，加强体育锻炼，促进血液循环。

8. 气郁质 特征：气机郁滞，以神情抑郁、忧虑脆弱等气郁表现为主要特征。形体瘦者居多。平素神情抑郁，情感脆弱，烦闷不乐，舌淡红，苔薄白，脉弦。性格内向不稳定、敏感多虑。易患脏躁、梅核气、百合病及郁证等。

调养：注意疏肝解郁，可适量食用如金针菜、合欢花等疏肝解郁食物，加强心理调适，保持乐观心态。

9. 特禀质 特征：先天失常，以生理缺陷、过敏反应等为主要特征。过敏体质者常见哮喘、风团、咽痒、鼻塞、喷嚏等；患遗传性疾病者有垂直遗传、先天性、家族性特征；患胎传性疾病者具有母体影响胎儿个体生长发育及相关疾病特征。过敏体质者易患哮喘、荨麻疹、花粉症及药物过敏等；遗传性疾病如血友病、唐氏综合征等；胎传性疾病如五迟、五软、解颅、胎惊等。

调养：注意避免接触过敏原，加强体育锻炼，培补肾精肾气，提高身体免疫力。

（二）体质学说应用

一是指导疾病的预防。通过对个体体质的辨识，可以了解个体对某些疾病的易感性，从而采取相应的预防措施，如调整饮食、加强锻炼、改善环境等，以降低疾病的发生风险。

二是指导疾病的诊断和治疗。不同体质类型在发病过程中会表现出不同的证候类型和病理变化。因此，在诊断疾病时，可以通过辨识体质来辅助判断证候类型和病理变化，为治疗提供依据。在治疗时，也可以根据体质类型来选择合适的药物、针灸、推拿等治疗方法，以提高治疗效果。

三是指导养生康复。根据个体的体质类型，可以制订个性化的养生康复方案，如调整饮食、作息、锻炼等，以增强体质、促进康复。

二、未病先防，既病防变

中医学历来十分重视预防保健，早在两千多年前的医学典籍《黄帝内经》中就提出了“治未病”的预防保健思想，强调养生调摄以预防为主，防患于未然。通过提高正气抗邪能力，防止病邪侵袭，确保身体健康。

（一）未病先防

《素问·四气调神大论》曰：“圣人不治已病治未病，不治已乱治未乱，此之谓也。夫病已成而后药之，乱已成而后治之，譬犹渴而穿井，斗而铸锥，不亦晚乎！”形象生动地指出了“治未病”的重要性。这种观点蕴含着以预防为主的医学思想。《黄帝内经》认为在未病之前，要重视形体和精神的调养，主张要“顺四时而适寒暑，和喜怒而安居处，节阴阳而调刚柔”，强调以提高正气抗邪能力为主的摄生观。

中医学认为，气是维持人体生命活动最基本的物质，气能护卫全身肌表，防御外邪的入侵。疾病的发生与邪正两方面密切相关，邪气是导致疾病发生的重要条件，正气不足是疾病发生的内在原因和根据，所谓“正气存内，邪不可干”《素问·刺法论》，“邪之所凑，其气必虚”(《素问·评热病论》)。因此，“治未病”必须从邪正两方面着手。在疾病未发生之前，通过调摄精神情志、锻炼身体、合理饮食和调节生活起居等来增强体质，提高正气抗邪能力，防止病邪入侵，从而避免疾病的发生。

1. 调摄精神情志 中医学认为，人的精神情志活动与人体的生理病理变化有着密切的联系。精神状态受情志因素直接影响。情志舒畅，精神愉快，则气机畅通，气血调和，脏腑功能正常，正气旺盛；若精神情志抑郁，则可使气机逆乱，阴阳气血失调，脏腑功能失常，而致正气虚弱。《素问·上古天真论》曰：“恬惔虚无，真气从之，精神内守，病安从来。”因此，要注重精神情志的调摄，保持思想上的安闲清静，不贪欲妄想，排除不良的精神刺激，保持精神情绪的稳定和愉悦，使真气畅达，从而达到《灵枢·本脏》中“志意和则精神专直，魂魄不散，悔怒不起，五脏不受邪矣”。

2. 适度锻炼身体 运动可以使形体壮实，元神充足，气血运行通畅，正气旺盛。后世在这一思想的指导下发明了许多强身健体的养生术，如五禽戏、太极拳等，用于锻炼身体，增强体质，提高机体的抗病能力。过度劳累或过度安逸，都不利于健康。应根据自身实际情况选择锻炼项目，并持之以恒，做到动静结合，从而达到气血阴阳的协调平衡。

3. 合理饮食调节 饮食五味能化生阴精，而为生命的本源之一。故而饮食应调匀，五味适宜。若偏食过用，诸如饥饱失常，饮食不节，则反而有害，引发多种疾病。此即所谓“饮食自倍，肠胃乃伤”(《素问·痹论》)。因此，合理的饮食和充足的营养是健康的必要条件。饮食不足，缺乏必要的营养，影响气血的化生，则可致体质虚弱。但暴饮暴食又可损伤脾胃。饮食偏嗜又会使体内某些物质过多或不足，从而影响正常生理功能，不利于体魄强健。

4. 生活起居调摄 《素问·上古天真论》曰："其知道者，法于阴阳，和于术数，食饮有节，起居有常，不妄作劳，故能形与神俱，而尽终其天年，度百岁乃去。"指出养生保健应懂得自然变化规律，适应自然环境的变化，对饮食起居有适当的节制安排。不要"以酒为浆，以妄为常，醉以入房，以欲竭其精，以耗散其真，不知持满，不时御神，务快其心，逆于生乐，起居无节"（《素问·上古天真论》）。若违背养生法则，恣意妄为，放松纵欲，贪图一时欢乐，耗竭天真精气，则会未老先衰。

5. 防止病邪侵袭 六淫邪气、时行疫疠、七情内伤、饮食劳逸、虫兽外伤、电磁辐射等都是重要的致病因素，故未病先防还要注意防止病邪的侵害。首先，讲究卫生，要避免环境、水源、食物污染和疫源的扩散。东汉思想家王充认为："饮食不洁净，天之大恶也"，说明病从口入，古人已有所认识。同时，人感邪发病，多因气候变化异常，如非其时而有其气，骤冷暴热，疾风暴雨，人体不能适应寒暖的变化，易感邪发病，故巢元方《诸病源候论》曰："皆因岁时不和，温凉失节，人感乖戾之气而生病"，故应根据四时气候环境的变化，在饮食和生活起居上加以调节，做到"虚邪贼风，避之有时"（《素问·上古天真论》）。高频电磁辐射可导致人体神经功能异常、肌肉功能紊乱等，高强度或持续性暴露可能增加脑瘤、白血病等肿瘤发病风险，电离辐射尤其具有显著致癌性。可采取以下防范措施：保持与电子设备 30cm 以上距离，控制单次使用时长不超过 1 小时，优先选择通过辐射安全认证的电器，避免多设备同时集中使用，等等。

（二）既病防变

在疾病发生后，争取早期诊断、早期治疗，以防止疾病的发展和传变。

1. 早期诊断，早期治疗 外邪侵袭人体，如治疗不及时，病邪就有可能由表及里、侵入内脏，使病情愈渐加重，治疗难愈。因此，张仲景把既病防变作为"治未病"的中心环节。首先，要早期治疗。在疾病之初，要抓住时机给予正确治疗，尽量祛邪于萌芽阶段。其次，治未病的脏腑。人体是一个有机的整体，脏腑经络在生理上相互联系，而在病理状态下相互影响，成为疾病传变的内在依据，故张仲景将治尚未受邪的脏腑作为既病防变的重要措施。此外，正如《韩非子·喻老》所言："疾在腠理，汤熨之所及也；在肌肤，针石之所及也；在肠胃，火齐之所及也；在骨髓，司命之所属，无奈何也。”由于错过最佳治疗时机，病邪由表及里，以致深达骨髓，终不能治。因此，在防治疾病的过程中，一定要掌握疾病发生发展及传变的规律，做到早期诊断、早期治疗，才可能防止其传变。

2. 把握疾病传变规律 《难经》指出：“上工治未病，中工治已病者，何谓也？然：所谓治未病者，见肝之病，则知肝当传之与脾，故先实其脾气，无令得受肝之邪，故曰治未病焉。”肝属木，脾属土，肝木能乘克脾土，故临床上治疗肝病，常配合健脾和胃的方法，这是既病防变的具体应用。此外，清代著名医家叶天士根据温热病伤及胃阴后病势进一步发展耗及肾阴的病变规律，主张在甘寒养胃的方药中加入一些咸寒滋肾之品，这也是既病防变法则的应用范例。

总之，中医“治未病”的预防保健思想，是中华医药几千年来的经验总结和智慧结晶。这种以预防为主的养生保健理念与我国现代医疗卫生工作中把预防工作放在首位的指导方针是一致的。

三、辨证论治，病证结合

辨证论治是中医学诊断疾病、治疗疾病的基本原则，是中医学对疾病进行的一种特殊辨析判断和处理的方法，也是中医学的基本特点之一。同一种疾病可表现出多种不同的“证”，而不同的疾病在其发展过程中又可以出现同一种“证”，因此中医治疗疾病不仅是着眼于“病”的异同，更重要的是着眼于“证”的区别，需要病证结合综合考量。

（一）病、症、证

1. 病 即疾病，指有特定的致病因素、发病形式、病变机制、发病规律和转归的一种病理过程，常有较固定的一系列的临床症状和体征、诊断要点、与相似疾病的鉴别点等。疾病概括反映的是一种全过程的总体属性、特征和规律。如感冒、痢疾、消渴、中风等属疾病的概念。

2. 症 包括症状与体征。是机体发病而表现出来的异常状态，是患者自身的各种异常感觉与医者所诊查的各种异常表现。如发热、头痛、咳嗽、烦躁、面红等，都属症的概念。症是判断疾病、辨识证候的主要依据，但其仅仅是疾病的个别表面现象，尚不能完全反映疾病的本质。相同的症可由不同的致病因素引起，其病变机制不尽相同，可见于不同的疾病和证候。孤立的症不能反映机体病变的本质，因而不能作为治疗的依据。

3. 证 即证型，是疾病过程中某一阶段或某一类型的病因、病位、病性、病势等内在病机本质的概括。证是对病机的高度概括，涵盖了反映疾病本质的原因、部位、性质、发展趋势等要素。如风寒表实证、脾肾阳虚证、心脉痹阻证等都属证的概念。证候，即证的外候，是疾病过程中某一阶段或某一类型的内在病机本质的外在反应状态。这种反应状态表现为临床可被观察、检查到的一组相对固定、有机联系的、能揭示疾病本质的症状和体征。如心悸失眠、头晕健忘、面色萎黄、食少便溏、经血量少色淡、舌质淡、脉细弱，属于心脾两虚证的证候表现。

病、症、证三者既有区别，又相互联系。病与证是通过症状和体征表现出来的，病的重点是疾病的全过程，证的重点是疾病的现阶段。有内在联系的症状和体征组合在一起反映出疾病某一阶段的本质即证，各阶段或类型的证贯穿并叠合起来，便是疾病的全过程。一种疾病由多个不同的证组成，而同一证可见于多个不同的疾病中。

（二）辨证论治

辨证论治，又称为辨证施治，是中医认识疾病和治疗疾病的一种临床思维方式和基本原则，指在临证时运用中医学理论和技术，并针对病证具体情况施以个体化治疗。

1. 辨证 是将通过四诊（望、闻、问、切）收集的病情资料，运用中医理论进行分析、综合，辨清疾病的原因、性质、部位和发展趋向，概括判断为某种证的过程。辨证的内容包括辨病因、辨病位、辨病性、辨病势四个方面。辨病因即是辨别病证的原因，通过分析疾病的症状和体征，探求疾病发生变化的原因。辨病位即是辨别病证的部位，通过分析疾病的症状和体征探求疾病发生变化的性质，既有阴阳寒热之分，又有体质虚实之别。辨病势即是辨别病证的变化趋势，通过分析疾病的症状和体征，探求疾病发展变化的趋势及转归。

2. 论治 是根据辨证的结果，选择和确定相应的治疗原则、治疗方法和治疗用药，选择恰当的治疗措施来处理疾病的思维和实践过程。论治的过程一般分为因证立法、随法选方、据方施治三个步骤。因证立法即是依据辨别的证候确立治则治法。随法选方则是依据治则治法确定相应的治疗方案，包括治疗用药、穴位器械选择、治疗手段和措施，比如药物的内外服用、针灸、推拿、按摩、牵引、拔罐、手术等。

3. 辨证与论治 是中医诊治疾病过程中相互联系、不可分割的两个方面。辨证是论治的前提和依据，论治是辨证的延续和目的。通过施治效果，可以检验辨证是否正确。可见，辨证论治是理论和实践相结合的体现，是据方施治，按照处方对治疗方法予以实施。

4. 辨证与辨病的关系 辨证、辨病，都是中医认识疾病的思维过程。辨证与辨病都是以患者的临床表现为依据，辨证侧重于对疾病过程中某一阶段病变本质特点的把握，辨病则侧重于对疾病全过程的本质特点的把握。中医认识并治疗疾病以辨证论治为基本原则，临床实践中在强调辨证论治的同时，运用辨病与辨证相结合的方法，以从不同的角度对疾病有一个更准确、更全面的把握。运用辨病思维来确诊疾病，对某一病的病因、病变规律和转归预后有一个总体的认识；再运用辨证思维，对该病当时的病变表现进行辨析，从而确立该病当时的“证”，然后根据“证”来确定治则治法和处方遣药。因而在认识和治疗疾病时，既要注意辨病，又要注重辨证，并着重于辨证，也就是“既辨证又辨病，以辨病为先，以辨证为主”的病证结合的诊断思路。

附：三辨论治

中医中的“三辨论治”存在多种表述，根据应用场景和学术流派的不同，具体内涵有所差异，但均体现了中医整体观与个体化治疗的特点。

1. 辨因、辨病、辨证 属于传统辨证观的组成部分，通过病因分析、疾病定位与证候判断制定治法。

2. 辨病、辨证、辨经 用于针灸临床，通过辨病（明确疾病本质）、辨证（分析病理阶段）、辨经（确定经络关联）制定治疗方案。

3. 辨病、辨证、辨体 强调综合诊疗：辨体（体质辨识）、辨病（疾病诊断）、辨证（证候分析），三者结合以全面调理人体状态。某些肿瘤治疗中也采用此模式，如针对癌毒辨病、针对症状辨证、针对体质辨体。

4. 辨构、辨证、辨病 注重中西医结合，强调望、闻、问、切、动（体格检查）、量（数据测量）六诊合参与辨构（聚焦结构修复）、辨证、辨病论治三结合，主要用于脊柱相关疾病的诊疗。

第五章
人体结构功能

第一节　藏象学说

藏象学说最早出现于《黄帝内经》，以“天人相应”“形神一体”为指导思想，通过“以象测藏”的方法，将人体、组织、脏腑、器官整合为有机整体。“藏”指藏于体内的脏腑器官，“象”指表现在外的生理病理征象及自然规律。其主要是在于揭示人体生命活动中功能与结构的统一、物质与代谢的关联、局部与整体的协调等，是中医理论体系的核心组成部分。

以下从形体、官窍、脏腑、精气血津液这四个主要维度介绍藏象学说的理论内涵与实践价值。

一、形体

“形体”是脏腑在体的物质延伸。主要包括人体的各个组织器官，包括筋、脉、肉、皮、骨，中医称之为“五体”。五体与五脏通过经络系统的紧密相连，构成“以五脏为主体”的生理格局，既接受脏腑精气的濡养，又反映脏腑功能的盛衰。

1. 肝主筋　运动的物质基础。

生理机制：肝血濡养筋，维持关节的灵活性与肢体运动功能。《素问·上古天真论》记载：“肝气衰，筋不能动”，提示肝血盛衰直接影响筋的功能。

病理表现：肝血虚则筋脉失养，见肢体麻木、震颤（如帕金森病）；肝风内动则筋脉拘急，发为抽搐、角弓反张。基本的中医用药规律：四物汤加天麻、钩藤，养血息风以治筋脉挛急。

2. 心主脉　血行的动力与路径。

生理机制：心为“君主之官”，通过心气的推动作用，将血液输送至脉管，形成“心—脉—血”循环系统。《素问·痿论》言：“心主身之血脉”，脉管的舒缩与弹性依赖于心气的充盛，心血的濡养。

病理表现：心气不足则脉细弱、结代，可见心悸、胸闷；心血瘀阻则脉涩不畅，伴刺痛、唇甲青紫。故而在临床上，冠状动脉粥样硬化性心脏病（以下简称“冠心病”）患者常以“补心气、活心血”为治则，如黄芪、丹参等药物改善脉管功能。

3. 脾主肉　肌肉的营养枢纽。

生理机制：脾气运化水谷精微，生成气血津液，充养肌肉。《黄帝内经》认为脾主四肢，四肢肌肉的丰满健壮依赖脾气的转输功能，故“脾胃为后天之本”。

病理表现：脾虚失运则肌肉瘦削、四肢乏力，甚则萎废不用（如重症肌无力）；痰湿内停则肌肉松弛、形体肥胖。

治法启示：参苓白术散健脾益气以治肌肉萎软，体现“治痿独取阳明”的理论。

4. 肺主皮　体表的防御与调节中枢。

生理机制：肺通过宣发卫气与津液，温养皮肤、充养毛孔（汗孔）。卫气“温分肉，充皮肤，肥腠理，司关阖”（《灵枢·本脏》），构成人体抵御外邪的第一道防线；津液通过汗孔排泄，调节体温与水液代谢。

病理表现：肺气虚则卫表不固，易自汗、反复感冒；肺失宣降则毛孔开合失司，可见无汗或多汗。

经典案例：《伤寒杂病论》中麻黄汤开腠理、散风寒，即通过调理肺主皮毛的功能治疗表证。

5. 肾主骨　生长发育的根基。

生理机制：肾精生髓，髓充于骨，促进骨骼生长与修复。《素问·宣明五气》曰：“肾主骨”，小儿囟门迟闭、成人骨质疏松皆与肾精不足相关。

病理表现：肾阴亏虚则骨蒸潮热，肾阳虚衰则骨痛怕冷；肾精亏耗可致“骨痿”（如骨质疏松症）。

现代研究：补肾中药（如淫羊藿）可调节成骨细胞与破骨细胞活性，印证“肾主骨”的科学内涵。

五体虽分属五脏，但通过气血津液的流通相互关联，五体联动的整体观表现为:“脾主肉”需“肺主皮”的卫气温煦,“肝主筋”依赖“肾主骨”的髓液充养,体现“五脏一体”的生理特性。病理上,肺病可致皮槁毛脱,进而影响脾主肌肉的功能,形成“母子同病”的传变路径。

二、官窍

脏腑开窍的表里通道。官窍指人体与外界相通的孔窍,包括目、舌、口、鼻、耳及前后阴,是脏腑功能在体表的直接体现。《灵枢·脉度》云:“五脏常内阅于上七窍也”,强调官窍与脏腑通过经络紧密相连,其功能异常可反映脏腑病变。

1. 肝开窍于目 目,精明之府也。

生理基础:肝血上注于目,《素问·五脏生成》言:“肝受血而能视”,肝阴肝血充足则目明睛亮,肝之精气调和则视物清晰。

病理演变:肝血虚则视物模糊、夜盲(如维生素 A 缺乏症);肝阳上亢则目赤肿痛、眩晕;肝风内动则目睛上吊、直视。

经典方剂:杞菊地黄丸滋补肝肾以明目,羚角钩藤汤清肝息风以治目疾,体现“肝眼同治”原则。

2. 心开窍于舌 舌,神明之外候。

生理联系:心主血脉、藏神,舌体的色泽(如淡红、紫黯)、形态(如胖瘦、歪斜)、味觉(如口苦、无味)均与心气、心血相关。舌为“心之苗”,心经之别络系于舌本。

病理诊断:心火旺则舌尖红赤、溃疡;心血瘀阻则舌质紫黯、有瘀斑;心气虚则舌淡苔白、语言低微。

临床应用:温病中通过观察舌象(如舌红绛、少苔)判断心营受损程度,为“舌诊”的核心理论依据。

3. 脾开窍于口 口,水谷的前端。

生理意义:脾主运化,口腔的味觉、咀嚼功能依赖脾气充养。《灵枢·脉度》载:“脾气通于口,脾和则口能知五谷矣”,唇色的红润与否直接反映脾气与气血的盛衰。

病理表现:脾虚湿盛则口淡无味、涎液增多(脾主涎);脾胃湿热则口臭、口黏、唇色深红。

辨证要点：临床见纳呆、唇淡白者，多从脾虚论治，如四君子汤加减。

4. 肺开窍于鼻　鼻，呼吸的门户。

生理功能：鼻为肺之通道，主司嗅觉与呼吸。肺气宣降正常，则鼻窍通利、嗅觉灵敏;《灵枢·脉度》曰："肺气通于鼻，肺和则鼻能知臭香矣"。

病理关联：风寒束肺则鼻塞流清涕，肺热炽盛则鼻流黄浊涕、嗅觉减退；肺气虚则鼻窍易感外邪，引发过敏性鼻炎。

治疗法则：银翘散辛凉宣肺以通鼻窍，苍耳子散温肺化饮以止鼻渊，均体现"治鼻先治肺"的思路。

5. 肾开窍于耳及二阴　二阴，排泄与生殖的枢纽。

耳与肾的关联：肾精充盛则听觉灵敏，《灵枢·海论》称"脑为髓之海"，髓充于耳故能闻声。肾虚则耳鸣、耳聋（如老年性聋），甚则"髓海不足，则脑转耳鸣"（《灵枢·海论》）。

二阴与肾的关系：前阴（尿道）：肾主水，膀胱排尿依赖肾的气化功能，肾阳虚则尿频、遗尿，肾阴虚则尿少、尿痛。后阴（肛门）：肾阴滋养肠道，肾阳温煦传导，故五更泄泻责之肾阳不足，便秘可从肾阴亏虚论治。

临床经验：肾气丸加减治疗老年癃闭（前列腺增生），通过温肾化气恢复膀胱气化功能。

官窍互参的诊断意义尤其重要，因为官窍病变常非单一脏腑所致，需综合判断。譬如耳鸣伴腰膝酸软多属肾虚，伴胁痛口苦则属肝火；口燥咽干可因肺阴虚，亦可因胃津伤，需结合舌象、脉象鉴别。《临证指南医案》强调"五官内应五脏，缺一不可，辨证当详审病机"。

三、脏腑

脏腑是藏象学说的核心，包括五脏（肝、心、脾、肺、肾）、六腑（胆、胃、小肠、大肠、膀胱、三焦）及奇恒之腑（脑、髓、骨、脉、胆、女子胞）。其生理特点为五脏"藏精气而不泻"，六腑"传化物而不藏"（《素问·五脏别论》），通过经络系统构成"表里相合"的功能单位。

（一）五脏：藏精气而不泻

1. 心　君主之官，神明出焉。

生理功能：主血脉：心气推动血液运行，心阳温煦脉道，心血充盈脉管，形成“心—脉—血”循环系统。主藏神(主神明):主宰人体精神、意识、思维活动,《灵枢·邪客》言:“心者,五脏六腑之大主也,精神之所舍也”。开窍于舌,其华在面(面色反映心血盛衰),主汗液(“汗为心之液”)。与小肠相表里(心经实火可移热于小肠,见尿赤涩痛)。

病理特征:实证:心火亢盛(面赤、舌红、心烦失眠)、心血瘀阻(胸痛、脉涩)。虚证:心气虚(心悸、气短)、心阴虚(盗汗、舌红少苔)。

2. 肺　相傅之官,治节出焉。

生理功能:主气司呼吸:吸入清气,呼出浊气,实现体内外气体交换;主一身之气,调节宗气生成与气机升降。通调水道:通过宣发卫气推动津液外达皮毛,肃降肺气将津液下输膀胱,故为“水之上源”。朝百脉,主治节:辅助心脏推动血液运行,治理调节全身气血津液。开窍于鼻,主皮毛,与大肠相表里(肺津不足可致大肠便秘)。

病理特征:实证:风寒束肺(咳嗽、鼻塞)、痰热壅肺(咳喘、黄痰)。虚证:肺气虚(自汗、声低)、肺阴虚(干咳、少痰)。

3. 脾　后天之本,气血生化之源。

生理功能:主运化:运化水谷精微(生成气血)与水湿(维持津液代谢),《素问·灵兰秘典论》称“脾胃者,仓廪之官,五味出焉”。主统血:脾气固摄血液在脉中运行,防止出血(如崩漏、便血)。开窍于口,主肌肉四肢,与胃相表里(脾主升清,胃主降浊)。

病理特征:实证:寒湿困脾(腹胀、便溏、苔白腻)、湿热蕴脾(口苦、黄疸)。虚证:脾气虚(食少、乏力)、脾阳虚(腹痛喜温、水肿)。

4. 肝　将军之官,谋虑出焉。生理功能:主疏泄:调畅气机(解肝郁)、促进脾胃运化(防木乘土)、调畅情志(抗抑郁)、调节生殖(女子月经、男子排精)。主藏血:贮藏血液、调节血量(如“人卧血归于肝”)、防止出血(肝不藏血则崩漏)。开窍于目,主筋,其华在爪,与胆相表里(肝之余气泄于胆,胆汁助消化)。

病理特征:实证:肝郁气滞(胁痛、善太息)、肝火上炎(目赤、易怒)、肝风内动(震颤、抽搐)。虚证:肝血虚(眩晕、肢麻)、肝阴虚(潮热、失眠)。

5. 肾　先天之本,水火之宅。生理功能:藏精:贮藏先天之精(主生殖)与后天之精(主生长发育),《素问·上古天真论》详述肾精与人体生长、衰老的关系。主水：主持全身水液代谢，通过肾阳气化蒸腾，使水液“上归于肺，下输膀胱”。纳气：摄纳肺所吸入的清气，防止呼吸表浅，故“肺为气之主，肾为气之根”。开窍于耳及二阴，主骨生髓通脑，其华在发，与膀胱相表里（肾气化则膀胱能排尿）。

病理特征：实证：肾湿热（尿频、尿痛）、寒湿困肾（腰痛、水肿）。虚证：肾阴虚（五心烦热、遗精）、肾阳虚（畏寒肢冷、阳痿）。

（二）六腑：传化物而通降为顺

六腑以“通降”为生理特点，其功能依赖五脏之气的推动，又协同五脏完成水液代谢与糟粕排泄。

1. 胆　中精之府，决断出焉。

生理功能：贮藏排泄胆汁（助消化），主决断（与肝主谋虑相配合）。

病理表现：胆火上炎则口苦、胁痛；胆气虚则易惊、善恐。

表里关系：与肝相表里，肝胆同主疏泄，故“肝胆同治”为临床常法。因贮藏胆汁，功能与脏相似，故胆又属奇恒之腑。

2. 胃　太仓，水谷之海。

生理功能：受纳腐熟水谷，“胃气”为后天之本。胃主降浊，与脾主升清共同完成食物的消化吸收。

病理特征：胃实热（口臭、便秘）、胃虚寒（胃脘隐痛、喜温）、胃阴虚（胃脘灼痛、舌红少津）。

经典理论：《临证指南医案》强调“养胃阴”理论，叶天士创益胃汤治胃阴亏虚。

3. 小肠　受盛之官，化物出焉。

生理功能：“受盛化物”（承接胃中食糜进一步消化）与“泌别清浊”（分清者为津液、水谷精微，别浊者为糟粕、尿液）。

病理影响：小肠实热可致尿赤涩痛（心与小肠相表里），小肠虚寒则腹痛、便溏。

4. 大肠　传导之官，变化出焉。

生理功能：传导糟粕，吸收水分，形成粪便。其功能依赖肺气肃降（“肺与大肠相表里”）与肾气推动。

常见病症：大肠湿热（泄泻、痢疾）、肠燥津亏（便秘、肛裂）、脾肾阳虚

（五更泄泻）。

5. 膀胱　州都之官，津液藏焉。

生理功能：贮存与排泄尿液，依赖肾的气化功能。《素问·灵兰秘典论》云："膀胱者，州都之官，津液藏焉，气化则能出矣"。

病理机制：膀胱湿热（尿频、尿急、尿痛）多因肾虚兼外感湿热；膀胱虚寒（遗尿、夜尿多）责之肾阳不足。

6. 三焦　决渎之官，水道出焉。

生理功能：通行元气，为元气运行的通道，《难经·三十八难》称其"主持诸气"。运行水液，为水液代谢的通路，上焦（心肺）如雾，中焦（脾胃）如沤，下焦（肝肾膀胱）如渎。

临床意义：三焦辨证（温病学）将外感热病分为上、中、下三焦病变，指导治疗层次。

（三）奇恒之腑

似腑非腑，似脏非脏。奇恒之腑包括脑、髓、骨、脉、胆、女子胞，形态中空似六腑，功能藏精气似五脏，其中"脑"为核心。

1. 脑　髓海，神明之府。生理归属：中医无"脑主神明"的明确表述，但其功能散见于五脏，如"心藏神，肺藏魄，肝藏魂，脾藏意，肾藏志"。通过五脏的共同协调维持脑为"神明之府"的功能。

2. 髓　为一种膏状物质，根据分布不同，可分为脑髓、脊髓、骨髓，均由肾中精气所化生。脑髓藏于颅腔内，脊髓充于脊柱管内，骨髓居于骨腔之中，分别发挥充养脑髓、滋养骨骼、化生血液的功能。

3. 骨　泛指人体的骨骼，是一种坚硬的组织，构成人体的支架，大部分中间有腔，内藏骨髓。早在《黄帝内经》中就对人体骨骼的形态和功能有了比较详细的描述。骨具有贮藏骨髓、支持形体和主管运动的作用。

4. 脉　即血脉，是血液运行的通道，又称"血之府"，全身之脉首尾相接，循环无端，与心、血液构成了相对密闭的系统。脉具有运行气血、传递信息的作用。

5. 女子胞　又称胞宫，位于小腹，居膀胱之后，直肠之前，具有主持月经和孕育胎儿的功能，其功能的发挥与天癸、冲任二脉及肾、心、肝、脾等密不可分。

四、精、气、血、津、液

精、气、血、津、液是生命活动的物质基础。精，来源于先天之精（肾藏精，源于父母）、后天之精（脾胃运化水谷精微），其主要功能是充养脏腑、化生气血津液、主生殖与生长发育。气的生成依赖肺吸入清气、脾胃运化水谷之气、肾藏先天之气。主要分为以下四种：元气，根于肾，推动生长发育与脏腑功能；宗气，聚于胸中，司呼吸、行血气、维持心律；营气，行于脉中，化生血液、营养全身；卫气，行于脉外，温养体表、防御外邪、调节汗液。血的生成主要依靠脾胃运化的水谷精微（营气、津液）与肾精化血。可以濡养脏腑形体官窍，化神（血是神志活动的物质基础）。津液可从形态上进行区分：清稀者为津（布散体表、肌肉，滋润为主）；稠厚者为液（注于骨节、脏腑，濡养为主）。

藏象学说的整体观，是以五脏为中心，通过经络系统联络六腑、形体官窍，构成“五脏一体”的整体。精、气、血、津、液为物质纽带，脏腑功能活动依赖其充养，反之脏腑功能影响其生成与运行。生理病理统一：如肝血虚可致筋脉失养（肢体麻木疼痛），脾虚不运可致水湿内停（水肿、痰饮）。藏象学说贯穿于中医对生理、病理的认知，是辨证论治的理论基石。

第二节　经络学说

经络是经脉和络脉的总称，是指人体运行气血、联络脏腑、沟通内外、贯穿上下的通路。“经”，有径路的含义，为直行的主干；“络”有网络的含义，为经脉所分出的支脉。《灵枢·脉度》指出：“经脉为里，支而横者为络，络之别者为孙。”经络似网状结构、纵横交错、遍布周身，从而沟通内外、贯穿上下、运行气血、濡养周身。

经络学说是阐述人体经络系统的循行分布、生理功能、病理变化及其与脏腑相互关系的一门学说。它是中医理论体系的重要组成部分，几千年来一直指导着中医各科的临床实践，尤其对针灸临床实践具有重要的指导作用，《灵枢·经别》中表述：“夫十二经脉者，人之所以生，病之所以成，人之所以治，病之所以起，学之所始，工之所止也”，表明经络在人体生理、病理、诊断、治疗等方面均具有相当重要的意义，被历代医家高度重视。

一、十二经脉

（一）经络系统的组成和概况

经络系统由经脉、络脉和附属于十二经脉的十二经筋、十二皮部组成。经脉主要包括十二经脉、奇经八脉和十二经别，络脉包括十五络脉和网络周身、难以计数的浮络、孙络等。

十二经脉也称十二正经，即手三阴经（手太阴肺经、手厥阴心包经、手少阴心经）、手三阳经（手阳明大肠经、手少阳三焦经、手太阳小肠经）、足三阴经（足太阴脾经、足厥阴肝经、足少阴肾经）、足三阳经（足阳明胃经、足少阳胆经、足太阳膀胱经）的总称，它们构成了经络系统的主体。

（二）十二经脉的命名

十二经脉的名称由手足、阴阳、脏腑三部分组成。

1. 手足　按经脉的循行在上肢还是下肢的特点，将经脉分为手、足两大类。凡走行于上肢的称为手经，共6条，包括手三阴、手三阳；同理，走行于下肢的称为足经，共6条，包括足三阴、足三阳。

2. 阴阳　按经脉的循行部位把经脉分为阴阳两大类，凡属五脏及循行于肢体内侧的经脉称为阴经，属六腑及循行于肢体外侧的经脉，称为阳经。再根据阴阳的盛衰划分为三阴三阳，即太阴、少阴、厥阴和阳明、太阳、少阳。其中，阴气最盛者为太阴，其次为少阴，再次为厥阴（“两阴交尽”）；阳气最盛者为阳明（“两阳合明”），其次为太阳，再次为少阳。

3. 脏腑　根据经脉所连属的脏腑名称而给予命名。

按照上述命名规律，十二经脉的名称分别为手太阴肺经、手阳明大肠经、足阳明胃经、足太阴脾经、手少阴心经、手太阳小肠经、足太阳膀胱经、足少阴肾经、手厥阴心包经、手少阳三焦经、足少阳胆经、足厥阴肝经。但在实际应用中，常使用简称，如手太阴肺经可简称为手太阴经脉或肺经，余经皆可仿此。

（三）十二经脉在体表分布的规律

十二经脉在体表左右对称地分布于头面、躯干和四肢，纵贯全身。以正立姿势，两臂下垂、拇指向前的体位为标准，十二经脉的六条阴经分布于四肢内侧和腹胸，其中上肢内侧为手三阴经，下肢内侧为足三阴经；六条阳经分布于四肢外侧、头面和躯干，其中上肢外侧为手三阳经，下肢外侧为足三阳经。

手、足六条阳经的分布是外侧前、中、后分别是阳明（前）、少阳（中）、太阳（后）；手、足六条阴经的分布有特殊的地方：手三阴经在上肢的分布是内侧前、中、后分别是太阴（前）、厥阴（中）、少阴（后）；足三阴经在小腿下半部及足背，其排列是厥阴在前、太阴在中、少阴在后，至内踝上8寸处足厥阴经同足太阴经交叉后，足厥阴循行在太阴与少阴之间，便成为太阴在前、厥阴在中、少阴在后。

（四）十二经脉表里属络关系

十二经脉“内属于腑脏，外络于肢节”，在体内与脏腑有明确的属络关系。其中，阴经属脏络腑主里，阳经属腑络脏主表。十二经脉的属络关系规律为属本经脏腑、络与之相表里的脏腑；具体表现为：手太阴肺经属肺络大肠，手阳明大肠经属大肠络肺；足阳明胃经属胃络脾，足太阴脾经属脾络胃；手少阴心经属心络小肠，手太阳小肠经属小肠络心；足太阳膀胱经属膀胱络肾，足少阴肾经属肾络膀胱；手厥阴心包经属心包络三焦，手少阳三焦经属三焦络心包；足少阳胆经属胆络肝，足厥阴肝经属肝络胆。

十二经脉除与脏腑有着密切的联系外，相互之间也存在着表里配属关系。《素问·血气形志》曰：“足太阳与少阴为表里，少阳与厥阴为表里，阳明与太阴为表里，是为足阴阳也。手太阳与少阴为表里，少阳与心主为表里，阳明与太阴为表里，是为手之阴阳也。”即手太阴肺经与手阳明大肠经相表里，足阳明胃经与足太阴脾经相表里，手少阴心经与手太阳小肠经相表里，足太阳膀胱经与足少阴肾经相表里，手厥阴心包经与手少阳三焦经相表里，足少阳胆经与足厥阴肝经相表里。互为表里的经脉在生理上密切联系，病变时相互影响，治疗时相互为用。

（五）十二经脉的循行走向与交接规律

1. 十二经脉的循行方向　手三阴经从胸走手，手三阳经从手走头，足三阳经从头走足，足三阴经从足走腹（胸）。

2. 十二经脉循行交接的规律

（1）相表里的阴经与阳经在手足末端交接：手太阴肺经在示指末端与

手阳明大肠经相交接；手厥阴心包经在无名指末端与手少阳三焦经相交接；手少阴心经在手小指末端与手太阳小肠经相交接；足阳明胃经在足大趾末端内侧与足太阴脾经相交接；足少阳胆经在足大趾末端外侧与足厥阴肝经相交接；足太阳膀胱经在足小趾末端与足少阴肾经相交接。由此形成了“阴阳气交四末”的规律。

（2）同名的阳经与阳经在头面部交接：手阳明大肠经与足阳明胃经交接于鼻旁；手太阳小肠经与足太阳膀胱经交接于目内眦；手少阳三焦经与足少阳胆经交接于目外眦。由此形成了“头为诸阳之会”的生理基础。

（3）相互衔接的阴经与阴经在胸中交接：足太阴脾经与手少阴心经交接于心中；足少阴肾经与手厥阴心包经交接于胸中；足厥阴肝经与手太阴肺经交接于肺中。

（六）十二经脉的气血循环流注规律

十二经脉的气血流注顺序有一定规律。首先，我们先明确气血生产的源头以及流注的起始：经脉运行气血，气血是由中焦脾胃收纳、腐熟水谷后，化生水谷精微而产生的，所以十二经脉的气血源于中焦；气血的运行有赖于肺气的输送，因此十二经脉的气血流注起始于手太阴肺经。由肺经逐经相传，形成周而复始、如环无端的传注系统，将气血周流全身，使人体不断地得到营养而维持各组织器官的功能活动。

正如《灵枢·卫气》曰：“阴阳相随，外内相贯，如环之无端”，具体流注次序如下：手太阴肺经——手阳明大肠经——足阳明胃经——足太阴脾经——手少阴心经——手太阳小肠经——足太阳膀胱经——足少阴肾经——手厥阴心包经——手少阳三焦经——足少阳胆经——足厥阴肝经——手太阴肺经，重新再循环，周而复始。

二、十二经别

十二经别，又称“别行之正经”，是十二正经离、入、出、合的别行部分，是深入体腔的支脉。十二经别从四肢肘膝关节附近的正经别出（离），经过躯干深入体腔与相关的脏腑联系（入），再浅出于体表上行头面项部（出），在头面项部，阳经经别合于本经经脉，阴经经别合于其相表里的阳经经脉（合）。十二经别按阴阳表里关系汇合成六组，有“六合”之称。

足太阳、足少阴经别从腘部分出，入走肾与膀胱，上出于项，合于足太阳膀胱经；足少阳、足厥阴经别从下肢分出，行至毛际，入走肝胆，上系于目，合于足少阳胆经；足阳明、足太阴经别从髀部分出，入走脾胃，上出鼻颏，合于足阳明胃经；手太阳、手少阴从腋部分出，入走心与小肠，上出目内眦，合于手太阳小肠经；手少阳、手厥阴经别从所属正经分出，进入胸中，入走三焦，上出耳后，合于手少阳三焦经；手阳明、手太阴经别以所属正经分出，入走肺与大肠，上出缺盆，合于手阳明大肠经。

由于十二经别有离、入、出、合于人体表里之间的特点，不仅加强了十二经脉的内外联系，更加强了经脉所属络的脏腑在体腔深部的联系，补充了十二经脉在体内外循行的不足，扩大了经穴的主治范围。例如，十二经别通过表里相合的“六合”作用，使得十二经脉中阴经与头部发生联系，从而扩大了手足三阴经穴位的主治范围。手足三阴经穴位之所以可治头面和五官疾病，与阴经经别合于阳经而上头面的循行是分不开的。

三、奇经八脉

奇经八脉，是指督脉、任脉、冲脉、带脉、阴维脉、阳维脉、阴跷脉、阳跷脉的总称，共8条。因其“别道奇行”，故称奇经八脉。

“奇”有“异”的含义，即指不同于十二经脉。奇经八脉既不直接隶属于十二脏腑，也无表里配合关系，但与奇恒之腑（脑、髓、骨、脉、胆、女子胞）联系密切，故称“奇经”。

奇经八脉中的督、任、冲皆起于胞中，同出会阴，称为“一源三歧”。督脉总督全身阳经经气，故称“阳脉之海”；任脉调节全身阴经经气，故称“阴脉之海”；冲脉可涵蓄调节十二经气血，故称“十二经脉之海”，又称“血海”。

奇经八脉除带脉横向循行外，均为纵向循行，纵横交错地循行分布于十二经脉之间。奇经八脉的主要作用体现在三方面：其一是统帅、主导作用：将部位相近、功能相似的经脉联系起来，起到统摄有关经脉气血、协调阴阳的作用；其二是沟通、联络作用：沟通了十二经脉之间的联系，如任脉关元、中极为足三阴之交会，带脉约束纵行于躯干的各条经脉；其三是蓄积和渗灌的调节作用，若比喻十二经脉如江河，奇经八脉则犹如湖泊。

四、十二经筋

十二经筋是十二经脉之气结聚散络于筋肉骨节的体系，是附属于十二经脉的筋肉系统。其循行分布均起始于四肢末端，结聚于关节、骨骼部，走向躯干头面。十二经筋行于体表，不入内脏，有刚筋、柔筋之分。刚（阳）筋分布于项背和四肢外侧，以手足阳经经筋为主；柔（阴）筋分布于胸腹和四肢内侧，以手足阴经经筋为主。足三阳经起于足趾，循股外上行结于頄（面）；足三阴经筋起于足趾，循股内上行结于阴器（腹）；手三阳经筋起于手指，循臑外上行结于角（头）；手三阴经筋起于手指，循臑上行结于贲（胸）。

十二经筋具有约束骨骼、屈伸关节、维持人体正常运动功能的作用，正如《素问·痿论》所载："宗筋主束骨而利机关也。"经筋为病，多为转筋、筋痛、痹证等，针灸治疗多局部取之，如《灵枢·经筋》载："治在燔针劫刺，以知为数，以痛为输"。

五、十二皮部

十二皮部是十二经脉功能活动反映于体表的部位，也是络脉之气血散布之所在。十二皮部的分布区域是以十二经脉在体表的分布范围，即十二经脉在皮肤分属部分为依据而划分的，故《素问·皮部论》指出："欲知皮部以经脉为纪者，诸经皆然。"

由于十二皮部居于人体最外层，又与经络气血相通，故为机体的卫外屏障，起着保卫机体、抗御外邪和反映病证的作用。《素问·皮部论》说："皮者脉之部也，邪客于皮则腠理开，开则邪入客于络脉，络脉满则注于经脉，经脉满则入舍于腑脏也"。这样，皮—络—经—腑—脏，就成为了疾病传变的层次；而脏腑、经络的病变也可反映到皮部。因此，通过外部的诊察、施治可推断、治疗内部的疾病。临床上的皮肤针、刺络、敷贴等疗法，以及痤疮、酒渣鼻、黄褐斑等损容性皮肤病的诊治均是十二皮部理论的应用。

在诊察或治疗疾病时，手足同名皮部上下相通，称为"上下同法"（《素问·皮部论》）。这样，十二皮部合"六经皮部"。督脉皮部合于太阳，任脉皮部合于少阴，不另有皮部。六经皮部各有专名，其名称分别以"关""阖

（害）”“枢”为首，三阳以太阳为“关”，阳明为“阖”，少阳为“枢”；三阴以太阴为“关”，厥阴为“阖”，少阴为“枢”。

六、十五络脉

十五络脉是十二经脉和任脉、督脉各自别出一络，加上脾之大络的总称，总计 15 条，称为十五络脉。分别以其所别出处的腧穴命名。十二经脉的别络在四肢肘膝关节以下本经络穴分出后，均走向其相表里的经脉；任脉的别络，从胸骨剑突下鸠尾分出后，散布于腹部；督脉的别络，从尾骨下长强分出后，散布于头部，并走向背部两侧的足太阳经；脾的大络，出于腋下大包穴，散布于胸胁部。全身络脉中，十五络脉较大，络脉中浮行于浅表部位的称为“浮络”。络脉最细小的分支称为“孙络”，遍布全身，难以计数。

四肢部的十二经别络，加强了十二经脉表里经之间的联系。络脉对十二经脉的表里配属关系起着紧密联系的作用，沟通分布于肢体的表经和里经。其中，阴经络脉走向阳经，阳经络脉走向阴经，阴阳经的络脉相互交通连接。通过络脉的双重联系，进一步加强了表里两经的关系。

十五络脉为大络，具有统属全身浮络、孙络的作用，从而使十二经脉气血由线状流行逐渐扩展为面状弥散。十二经的络穴部位，是各经络脉脉气的汇聚点和枢纽；任脉之络，有统属腹部诸阴经络脉的作用；督脉之络有统属头背部诸阳经络脉的作用；脾之大络对人体全部血络均有统属能力。

络脉具有输送营卫气血、渗灌濡养周身组织的作用。《灵枢·本脏》曰：“经脉者，所以行血气而营阴阳，濡筋骨，利关节者也。”循行于经脉中的营卫气血，正是通过络脉而布散全身，以温养、濡润所有组织，维持人体正常生理功能。

络脉理论为经络理论的重要组成部分，对针灸临床有重要的指导意义。如根据络脉病候和络脉沟通表里两经的特点，选用络穴治疗相应的络脉病变和表里两经的病变。络脉理论还用于诊察疾病，如通过诊察络脉颜色的变化，可测知脏腑经脉有关方面的病变；指导针刺放血，可治疗相应疾病，如刺络拔罐以放出少许血液，可祛除络脉中的瘀积，达到通畅气血、治疗疾病的目的。

第三节 人体结构功能特点

一、五脏为中心的整体结构观

中医学理论体系的核心特征可概括为整体思维与辨证施治两大方面。其中，以五脏为核心的整体结构观涵盖了“整体观念”与“藏象学说”两大核心内容。需特别强调的是，整体观念作为中医学的基础思想，着重阐释人体内在统一性及其与外界环境的相互关系。

（一）整体观念

整体观念源自中国古代哲学中万物同源与普遍联系的思想，是中医学理论体系的根本指导原则。这一思想体现在对人体生命活动、健康状态及疾病机制的认知过程中，强调人体内在协调性及其与自然、社会环境的整体关联，并贯穿于生理病理、诊断治疗、预防调护等各个环节。

人体生理功能的整体性主要表现为三大层面：五脏协同观、形神统一观及精气神关联观。

1. 五脏协同观 指人体由五脏（肝、心、脾、肺、肾）、六腑（胆、胃、小肠、大肠、膀胱、三焦）、形体组织（筋、脉、肉、皮、骨）及官窍（目、舌、口、鼻、耳、前后阴）等共同构成。强调以五脏为核心，通过经络联络六腑、形体及官窍，形成五大功能系统。在结构上，五脏系统通过精微物质输布（如气、血、津、液）及经络通路紧密关联；功能上，各系统依五行生克规律相互资生与制约：如心火温煦脾土以助运化，肾水上济心火以平亢阳，肺气肃降辅助肾主水液。这种动态平衡共同维系生命活动，体现“五脏相通，移皆有次”（《素问·玉机真脏论》）的整体性。若某一系统失调（如肝气郁结），可通过乘侮传变累及相关脏腑（横逆犯胃、上灼肺金），故治疗需统筹调治多脏，如“见肝之病，知肝传脾，当先实脾”（《金匮要略》），彰显“以五脏为中心”的整体调控思想。

2. 形神统一观 深刻阐释了人体物质形体与精神意识之间密不可分、相互依存的整体关系。“形”指构成人体生命活动的物质基础，包括脏腑、经络、精气血津液及皮肉筋骨等有形躯体；“神”则泛指人的精神、意识、思维、情感等高级生命活动及外在的生命活力表现。中医学认为，“形”是“神”产生和依附的物质载体，所谓“形具而神生”；而“神”对“形”则具有主导和调控作用，是生命活动的主宰。在生理状态下，形体健壮则精神充沛，精神调畅亦促进形体康健；在病理状态下，形体损伤（如脏腑病变、精血亏虚）必然影响精神活动（导致神志异常、情志失调），反之，精神情志的过度波动（如大怒、大悲、过思）也会直接损伤相应脏腑形体（如怒伤肝、悲伤肺、思伤脾）。因此，养生防病强调“形神共养”，治疗疾病注重“形神同治”，充分体现了中医学将人的生理功能与心理活动视为有机整体的核心思想。

3. 精气神关联观 或称精气神一体观，揭示了人体生命活动的三大基本要素——精、气、神之间相互化生、相互为用的统一性，共同构成并维系生命。“精”是生命的本源物质，有先天之精（禀受于父母）与后天之精（源于饮食水谷）之分，是构成人体和维持生命活动最基础的精华物质。“气”是活力很强的精微物质，由精所化生，具有推动、温煦、防御、固摄、气化（代谢转化）等多种功能，是生命活动的动力源泉。“神”是人体生命活动的主宰及外在表现（包括精神意识、思维活动及生命活力），由精和气共同充养化生。三者关系密切：精能化气（精微物质转化为功能活动），气能生精、摄精（功能活动促进精的生成与固守），精与气共同化神、养神（物质基础与功能活动共同支撑精神意识），神则统驭精与气（精神意识状态调控精气的生成与运行）。精充、气足、神旺是生命健康的标志；任何一方的亏虚或运行失常，都会影响其他二者，导致疾病发生。这一观念强调了生命物质基础、功能活动与精神主宰三者动态平衡、不可分割的整体性。

（二）藏象学说

藏象学说的主要特点是五脏功能系统观和五脏阴阳时空观，是中医学整体观念的重要内容。藏象学说的脏腑概念，不仅是解剖学的形态和部位，更主要是涵盖了人体生理功能系统的概念，既有解剖方法获得的直观认识，又有整体观察方法所把握的宏观生命规律。

1. 藏象的基本概念 藏象，亦称“脏象”，指内在脏腑生理功能及病理变化以及相互关系反映于体表的征象。该概念首见于《素问·六节脏象论》，涵盖人体形态结构、脏腑生理活动、神志表现、官窍状态及自然环境关联等内容。如《类经·藏象类》所言：“象，形象也。藏居于内，形见于外，故曰藏象。"揭示其核心内涵。

"藏",指藏于体内的脏腑与脏腑之气及其运动,包括五脏(心、肺、脾、肝、肾)、六腑(胆、胃、小肠、大肠、膀胱、三焦)和奇恒之腑(脑、髓、骨、脉、胆、女子胞)。由于五脏是人体生命活动的中心,六腑和奇恒之腑可分别统归于五脏的功能范畴,故"藏"实际上是以五脏为中心的五个生理功能系统。"象",指外在的现象和比象。其含义有二:一指表现于外的生理病理现象,如《素问·藏气法时论》说:"肝病者,两胁下痛引少腹,令人善怒"。二指以五脏为中心的五个生理功能系统与外界事物或现象相比类所获得的比象,如心气通于夏,"南方赤色,入通于心"(《素问·金匮真言论》),等等。中医学认为"有诸内,必形于外"。所以,可以通过观察外在的征象来研究内在脏腑的功能活动,探寻其生理病理变化规律,即所谓"视其外应,以知其内藏"《灵枢·本脏》。体表征象必有内在生理病理基础,外界环境变化与脏腑功能存在联动关系,这种通过外在现象把握内在脏腑状态的研究方法,即"以象测藏",构成中医学认知生命活动的独特方法论体系。

2. 藏象学说的特点 藏象学说以"司外揣内"(《灵枢·本脏》)为认知根基,构建"内藏—外象—自然"三维联动的生命认知体系。①功能系统观,突破解剖形态局限,以五脏为核心统摄六腑、奇恒之腑及五体官窍,形成心主血脉藏神、肝主疏泄应春等"五脏—功能链"动态模型。②天人时空观,依《素问·六节脏象论》确立"心通夏气、肝应春生"的四时五脏节律,通过五色(青入肝)、五味(酸入肝)等建立人体与自然的全息映射。③病理传变观,遵循"五脏相通,移皆有次"(《素问·玉机真脏论》)的规律,以五行生克[如"见肝之病,知肝传脾"(《金匮要略》)]及经络循行为传导纽带。④诊疗法则观,践行"视其外应,以知其内藏"(《灵枢·本脏》)的实践方法论:如诊法—面赤舌疮断心火(心开窍舌),治法—春养肝气,等等。⑤防变,"见肝之病,当先实脾"(《金匮要略》)承袭《黄帝内经》理论精髓,藏象学说通过"以象测藏"的独特方式,将脏腑功能、体表征象与自然规律融为一体,奠定中医辨证论治两千余年的核心范式。

(三)五脏功能系统观

五脏功能系统观以心、肝、脾、肺、肾为核心,构建五大生理功能系统:心系统(心—小肠—脉—舌—面—汗),肺系统(肺—大肠—皮—鼻—毛—

涕），脾系统（脾—胃—肉—口—唇—涎），肝系统（肝—胆—筋—目—爪—泪），肾系统（肾—膀胱—骨髓—耳及二阴—发—唾）。

其系统特性包括：

1. 经络联动。脏腑、形体、官窍通过经络相互联络，形成功能协同体（如心主血脉，其华在面，开窍于舌）。

2. 动态制衡。五脏系统依五行生克规律相互促进制约（如肝木疏土助脾运，肾水上济心火防亢盛），维系整体平衡。

3. 形神统一性。五脏既是“藏精之形脏”，又是“主神之神脏”，精为神之基础，五脏所藏之精气血津液充养神志。五神分属：心藏神，肺藏魄，肝藏魂，脾藏意，肾藏志；情志通应：心在志为喜，肝在志为怒，脾在志为思，肺在志为忧，肾在志为恐。五脏系统通过经络—精微物质—神志的三维联动，实现形（物质结构）与神（精神情志）的互根互用，深刻体现中医学“形神相俱”的生命整体观。

二、形气相统一的生理病理观

（一）形气相统一的理论渊源

《淮南鸿烈解》：“夫形者，生之舍也；气者，生之充也，神者，生之制也。”将人体视作一个精妙的整体，恰似一个“结构—能量—调控”三元紧密耦合的开放巨系统。这与《黄帝内经》中“形与神俱，而尽终其天年”所阐述的健康理念相辅相成。其中，“形”如同可见的坚实物质架构，是生命的有形依托；“气”仿若流动的能量与信息纽带，贯穿于生命的每一处；“神”则宛如精准的调控中枢，掌控着生命的运行方向。三者形成“形载气、气化神、神御形”的循环互动关系，任何一方出现偏颇，都会打破整体的平衡，致使人体呈现病态。

（二）形、气、神的核心要素解析

1. 形——生命之基　人体的脏腑、经络、五体、官窍以及精血津液等有形实体，不仅是能量代谢的重要场所，更是信息传递的精密线路。它们的完整与协调，是“气”能够顺畅升降出入、“神”拥有稳固生理基础的关键所在。

2. 气——生命之动　气是一种无形却周流不息的精微物质，它蕴含着推动、温煦、防御、固摄等多种重要功能。在人体内部，气的“气化”过程，就像一场精妙的自组织、自适应运动，如同自然界中万物的生长变化，维持着生物体的正常运转。

3. 神——生命之主 《素问·本病论》言“得神者昌，失神者亡”，深刻揭示了神对生命的重要性。狭义的神主要体现在大脑皮层、边缘系统、下丘脑所主导的情绪与认知功能；广义的神则涵盖了从基因表达调控、细胞信号转导到整体稳态维持的各个层面，如同一位高明的指挥官，通过神经递质、激素、细胞因子等，对形与气进行精准调控。

（三）生理病理的内在关联机制

1. “形载气”——结构承载能量 经络作为气运行的重要通道，与筋膜间隙、神经血管束、淋巴通道等密切相关，它们如同一条条畅通的高速公路，保障气能够低阻、高速运行。精血津液既是气的物质载体，又是气不断生化的源泉，为气的正常运行提供了坚实的物质保障。

2. “气化形”——能量塑造结构 肾阳在人体生命活动中至关重要，其温煦之功可为骨髓造血提供温养，促进气血生成，为生命注入活力。脾主升清，可将水谷精微上输心肺并布散全身，为肌肉生长与功能维持提供营养，升清功能正常能让肌肉丰满有力。卫气属人体阳气，能调节腠理开阖，使腠理致密，外邪来袭时发挥抵御作用，保障人体健康。

3. “神御气”——信息调控能量 心主神明，对人体生理活动和精神意识思维起主宰作用，能协调交感神经与副交感神经，使其相互制约、相互配合，维持机体的平衡与稳定。肝主疏泄，可调节气机，影响下丘脑—垂体—肾上腺轴的功能，保证该轴在应激反应时能有序释放激素，维持内环境稳定。肺朝百脉，全身血液汇聚于肺，肺通过调节呼吸节律，影响血流动力学，使气血运行符合生理需求。

（四）临床实践的指导原则

1. 诊断要点

（1）形损及气：当人体的有形结构出现损伤或障碍时，往往会影响气的正常运行，导致能量紊乱。例如，痰瘀互结会阻塞经络，影响微循环，使局部组织缺氧、乳酸堆积，从而引发疼痛、麻木等症状。

（2）气乱及神：气的运行失常，会导致能量失序，影响神的调控功能。如大怒会使人体的气机紊乱，导致下丘脑—垂体—肾上腺轴过度兴奋，引发交感风暴，出现血压飙升、心律失常等症状，严重时甚至会导致“薄厥”。

（3）神扰及形：信息紊乱导致结构损伤。例如，长期焦虑→糖皮质激素持续升高→抑制成骨、促进破骨→骨质疏松。

2. 防治法则

（1）形神共调：在治疗过程中，既要注重调理人体的有形结构，如运用当归补血汤调和气血、针刺足三里疏通经络；又要关注神的调节，如使用柴胡疏肝散疏肝解郁、酸枣仁汤安神定志。

（2）精气神同养：固精要做到食饮有节，保护肾脏的藏精功能；养气可通过导引吐纳等传统方法，培补人体的元气；全神则需保持恬淡虚无的心态，使精神内守，避免外界干扰。

这种形气相统一的生命观构建了一个“物质—能量—信息”高度统一的模型，不仅深刻诠释了《黄帝内经》“形与神俱”的健康标准，更为中医整体辨证提供了坚实的理论基石。从精亏形损、气滞血瘀到神衰志乱，都需要从形、气、神三个维度进行协同调治，才能恢复人体的生机与活力。

三、阴阳表里相合脏腑联系观

脏与腑的阴阳表里关系，是《黄帝内经》“天人相应”思想在人身小天地中的微观缩影。脏居阴位而主藏精，为“体”；腑居阳位而主传化，为“用”。一脏一腑，一阴一阳，一里一表，既对峙又互根，共同完成“藏而不满”“满而不藏”的动态平衡。其相合之理，可概括为四点：①经脉互络，如环无端，营卫相贯，属脏的经脉络于所合之腑、属腑的经脉络于所合之脏，如手少阴心经属心络小肠，手太阳小肠经属小肠络心，心与小肠构成脏腑表里关系，手少阴经与手太阳经构成表里之经。其他脏腑依此类推。②气化互资，阳施阴布，六腑功能受五脏之气的调节，五脏功能也有赖于六腑的配合。③病机互传，上下表里，脏病可影响到其相合的腑，腑病也可影响其相合的脏。④治则互通，脏病治腑、腑病治脏、脏腑同治。

以下就五对典型脏腑，条陈其生理契合、病理互干与临床互通之要。

（一）心与小肠——火府相照，血浊分清

经脉络属：手少阴心经属心络小肠，手太阳小肠经属小肠络心，脉气流注，心火下济小肠，小肠经别上通心中。

生理契合：心主血脉，又主神明；心火下降，则小肠得以“受盛化物”，泌别清浊。清者上奉化血以养心，浊者下输膀胱。

病理互干：心火内炽，可顺经移热于小肠，见溲赤涩痛；小肠郁热，亦可循经上熏，见舌糜口疮。若小肠虚寒，清浊不分，精微不生，心血失养，又可致心悸、健忘。

治则互通：清心导火用导赤散；温阳化浊用附子理中合吴茱萸汤；血少神怯，又需归脾汤兼补小肠之阳以生血。

（二）肺与大肠——金燥相济，肃降传导

经脉络属：手太阴肺经属肺络大肠，手阳明大肠经属大肠络肺。肺脉下络大肠，肺气肃降则腑气通；大肠经上合肺脉，传导通畅则肺无壅遏。

生理契合：肺气肃降，布津于大肠，肠得濡润而传导有权；大肠通降，糟粕下行，进而为肺的肃降功能营造胸腔内的空腔负压环境，以助其发挥作用。

病理互干：肺气壅实，失于清肃，则大肠燥结；反之，大肠热结，腑气不通，浊气上干，可致喘促胸满。

治则互通：宣肺通腑，上病下取，可用宣白承气；肠燥便秘兼咳喘，又可增液承气兼桑杏汤，表里两解。

（三）脾与胃——土居中央，升降斡旋

经脉络属：足太阴脾经属脾络胃，足阳明胃经属胃络脾，阴阳相贯，营卫相注于中州。

生理契合：①纳运相得。胃为“太仓”，主受纳腐熟；脾为“谏议”，主运化升清。纳则胃实，运则脾实，一纳一运，精气乃生。②升降相因。脾升则肝肾亦升，胃降则心肺亦降；中轴旋转，四维皆安。③燥湿相济。脾喜燥恶湿，得胃阳以温运；胃喜润恶燥，得脾阴以濡降。阴阳互制，燥湿互调。

病理互干：脾失健运，湿困中州，则胃纳呆滞；胃失和降，浊气上逆，则脾不升清。临床可见痞满、呕恶、飧泄、内脏下垂。

治则互通：脾虚湿困，香砂六君升清化湿；胃燥气逆，麦门冬汤降逆和胃；若升降悖逆，则用半夏泻心辛开苦降，复其中轴。

（四）肝与胆——木火同源，疏泄决断

经脉络属：足厥阴肝经属肝络胆，足少阳胆经属胆络肝，经别相合，同

司少阳枢机。

生理契合：①同主疏泄。肝分泌胆汁，胆贮藏疏利；肝气条达，胆汁畅行；胆道通利，肝郁得泄。②共主勇怯：肝主谋虑，胆主决断；肝胆相济，则谋而能断，勇怯有度。

病理互干：肝郁化火，胆汁瘀滞，可见胁痛、黄疸；胆腑痰热，上扰肝魂，可见惊悸、失眠、噩梦纷纭。

治则互通：疏肝利胆用四逆散合金铃子；胆郁痰扰，温胆汤加柴胡；火热实证，龙胆泻肝直折其势。

（五）肾与膀胱——水府相成，蒸化开阖

经脉络属：足少阴肾经属肾络膀胱，足太阳膀胱经属膀胱络肾；肾脉贯脊属肾，膀胱脉夹脊抵腰，阳气布于表，阴气守于里。

生理契合：肾为水脏，主水液蒸化；膀胱为水府，主津液藏泄。肾气充则蒸化有权，固摄有度；膀胱开阖得节，则水府清利，浊液自出。

病理互干：肾阳不足，蒸化无力，则膀胱虚寒，尿少或遗溺；膀胱湿热，下注肾府，则腰痛、尿血、淋浊。

治则互通：温肾化气用济生肾气丸；清利膀胱湿热用八正散；若肾失固摄，桑螵蛸散合缩泉丸以摄膀胱。

附：心包与三焦——相火游行，护心行水

虽曰表里，然三焦为“决渎之官”，总司水道；心包为“心主之宫城”，代心受邪。临床多从调畅气机、清宣相火入手，故不具列专条。

总之，脏腑阴阳表里相合，以经络为枢，以气化为机，以神机为帅。明其生理，则知“阳施阴布”之用；察其病机，则晓“上下互传”之变；握其治则，则得“脏病治腑、腑病治脏”之活法。医者临证，当循此四维八纲，使阴阳平秘，表里和调，则百病可却，寿域可臻。

第六章
中医诊疗思维

中医学的主要诊疗思维属于原创思维，是植根于中华传统文化、体现中医药本质与特色、与医学实践紧密结合的相对稳定的思维模式和方法，其核心在于动态观察生命现象、整体把握人体状态。知悉中医诊疗思维方法，对于理解中医学理论体系和临床实践活动，具有重要的指导意义和应用价值。

第一节　象思维

象思维，是指“援物比类”“取象比类”的思维模式，即在观察事物获得直接经验的基础上，运用客观世界具体的形象、物象、现象及其象征性符号，以比喻、象征、类推等方法进行思维，以反映事物普遍联系及发展变化规律，从而实现对生命、健康和疾病的认识。象思维，主要包括形象思维、意向思维和应象思维三种思维方式，以形象思维为根本，意象思维为特征，应象思维为法则。

一、形象思维

形象思维是用直观形象和表象来思考问题的思维方式。通过对客观事物的直接接触而获得感性认识，常常是人们在实践中对客观事物直接、生动的直觉反映。如中医学观察五脏，描述心“状如莲蕊”、肺“虚如蜂巢”、脾“扁似马蹄”等。四诊中，望诊观察舌质和舌苔的特征，称为“舌象”，如草莓舌、地图舌、裂纹舌、齿痕舌等。切诊体察脉搏的形象与动态变化，称为“脉象”，如浮脉、沉脉、迟脉、数脉、弦脉、滑脉等。

形象思维不仅是对已有形象的观察和再现，更是借助已有形象来类比推理而获取新形象、新认知。如中医学认识病因过程中采取“观物取象”，观察自然界的风由空气流动引起，总结“风性主动”“风胜则动”，在临床实践中凡是肢体动摇的震颤、抽搐，病位游走不定等病象都归因于“风邪”。再如中药“以象名之”，根之形象如人形者，名曰人参；全株密生白色茸毛，状如白头老翁，名曰白头翁；块根形似乌鸦之头，名曰乌头，等等。

二、意象思维

意象思维是在形象思维基础上，从事物的形象、现象、表象中“去粗取精、去伪存真、由此及彼、由表及里”地提炼抽取出事物本质特征的思维方式，即是《周易·系辞上》中所言：“立象以尽意”。中医学历来重视意象思维，正如《后汉书·方术列传》中曰：“医之为言意也”，意象思维的优势在于从形象思维的具象特点升华为抽象特点，即由具体可见的形态之象，升华为抽象不可见的意念之象，从而实现由“形态之象”上升为“功能动态之象”，进而有助于实现“司外揣内”“取象比类”的类比功能。

在五行学说中应用意象思维将自然界中的金、木、水、火、土五种元素与人体内的五脏相对应，通过五行相生相克的规律来解释人体内部的各种生理和病理变化。如自然界春季属木，阳气升发，草木枝叶舒展条畅，而肝的疏泄功能主升散，性喜条达舒畅，与春木之气类似，故将肝之五行归属于木，木可生火，肝还有贮藏血液功能，通过贮藏、调节血量来帮助心脏更好地完成主血脉的功能，故而肝藏血以济心，肝木生心火。再如，中医审察自然界的天象、气象（气候）、物象（物候），人体的藏象、舌象、脉象、病象（证候）等变化，据此来推测自然变化可能对人体产生的影响，如夏季炎热，烈日当空，五行属火，五色属赤色，若舌质红，可推测体内火热之邪甚，即所谓“司外揣内”，进一步以“医者之意”，以既往知识、经验积累为基础，用直觉感悟、思虑，再进行推理演绎，从而把握事物表现出的现象及现象间的联系，提取主要病因病机，确立病证和治法。

三、应象思维

应象思维是以取象比类为基本方法，根据某类事物的特性，将与其相近、相似、相同特性的物象、现象，归纳为同一类别，同气相求，同类相通，以此证彼的思维方式。中医学以天地阴阳消长、万物变化之象与人体生命活动之象相参相应，探求人与自然之间共同的、本质性的特征，认为人的生命活动效法天地，称为“法象”，正如《道德经》中：“人法地，地法天，天法道，道法自然。”

应象思维强调“同气相求，同类相通”，即认为自然界中的万物，虽然形态各异，但作为一个宇宙生命的整体，具有同一本原和普遍联系，都遵循着“其象相应”的法则。这种思维方式在中医学中被广泛应用，用于解释人体的生理现象、病理变化以及疾病的诊断和治疗。如以中国地域的东、西、南、北四海，合于人体的气海、血海、髓海、水谷之海；以十二条主要河流和八个湖泽，合于人体的十二经脉和奇经八脉。在临床实践中，医生常根据药物的性味归经等特点，将其与人体相应的脏腑经络相对应。如辛温入肺经的药物麻黄可以发散风寒，治疗风寒感冒及肺系疾患。

第二节　系统思维

系统思维是把认识对象作为系统，研究系统和要素、要素和要素、系统和外部环境的相互联系、相互作用，从而综合地考察认识对象的整体性思维方式。《周易》构建了最早的系统思维方法，其建立的太极图、先天八卦图、五行生克关系对中医学的整体观念起到奠基作用。《素问·天元纪大论》提出：“太虚寥廓，肇基化元，万物资始。五运终天，布气真灵，揔统坤元……生生化化，品物咸章。”明确说明整个宇宙是太虚一元之气发生分化而来，世间万物存在普遍联系。

一、整体宏观

中医学的整体思维，源于中华传统文化，认为世界万物由混沌一体的元气分化演变而来，气分阴阳，阴阳生五行，五行生万物。这种思想强调世界的本原性、统一性和规律性，本原性是古人对自然界万物最初根源的认识，统一性是事物各部分相互联系而整合成为一体，规律性是客观事物发展过程中的本质联系，具有普遍性，这为中医学的整体宏观理论提供了哲学基础。中医学整体宏观理论包含三个层面，一则人体是一个有机整体，人体内部各脏腑、器官、经络、系统等在结构上密切联系，功能上协调为用，病理上相互影响。故而在诊断和治疗中，中医强调要综合考虑人体的整体状况，通过调节整体来达到治疗局部病变的目的。二则人与自然环境的统一性，人与自然之间存在着同源、同构、同道的关系。人是自然界生物的重要组成部分，自然界为人类提供赖以生存的必要条件。同时，人与自然遵循着共同的阴阳消长、五行生克制化等规律。故而中医学在治疗疾病时，会密切关注自然环境对人体的影响。三则人与社会环境的协调性，人具有社会属性，生活在社会中，社会角色、关系的不同以及社会生态的变迁，都与人体身心功能及易发疾病谱构成密切关系。故而，社会因素对患者的影响也应在诊疗疾病中被重视。

中医学的宏观认识，是宏观考察生物人、自然人、社会人的总体功能变化规律。宏观认识人体自身，总括为五脏系统，建立五脏一体观，宏观把握五脏系统与精气神、经络、体质等要素的相互联系和相互作用，尤其关注各系统、要素、环境相互联系、相互作用的综合效应，构建“天人相应”的宏观认识。《素问·气交变大论》曰：“善言天者，必应于人；善言古者，必验于今；善言气者，必彰于物；善言应者，同天地之化；善言化言变者，通神明之理。”中医学立足于人体的生命活动，善于将时间、空间、环境、生物、人体等统一起来，重视时间、空间对环境的影响，以及人与人的相互联系、相互作用，从而把握整体宏观的联系。

二、天人合一

天人合一是指天、地、人本原于一气，同构同律，相参相应的思维方式。中医学认为，人体是宇宙的缩影，自然界的运行规律，如阴阳消长、五行生克、四季轮回与人体生理病理变化存在对应关系。《黄帝内经》提出“人与天地相参也，与日月相应也。”认为人体结构与天地运行模式相通，如五脏对应五行，十二经络对应十二时辰。

中医以“气”为纽带，将人与自然视为一个整体。自然界的“天气”“地气”与人体内的“正气”“营卫之气”相互感应，通过气的升降出入形成万物生长化收藏、人体生命活动的生长壮老已。中医强调人必须遵循自然规律以维持健康，正如《素问·上古天真论》所言："法于阴阳，和于术数"。养生、诊疗除需考虑个体因素外还需考虑时空环境因素，如因时制宜、因地制宜的治疗原则。

天人合一，作为中医学的系统思维方式，指导着对人体生理、病理的认识，并融汇在疾病的诊断和治疗中。如《素问·著至教论》曰："子知医之道乎……而道上知天文，下知地理，中知人事，可以长久。"因此，中医学始终把人的生命活动，放在天文地理、季节气候、民俗民风、生活习惯、社会关系、社会责任等天、地、人三大要素构成的宇宙框架中去分析和权衡，以寻找其本质和规律，预测其发展变化。

第三节　变易思维

变易思维是指在观察分析和研究处理问题时，注重事物运动变化规律的思维方法。中医学运用这种思维方式来研究生命和健康过程以及防治疾病。其核心在于将生命、健康和疾病视为一个普遍联系且永恒运动变化的过程，强调在观察、分析和处理问题时，必须注重事物的运动变化规律。中医学的变易思维源自中国古代哲学，尤其是《周易》的变易思想。《周易》认为宇宙万物都处于不断变化之中，这种变易是事物发展的内在动力。

一、恒动变化

朱丹溪在《格致余论·相火论》曰："天主生物，故恒于动；人有此生，亦恒于动"，恒动即运动是永恒的、绝对的，静止是暂时的、相对的。运动是物质的存在形式。生命在于运动，人的生、长、壮、老、已，充分体现生命的动态过程。亦如《周易·系辞下》曰："《易》之为书也！不可远，为道也屡迁，变动不居，周流六虚，上下无常，刚柔相易，不可为典要，唯变所适。"《素问·六微旨大论》曰："夫物之生从于化，物之极由乎变，变化之相薄，成败之所由也。"万物之生成从化而来，万物之发展到极点从变而来，事物由小到大的量变发展阶段，谓之变；事物发展到极点而发生质变，谓之化。事物新生的过程，即“化”的质变过程；事物由小到大发展到盛极的过程，即“变”的量变过程。

中医学论述生命活动，其发生、发展至达到极点，产生质变，旧事物消亡，新事物产生，皆由于运动变化所致。《素问·上古天真论》言：“女子七岁肾气盛，齿更发长，二七而天癸至，任脉通，太冲脉盛，月事以时下，故有子；三七肾气平均，故真牙生而长极；四七筋骨坚，发长极，身体盛壮；五七阳明脉衰，面始焦，发始堕；六七三阳脉衰于上，面皆焦，发始白；七七任脉虚，太冲脉衰少，天癸竭，地道不通，故形坏而无子也。丈夫八岁肾气实，发长齿更；二八肾气盛，天癸至，精气溢泻，阴阳和，故能有子；三八肾气平均，筋骨劲强，故真牙生而长极；四八筋骨隆盛，肌肉满壮；五八肾气衰，发堕齿槁；六八阳气衰竭于上，面焦，发鬓颁白；七八肝气衰，筋不能动，天癸竭，精少，肾藏衰，形体皆极；八八则齿发去。”明确提出女子以“七”、男子以“八”为生命周期的生长发育及衰老变化规律。

中医学在诊治疾病过程中，亦重视从动态变化的观点审证求因，辨证施治。所有疾病变化，都是邪正盛衰、阴阳失调的结果。而疾病在发生、发展、转归的不同阶段，病机都处于动态变化中。此外，致病因素作用于不同体质个体，也可表现出不同证型。如外感表寒证，未及时治疗，则可入里化热，转成里热证；实证可转为虚证；阴虚日久可累及阳虚；阴虚体质之人，感邪后易热化，等等。中医学“治未病”的防治思想，主张未病先防、既病防变、愈后防复就是应用运动变化的观点去处理健康和疾病的矛盾，以调节人体的阴阳盛衰，使之处于生理活动的动态平衡。因此，需不断把握疾病出现的新情况、新变化，并及时调整治法及方药，才不致贻误治疗。

二、动静相召

变易思维强调事物运动变化的绝对性，同时也注重在一定条件下、限度内、暂时的、相对的静止。相对静止，是事物存在和发展的必要条件，也是运动的另一表现形式。动静是事物运动变化的两种基本状态，它们相互依存、相互作用，共同构成事物发展的内在机制。故《素问·天元纪大论》曰：

"动静相召，上下相临，阴阳相错，而变由生也。"在中医看来，人体的生命活动也是动静相召、阴阳相错的结果。动，代表着生命活动的活跃、亢进状态；静，则代表着生命活动的相对稳定、内敛状态。动静相召，使得人体脏腑经络生理功能、气血津液生成输布得以保持平衡和协调。

动静相召的思维模式揭示了生命活动中动与静相互依存、相互转化的辩证关系，这一理念贯穿于中医对人体生理、病理及诊疗的认识中。正如《素问·阴阳应象大论》所言："阴静阳躁，阳生阴长，阳杀阴藏"，动静协调是维持生命健康的根本。生理情况下，在气机升降出入上，气的运行（如心气推动、肺气宣发、肝气疏泄）推动人体代谢与功能活动，气的内守（如肾气封藏、脾气固摄）维持人体物质储存与稳态；在气血运行与生化上，血为阴主静，需依附于气的推动才能周流全身，气为阳主动，需依附于血的濡养才能发挥功能；在脏腑功能协调相济上，五脏藏精主静（如肾藏精、肝藏血），六腑传化主动（如膀胱排尿、大肠传导糟粕）。病理情况下，动静关系失调，表现为动静偏胜或失序。一方面阳亢动越时，如肝阳上亢（动太过）导致头晕目眩，心火亢盛（动太盛）引发失眠；另一方面，阴凝静滞时，如痰湿内阻（静太过）导致肢体困重，血瘀（静滞）引发疼痛。中医治疗强调恢复动静平衡，比如药物配伍的动静结合上，中医补血名方四物汤中，选用动药"川芎"以行气活血，选用静药"熟地、白芍"以滋阴养血，二者相配以调和气血，补血而不滞血。临床中需以变易思维把握动静的权变之道，动中有静（如行气药佐以收敛），静中有动（如补血药兼配活血），方能实现"阴平阳秘"的目标。

第四节　中和思维

中和思维，指在观察分析和研究处理问题时，注重事物发展过程中各种矛盾关系的和谐、协调、平衡状态，以恪守中道，不偏不倚的思维方法。中和思维深受儒家哲学思想的影响，最早出现在《礼记·中庸》："喜怒哀乐之未发，谓之中；发而皆中节，谓之和；中也者，天下之大本也；和也者，天下之达道也。致中和，天地位焉，万物育焉。""中"指中正、不偏不倚，

“和”指和谐，儒家认为，能“致中和”，则天地万物均能各得其所，达于和谐境界。

一、以平为期

受中国古代哲学思想启发，中医学将中和思维应用于医学领域，强调阴阳平衡是人体健康的基础，《素问·调经论》曰：“阴阳匀平，以充其形，九候若一，命曰平人。”此处“平人”即是健康人，健康的标准就是人体阴阳平和，气血充盈，形神皆具，三部九候脉象和谐统一。

中医学认为人体生病的根本原因是阴阳失调，故而在认识疾病时，侧重于“阴阳失调”的关系性因素，提出以关系失调为核心的病因病机理论。正如《素问·生气通天论》言：“阴不胜其阳，则脉流薄疾，并乃狂；阳不胜其阴，则五脏气争，九窍不通。”中医在治疗疾病时，不是简单地消除病源，而是注重调和人体的阴阳状态，达到平衡和谐的目的。如《素问·至真要大论》所言：“谨察阴阳所在而调之，以平为期。”中医通过调和阴阳、平衡气血来治疗疾病，达到“平”即“中和”的状态，提出多种平衡阴阳的治法，如和中、和气、和血、和胃、和荣、和痛、和脾、和解、调和等，都体现了中和思维的方法。

二、以和为贵

“以和为贵”是对儒家“中和之道”及道家“冲气为和”哲学思想的延伸，强调“中和位育”，追求人与社会、自然的和谐共处，主张顺应自然规律，以柔克刚，无为而治。中医学在这一思想下通过调和局部与整体、内在与外在的关系来燮理阴阳、调和致中。

“以和为贵”本质上是对生命复杂系统的尊重，主张在动态平衡中寻求把握健康，而非简单追求“消灭病灶”。具体来说，一是调和脏腑气血。脏腑功能协调、气血运行通畅是健康的前提。例如，“肝主疏泄”与“脾主运化”需相互配合，若肝气郁结导致脾胃失调即“肝脾不和证”，治疗需疏肝健脾、调和肝脾，而非单一攻伐。二是维持人与自然、社会的和谐。中医强调“天人相应”，人体需适应四时气候、昼夜节律，如《素问·四气调神大论》提出“春夏养阳，秋冬养阴”，同时，要注重身心一体、形与神合，过激或过度不良情绪刺激亦可引发气机紊乱失和而发病。三是治未病，调偏颇。中医重视预防，主张在疾病未发或初起时调整失衡状态，如《金匮要略》中“见肝之病，知肝传脾，当先实脾”理论，调理干预于未病之时，而非等到严重失衡后再强力干预。四是用药配合之“和”。中药方剂讲究“君臣佐使”，通过药物间的协同与制约，如寒热并用、补泻兼施等来达到整体调和。例如，桂枝汤中桂枝（辛温）与芍药（酸寒）配伍，来调和营卫；半夏泻心汤中黄芩、黄连与干姜、半夏寒热并用，以调和胃肠。五是经络腧穴之“和”。《素问·阴阳应象大论》曰：“故善用针者，从阴引阳，从阳引阴，以右治左，以左治右。”利用阴阳的相互关系，通过调节阴（或阳），而起到治疗阳（或阴）的效果。这一理念不仅具有深刻的理论内涵和实践价值，而且对于现代人的身心健康和生态保护均具有重要的指导意义。

第七章
中医行为文化

第一节　大医精诚　德艺双馨

传统医德思想在中国传统文化的影响和防病治病的实践中不断熔铸再创、丰富完善，铺就了医生治病救人的道德轨迹，是中华民族道德传统的宝贵财富。中医文化作为中华民族悠久历史的重要组成部分，不仅承载着救死扶伤的医术精髓，更蕴含着深厚的道德伦理观念。“大医精诚，德艺双馨”作为中医文化的核心理念，自古以来便激励着无数医者不断追求医术与医德的双重提升，强调医者应具备高尚的品德和精湛的医术，博极医源，精勤不倦，精于医术，诚于人品，心怀慈悲，视病如亲，敬畏生命。这不仅是对古代医德的深刻总结与传承，更是对现代医者的鞭策与激励。在新时代背景下，医务工作者更应秉承这一理念，不断提升自己的医术与医德水平，为人类的健康事业贡献力量。

一、以德为先，德医并重

中医秉承“以德为先，德医并重”的理念，认为医者不仅需具备精湛的医术，更需拥有高尚的医德，即“医者仁心”，将仁爱之心与精湛医术相结合，实现济世救人的目标。医术是医生治疗疾病的技术和能力，而医德则是医生行为的道德准则。高超的医术可以挽救患者的生命，但如果没有医德的支撑，医术也可能成为伤害患者的工具。如果说一个医生没建立起来救死扶伤的人道主义高尚思想，而以技术为手段为自己谋取名利地位，那么，即使他的医术再高明，而他对人民的贡献将是微不足道的，甚至恃术而危害人民大众，走向了反面也是大有可能的。中医提倡讲究医德，并非将医术排除在外，如果医术不精，学识不深，阅览不多，没有精湛的技术，也不能为广大人民解除疾病痛苦。所以，医德与技术上的精益求精，是相得而益彰，也是不能偏废的。历史上有名的医家如张仲景、孙思邈、陶弘景等，他们爱人知人，有很好的医德修养，而且在医学上又都是造诣非凡。可见，离开为人民服务的本领而空谈医德也是很难想象的。

“以德为先，德医并重”理念指导当今医务工作者的行为规范，具体表现为：救死扶伤，实行社会主义的人道主义，时刻为病人着想，千方百计为病人解除病痛；尊重病人的人格与权利，对待病人不分民族、性别、职业、地位、财产状况，一视同仁；文明礼貌服务，举止端庄，语言文明，态度和蔼，同情、关心和体贴病人；廉洁奉公，自觉遵纪守法，不以医谋私；为病人保守秘密，实行保护性医疗，不泄露病人隐私；互学互尊，团结协作，正确处理同行同事间的关系；严谨求实，钻研医术，精益求精，不断更新知识，提高技术水平。医道之术，人命攸关，每个医生都要正视自己，严于律己，做到心术正、医术精，这才是苍生大医。

二、普同一等，皆如至亲

在医乃仁术核心价值观的影响下，中国传统医学认为对待患者应不分贵贱，一视同仁。医生在替病人治病救厄、消灾除害时，“视病人如亲人，待病人如客人”，不管病人本身状况如何，必须“先发大慈恻隐之心”。“若有疾厄求者，（医者）不得问其贵贱贫富，长幼妍媸，怨亲善友，华夷愚智，普同一等，皆至亲之想”。这种“普同一等，皆如至亲”的服务观，自然缩短了医患之间的距离。

传统医德思想，要求医者要遵循“真诚待患，一视同仁”的原则，只有关心体贴病人，掌握病人的心理动态，细致耐心地做好病人的思想工作，解除病人的思想顾虑，才能使其与医生密切配合，从而进行有的放矢的治疗。具体包括：其一，贫富平等，恪守“贫富用心皆一，贵贱使药无别”，一视同仁，用心诊治，不因患者经济状况而有所偏颇；其二，身份平等，施药时，不因患者身份地位的高低贵贱而有所区别，确保每位患者都能得到公正平等的医疗待遇，真诚对待女性患者，尊重其人格，保护其个人隐私；其三，“视人之病，犹己之病”，感同身受地理解患者的痛苦和困扰，用心诊治，不遗余力地帮助其恢复健康。

三、至意深心，智圆行方

诊察周详是医者的首要任务，正如《备急千金要方·论大医精诚篇》云："……夫大医之体……省病诊疾，至意深心，详察形候，纤毫勿失，处判针药，无得参差……"中国传统医学对疾病的诊断、确定治疗方案都要凭借行医者的经验，而疾病的表现千差万别，加之病人的个体差异，使得历代医家均强调谨慎行医。医者身系病人安危，必须具备谨慎认真、一丝不苟的行医态度，并把它落实在行医施治的各个环节：首先是诊断疾病时，需保持专注与深思熟虑，通过望、闻、问、切四诊，全面收集患者症状、体征、病史、生活习惯等，不遗漏任何细节，确保准确无误，避免误诊，时刻关注患者病情的细微变化，及时调整诊断思路；其次是用药审慎，需根据患者病情，辨证施治，合理处方，严格把控药物的炮制、用量和服用方法，以确保疗效。

清代医家王孟英说："凝神定气，惟心小胆大者能之，忍辱负重，惟智圆行方者能之。"这是名医之道。智圆行方，指智识要像天道一样圆融，行动要像地道一样方正。不因为利益而犹豫徘徊，不因为道义而心怀愧疚，这是仁之方正；看到微小的征兆就立刻行动，不拖延时间，这是智之圆融。作为医者，要对天时、地利、人和及病人本身内在因素等作全面考虑，临证思路要圆活机变，不得拘泥，对证处理却一定要遵循规范，不可造次，只有这样才可称为"智圆"。要居心敦厚，举止端庄，言不轻狂，话语和蔼得当，目不斜视；心不妄想神驰，需精神专注检查、处置病人，忌淫心邪念；更不可贪图财物而轻视身份低下、生活贫寒疾苦之人，对病人应怜悯，同情其苦衷；不能怕辛苦劳累而拒绝出诊等，做到行为公道正派，持重端庄，才可称为"行方"。

四、易地以观，自澹利心

清代医家费伯雄在《医方论·序》中有这样一句话："欲救人而学医则可，欲谋利而学医则不可。我若有疾，望医之救我者何如？我之父母妻子有疾，望医之相救者何如？易地以观，则利心自澹矣。利心澹则良心现；良心现斯畏心生。"意指医者是为了救济世间苍生而学医，而不是为了谋利而学医，换位思考，自己生病时，希望大夫来救自己的心情是怎样？自己的父母妻子生病时，希望大夫前来相救的心情又是怎样？这样想单纯求利的心自然就会淡化，求利心淡了，仁慈心就会显现，作为医者的使命感、责任感也会油然而生。王肯堂的这段话，提出了两个重要观点，一是医生对待患者要“易地以观”，要有视人如己的心，急病人之所急，想病人之所想，将人文关怀渗透于医疗实践中，把以病人为中心的思想贯穿到医务工作中。二是“利心”“仁心”“畏心”的逻辑关系，行医不可存利心，想谋利不可行医，而只有利心淡去，才能在心中给“仁心”留出位置，“仁心”的出现，“畏心”才会出现，对生命、对患者的敬畏之心才能养成。

自古以来，医术被称为“仁术”，医生被称为“仁人”，这一“仁”字体现了“少私寡欲，重义轻利”的医德观。为了避免把行医当作谋利的手段，历代医家还强调“廉”的品质，认为行医不应以谋利为前提，而应秉持为患者解除痛苦的思想。医圣张仲景曾批评世人热衷于追逐功名利禄，轻视医药方术的济世功能，一朝自己或他人生病染疾，便不知所措，或求助于巫术，或任由庸医误诊误治。劝诫世人珍爱生命，启发“趋势之士”淡泊名利，修身养性，表达了对这些人的无限痛惜和真诚劝告。古人云“君子喻于义”，对于医生来说，重义轻利，心存仁义，对病患无差别，这是基本的素养，也是促进医患和谐、赢得患者尊重和信任的前提所在。

五、大医之体，不皎不昧

孙思邈的《大医精诚》提到：“夫大医之体，欲得澄神内视，望之俨然。宽裕汪汪，不皎不昧”，这是对大医内在品质和外在表现的深刻描绘，意思是大医应做到思想纯净，知我内省，目不旁视，看上去很庄重的样子，气度宽宏，堂堂正正，不卑不亢。其中，“不皎不昧”四字，虽简短却意蕴深远。皎，明亮之意，引申为态度傲慢；昧，昏暗之意，引申为态度卑下。因此，“不皎不昧”要求医生在行医过程中，既要保持专业的自信，又不可恃才傲物，目中无人，同时，还需保持谦逊与温和，不因患者身份、地位的不同而有所偏颇。体现了“中庸之道”的哲学思想，这种中庸之道的医德观念，是中医文化对医生人格修养的重要要求，也是实现医患和谐、提升医疗服务质量的基础。

在“大医之体，不皎不昧”医德观念的影响下，古代医者在行医过程中更注重患者的实际需求和感受，而不是自己的名声和地位，在他们看来，医学不仅是治疗疾病的技术，更是一种关怀生命、抚慰心灵的艺术。在诊疗过程中，不仅关注患者的生理状况，更重视患者的心理需求，他们用自己的言行举止，让患者感受到人间的温情与希望，这种人文关怀的精神，正是“大医之体，不皎不昧”理念的体现。

在探索医学奥秘时，他们始终保持谦逊好学的态度，不断汲取新知，勇攀医学高峰。此外，在与同道交往中也展现出了极高的尊重和谦让，视医者同道为良师益友，相互举荐、义让功劳之事屡见不鲜。因此，“大医之体，不皎不昧”这句话，其实是对大医的一种赞美和期许。它希望每个医务工作者都能以一种谦逊、务实、开放和包容的态度去面对医学和患者，真正成为患者心中的大医。

六、考镜源流，精勤不倦

“考镜源流，精勤不倦”，体现了中医人对于学术传承与研究的严谨态度和不懈努力。

“考镜源流”意味着在中医的学习和研究中，要追溯学术根源，理清学术发展脉络，对历代学术进行考辨，对其源头进行甄别，从而准确地理解和把握其精髓。中医经典古籍是中医理论的源泉和基石，其中蕴含着丰富的医学知识和经验，如《黄帝内经》《伤寒杂病论》《神农本草经》等，通过对古籍的整理、校勘、注释和研究，可以追溯中医理论源头，了解中医学术的发展历程、演变规律和内在逻辑。作为中医人，熟读经典只是入门的基本功，更需在实践中不断深化理解，将理论与临床相结合，不断积累经验，又不断验证和丰富理论知识，以提高诊疗水平。同时，还应广泛涉猎历代名医著作，汲取各家之长，形成自己独特的诊疗风格。

“精勤不倦”则强调了中医学者在追求医学知识和技能上的勤奋与坚持。中医是一门易学难精的学科，通常需要数年的寒窗苦读和临床经验积累，才能具备一定的医术水平。因此，中医人必须具备持之以恒的精神，不怕困难，不畏挫折，众览经典，访求名师，始终保持对医学知识的渴望和追求，在不断学习、实践、总结中，达到精益求精的境界。在现代医学快速发展的背景下，中医人既要深入挖掘和继承传统医学的宝贵经验，又要积极吸收现代科学技术的成果，通过跨学科的交流与合作，使中医学更好地与西医学结合，从而推动中医学术的创新与发展。

总的来说，“考镜源流，精勤不倦”体现了医者对传统医学知识的尊重和对医学实践的不懈追求。这种精神鼓励着一代又一代的中医学者深入研究经典，不断探索疾病本质和治疗的新方法。

七、博学能文，医文并茂

“博学能文，医文并茂”，此乃学者之风范，亦是医者之追求。确实，古代医家往往具备深厚的文化底蕴和广博的学识，他们不仅精通医术，还擅长文学、历史、哲学等多个领域，比如他们能从《周易》中领悟阴阳平衡之理，从《诗经》中汲取自然之道，从《史记》中洞悉人生百态，从《庄子》中领悟超脱之境。这样的学识背景，使得他们的医学著作不仅是技术性的指南，更是融合了文学、哲学、历史等多方面的思想精华，具有极高的学术价值和艺术价值。他们的文字，或清新脱俗，或深沉内敛，或慷慨激昂，或温婉细腻，无不透露出深厚的文化底蕴和人文关怀。这种“博学能文，医文并茂”的精神，不仅丰富了中医的内涵，也提升了中医的品位，使得中医在医学领域中独树一帜，备受尊崇。

古代医家通过文字将医学知识、人生哲理、社会伦理融为一体，如用诗词歌赋来描绘人体的生理病理变化，用寓言故事来阐述治疗原则和用药方法，充分展示了医家们深厚的文化底蕴和文学造诣，使中医著作更加生动、形象，兼具文学性和艺术性，成为既有学术价值，又有艺术魅力的作品。医圣张仲景不仅是一位医学家，更是一位文学巨匠，他所著的《伤寒杂病论》是中医临床学的经典之作，其文字之优美、逻辑之严谨，亦堪称文学佳作。张仲景在书中巧妙运用古代文学手法，将复杂的医学理论以生动形象的方式呈现，使读者在品味文学之美的同时，也能深刻领悟医学之精髓。此外，他还善于以文载道，通过文学作品传达出对医学事业的热爱与执着，以及对患者深切的同情与关怀。正是这种医文并茂的精神，使得张仲景的医学思想得以广泛传播，影响深远。

八、传承精华，守正创新

传承创新发展中医药是新时代中国特色社会主义事业的重要内容，也是中华民族伟大复兴的大事。近年来，中医西化现象严重，中药材品质问题屡有发生，这无疑给中医药的传承与发展带来了巨大挑战。我们认为，只有坚持中医原创思维，坚持“守正”，中医药才能薪火相传，生生不息。只有坚持“守正”，保持中药的道地性，不因炮制之繁而省人力，推动中药质量提升和产业高质量发展，中药材才能回归绿色，迈上无公害的正道。然而，只守正、不创新也不行。实际上，中医药的发展史就是一部创新史。从秦汉时期《黄帝内经》奠定中医理论体系，到明清时期温病学的产生；从中医典籍中焕发新生的青蒿素，到将传统中药的砷剂与西药结合治疗急性早幼粒细胞白血病。创新始终是推动中医药发展的根本动力。“传承不泥古，创新不离宗”。正确处理好守正和创新的关系，遵循中医药发展规律，发挥好中医药原创优势，才能把中医药这一祖先留给我们的宝贵财富继承好、发展好、利用好。

中医药的发展，任重而道远。传承精华，守正创新，促进中医药传承创新发展，挖掘中医药宝库中的精髓内涵，彰显其防病治病的独特优势和作用，为建设健康中国贡献力量，为实现中华民族伟大复兴的中国梦提供健康动力！

九、规矩准绳，法铸方圆

规矩与法度，构筑中医之方圆。中医之道，历经千年而不衰，其根基在于严谨的规矩与明确的法度。这不仅是对医术的精准要求，更是对医者品德的崇高期许。医者需遵循自然法则，秉持仁心仁术，以规矩为准绳，以法度为界限，方能精准施治，造福苍生。

中医的规矩，是千百年来历代医家智慧的结晶，它规定了诊断、治疗、用药等各个环节的标准和流程。医者在行医过程中，必须严格遵守这些规矩，不得有丝毫懈怠。只有这样，才能确保诊疗活动的准确性和有效性，维护患者的生命安全和健康权益。同时，中医也强调法度的重要性。法度不仅是对医术的规范，更是对医德的约束。医者需以法度为镜，时刻反省自己的言行举止是否符合医德要求。只有心怀敬畏，恪守医德，才能赢得患者的信任和尊重，成为真正的“大医”。

当今社会，中医面临着前所未有的发展机遇和挑战。我们要在传承中医精髓的基础上，不断创新和发展，推动中医学与西医学的融合发展。同时，我们也要加强中医法规建设，完善中医诊疗规范和标准，为中医药事业的繁荣发展提供有力保障。

第二节　人文关怀　维护尊严

中医强调“以人为本”，在中医诊疗过程中，医者不仅要关注患者的身体状况，更要关注其心理感受和社会需求。通过细致入微的观察和沟通，医者能够了解患者的心理状态，为他们提供心理上的支持和安慰。这种关怀不仅有助于患者建立对治疗的信心，还能增强他们的抗病能力。同时，医者还应尊重患者的隐私权，保护他们的个人信息不被泄露。在中医诊疗的每一个环节中，都要始终坚持以患者为中心，充分尊重患者的意愿和选择，让患者感受到被尊重和被关怀的温暖。这种人文关怀的精神不仅体现了中医文化的精髓，更是中医事业得以持续发展的重要保障。

一、仁心仁术，关爱关怀

“仁”作为中医药文化的核心价值之一，主要体现在两个方面，即仁心和仁术。

仁心既是中医之精神，也是中医药从业人员的伦理道德和行为规范，表现为医者尊重生命、敬畏生命、爱护生命。人的健康是身心和谐的统一体，且每一个生命都是独一无二的宝贵存在，这要求医者具备高度的同理心与责任感，时刻以患者为中心，用爱心与耐心去倾听患者的每一个诉求，给予最贴心的关怀与安慰，让患者在病痛中感受到温暖与希望，用行动诠释“医者父母心”的深刻内涵。

“仁术”一词最早见于《孟子·梁惠王上》，孟子评价齐宣王以羊易牛、不忍见其死的行为说：“无伤也，是乃仁术也”。就仁爱、无伤这一点来说，医术表现得最为明显，所以后世“仁术”专指医术，“仁”是“术”的前提，“术”是“仁”的体现。仁术是建立在丰富的实践经验和深厚的理论基础之上的，医者通过细致入微的观察与询问，全面了解患者的病情与心理状态，从而制定出最适合患者的治疗方案。在用药上，中医注重药物的配伍与用量，力求以最小的副作用达到最佳的治疗效果，体现了“仁术”的精髓。此外，中医还强调预防为主，通过调节饮食、起居、情志等方面，帮助患者增强体质，预防疾病的发生，这也是中医仁术的重要体现。在中医文化的熏陶下，无数医者秉承着仁心仁术的精神传统，在医疗领域默默奉献着自己的力量，用实际行动传承着中医文化的精髓与智慧。

二、尊重差异，兼容并蓄

在中医的发展长河中，我们见证了其对世界医学多样性的深刻理解和尊重。中医不仅是中华民族的瑰宝，更是全人类共同的财富。在漫长的历史进程中，中医不断吸收和融合来自不同民族、不同地域的医学理论和治疗方法，形成了今天我们所见的博大精深、兼容并蓄的中医体系。例如，中医在发展过程中曾深受印度医学、阿拉伯医学等外来医学的影响，这些医学体系中的许多理论和疗法，如瑜伽的呼吸控制、草药疗法的某些用药原则等，都被中医巧妙地吸纳并融入自身的体系之中，使得中医在保持自身特色的同时，也具备了更加广泛的适应性。借助跨文化的交流与融合，不仅使中医文化的内涵得以丰富，也促进了中医文化的不断创新和发展。此外，中医的这种开放包容态度，不仅体现在对医学文化的尊重与吸收上，更体现在对不同民族、不同国别人群的关怀与照顾上。中医在诊疗过程中，始终秉持着“以人为本”的理念，致力于为患者提供个性化的医疗服务。正是这种开放包容、尊重差异的精神，使得中医在漫长的历史长河中不断发展壮大，并成为了今天我们所熟知的具有全球影响力的医学体系。同时，这种精神也将继续引领中医在未来的发展中不断前行，为更多的人们带来健康和福祉。

三、保护隐私，维护尊严

患者隐私的保护和尊重是医务工作的核心内容之一，在诊疗过程中，医者需始终秉持高度的职业道德，严格遵守医疗保密原则。他们深知患者的隐私不仅关乎其个人尊严，更是建立信任、促进治疗顺利进行的重要基石。因此，医生在问诊、检查及治疗过程中，都会采取一系列措施来确保患者的隐私得到充分保护。

首先，在问诊时，医生会营造一个温馨、私密的沟通环境，让患者能够放心地表达自己的病情和感受。其次，在检查和治疗过程中，医生也会严格遵守操作规程，确保患者的隐私得到妥善保护。例如，在进行针灸、推拿等操作时，医生会提前告知患者相关注意事项，并征得患者的同意后才可进行。同时，还会采取适当的遮挡措施，避免患者的身体部位暴露在外，从而维护患者的尊严和隐私。在病历记录中，医生会严格遵守医疗保密原则，对患者的隐私信息进行加密处理，确保只有授权人员才能查看。

此外，医生还会通过教育宣传等方式，提高患者对隐私保护的认识和重视程度。他们会向患者讲解医疗保密的重要性和必要性，让患者了解自己在医疗过程中的权利和责任。同时，他们也会鼓励患者积极维护自己的隐私权益，共同营造一个安全、和谐的医疗环境。这种全面、细致的关怀和尊重，可让医者在患者心中树立良好的形象和口碑。

第三节　颐养天年　养治结合

中医强调颐养天年，秉持养治结合的智慧。颐养天年，意味着通过调整饮食习惯、合理安排作息、适度运动，以及保持内心的平和，来达到延年益寿、强健体魄的目的。而养治结合，则是指在疾病的治疗过程中，不仅要采取药物或其他治疗手段，更需注重通过调养身体，增强自身的康复能力。中医的养生之道博大精深，涵盖了饮食调养、起居作息、运动锻炼以及情绪管理等多个方面，是中华民族繁衍昌盛的重要法宝。

一、生生之道，不伤为本

“生生之道，不伤为本”，在中医看来，生命的本质在于生生不息，而保持这种生命力的关键在于避免伤害。这里的“不伤”，既指避免外界对身体的直接伤害，也指在治疗过程中避免过度干预，以免破坏身体自身的修复和平衡机制。中医的养生之道，正是基于这种“不伤为本”的原则，通过调和阴阳、扶正祛邪、平衡脏腑等方法，来维护人体的生理平衡，预防和治疗疾病。晋代医家葛洪总结了导致人早亡的 13 种伤身行为：“才所不逮，而困思之，伤也；力所不胜，而强举之，伤也；悲哀憔悴，伤也；喜乐过差，伤也；汲汲所欲，伤也；久谈言笑，伤也；寝息失时，伤也；挽弓引弩，伤也；沉醉呕吐，伤也；饱食即卧，伤也；跳走喘乏，伤也；欢呼哭泣，伤也；阴阳不交，伤也。”就是说用脑过度、体力消耗过度、情绪失控、起居无常、过喜过悲、房事无节制、酗酒呕吐、饮食不当等都会伤及身体，因此，要尽量避免这些行为。此外，“不伤为本”还体现在中医对药物和治疗方法的选择上。中医用药讲究“中病即止”，即药物达到治疗效果后即停用，避免过用伤身。同时，中医也倡导采用针灸、推拿等非药物疗法，以减少对身体的伤害和负担。

综上所述，“生生之道，不伤为本”是中医养生的核心理念之一。它提醒我们，在追求健康长寿的过程中，应始终遵循生命的自然规律，避免损伤身体的行为，尊重自我修复能力，避免过度干预和伤害。

二、趋利避害，顺势养生

凡事有利必有弊，无论是阳光雨露还是风霜雪雨，都有其两面性。阳光虽能滋养万物，但过强的紫外线也会对人体造成伤害；雨水滋润大地，但连绵不绝的阴雨也可能引发湿气过重，影响健康。因此，中医强调在养生过程中，要细心观察自然变化，顺应其规律，以趋利避害，做到冬天御寒保暖，夏天避暑降温，秋天滋阴润燥，春天宣热防风。此外，这种顺应自然、因势利导的养生智慧，还体现在饮食起居方面。例如，春季万物复苏，人体阳气上升，宜食用清淡的食物，帮助身体排毒；夏季阳气旺盛，易出汗，应多补充水分，适当吃些清凉解暑的食物；秋季干燥，宜多吃滋润的食物，以防秋燥；冬季寒冷，需进补温热食物，以增强体质，抵御严寒。在日常生活中，也要根据自身的体质和状况来调整作息。如夜卧早起，与日出同步，吸收清晨的阳气；适量运动，促进血液循环，增强免疫力；避免过度劳累，以免耗损元气。此外，保持心态平和，情绪稳定，对于身心健康同样重要。

总之，趋利避害、顺势养生是一种积极的生活态度，通过合理的饮食、起居、运动和心理调节，我们可以提高生活质量，享受健康人生。

三、体质辨识，养治结合

在中医的养生理念中，体质辨识是实施个性化养生的基础。每个人的体质都有所不同，有的偏寒，有的偏热，有的气虚，有的血虚。因此，在养生过程中，我们需要根据体质特点，制订合适的养生方案。体质辨识不仅是简单的自我判断，还需要结合中医的望、闻、问、切等诊断方法，由专业的中医师进行准确评估。通过体质辨识，我们可以了解到自己的体质类型，从而在日常饮食、起居、运动等方面做出有针对性的调整。例如，阳虚体质的人群可多吃甘温益气的食物，如葱、姜、蒜、花椒、韭菜、辣椒、胡椒等，少食生冷寒凉的食物，如黄瓜、藕、梨、西瓜等；湿热体质的人群宜饮食清淡，多吃甘寒、甘平的食物，如绿豆、空心菜、苋菜、芹菜、黄瓜、冬瓜、藕、西瓜等，少食辛温助热的食物，等等。

在养治结合方面，中医强调预防为主，治疗为辅。通过调理体质，我们可以提高身体的抵抗力，预防疾病的发生。同时，在疾病发生后，我们也需要根据体质特点，选择适合的治疗方法，以达到最佳的治疗效果。例如，对于气虚体质的人来说，他们容易感到疲乏无力，精神不振。在养生过程中，应该注重补气养血，多吃一些具有补气作用的食物，如红枣、黄芪等。同时，还需注意避免过度劳累，保持良好的作息习惯，以增强体质。

总之，体质辨识与养治结合是中医养生的重要理念。通过了解自己的体质特点，可以制定适合自己的养生方案，并在日常生活中加以实践。

第四节　疾病诊治　身心同调

大量研究表明，心理与生理健康之间存在复杂的双向关联。长期的生理疾病可造成心理异常，而长期的心理异常可通过多种途径对躯体生理功能造成实质性损害。因而，生理疾病的诊断治疗需考虑心理因素，及时开导、疏导心理异常；心理疾病的诊断治疗，也要及时考虑、干预心理疾病对躯体疾病的影响，做到身心同调同治。

一、关心关爱，身心同调

《黄帝内经》奠定“形神一体”的理论基础，提出“心者，君主之官，神明出焉”，强调心神对全身功能的统摄作用。七情作为脏腑功能的外在表达，一旦过极则反伤其脏：暴怒伤肝致气血逆乱，引发眩晕、中风；过喜伤心使心气涣散，出现心悸、健忘；忧思伤脾致运化失职，表现为纳呆、泄泻；惊恐伤肾致封藏失司，可见遗精、遗尿。现代研究证实，长期负性情绪通过激活HPA轴（下丘脑—垂体—肾上腺轴），可使血清皮质醇水平升高2～3倍，导致免疫功能紊乱，增加糖尿病、肿瘤等疾病风险。所以，诊疗中的人文关怀就显得尤为重要。例如，对过度思虑致失眠者，可采用“惊者平之”策略，通过突然的良性刺激（如拍掌配合幽默对话）打断其强迫性思维；还可配合耳穴埋豆（心、皮质下、神门）增强疗效。电针百会、印堂穴可使抑郁症患者脑内5-羟色胺（5-HT）水平升高41.2%，γ-氨基丁酸（GABA）水平降低28.7%，从而改善情绪(《中国针灸》2023年研究）。中医功法中八段锦“摇头摆尾去心火”动作通过刺激足三阴经，配合“呵”字诀发声，可使高血压患者收缩压下降8～12mmHg，其机制与激活迷走神经、降低交感神经张力相关。

二、四诊合参，详查形候

（一）望诊

得神与失神的临床辨识：得神者目光明亮、面色荣润、动作灵活，提示脏腑精气充足；失神者目暗睛迷、面色晦暗、反应迟钝，常见于重症或长期情志衰竭患者。如抑郁症患者多表现为“神呆”：眼神呆滞、表情淡漠、眉锁额皱，《辨证录》谓之“肝郁神呆”，与西医学“情感淡漠”症状高度契合。体态异常的情志映射，比如肝郁型：肩颈僵硬、胸胁部紧缩感，触诊多可及斜角肌、胸小肌紧张，对应“肝主筋”理论，因肝气郁结致经筋失于濡养。心胆气虚型：常蜷缩坐姿、双肩内收，伴易惊易恐，与《素问·灵兰秘典论》“胆者，中正之官，决断出焉”功能失调相关。痰湿蒙神型：体态肥胖、动作迟缓、面垢多眵，属“痰浊上蒙清窍”，可见于代谢综合征合并认知功能下降者。当前，也有部分医者从中西医结合角度出发，将MRI、CT、DR、彩超等纳入望诊范畴。

（二）闻诊

例如，狂躁型精神分裂症患者多言语急促、滔滔不绝，伴舌红苔黄、脉滑数，属“痰火扰神”，宜用礞石滚痰丸泻火逐痰；癔症性失音患者常突然不能发声，但咳嗽正常，多与情绪剧烈波动相关，属“气郁痰阻”，予半夏厚朴汤合针灸廉泉穴治疗，往往取效迅速。呼吸与咳嗽的情志关联，焦虑发作时可见“太息样呼吸”(频繁深叹气),中医认为与“肺主治节”功能失调有关,因肺气郁滞则宣降失常,临床可予宣肺理气法(如麻黄、杏仁、桔梗)配合呼吸训练;慢性咳嗽患者若伴情绪抑郁,需考虑“肝咳”(《素问·咳论》:“肝咳之状,咳则两胁下痛”),治以疏肝清肺,方用四逆散合泻白散。

(三)问诊

可将症状、情绪和生活史这三方面联系起来。例如,偏头痛患者记录每次发作前 72 小时内的情绪事件(如争吵、工作压力)、饮食情况、睡眠质量,可发现 80% 以上发作与肝郁化火有关,予柴胡疏肝散加减并配合耳穴压豆(肝、神门、皮质下),能显著降低发作频率。特殊问诊:女性患者:关注月经周期与情绪的关联,如经前期综合征(PMS)多属“肝郁血热”,经行前后情绪抑郁属“肝肾阴虚”,分别予丹栀逍遥散、一贯煎治疗。老年患者:询问丧偶、独居等社会支持情况,对“空巢综合征”者需从“心脾两虚”论治,同时联合家庭治疗,改善其社会参与度。

(四)切诊

弦脉:主肝郁气滞,单按弦硬为实(如甲状腺功能亢进症),沉取无力为虚(如更年期综合征);弦滑脉多见于痰气交阻(如梅核气),弦细数脉常见于心肝阴虚(如焦虑症)。现代脉搏信号采集的“怒”所对应的脉象主波峰尖锐,幅度很高,提示发怒使经脉挛急,情绪控制后逐渐缓解,反复发怒可致筋膜局部成为应力集中而呈“疲劳”状态;焦虑抑郁所对应的脉象主波峰呈渐进趋势,筋膜延展性变差;二者均可致脉管弹性逐渐降低而呈脉弦之象,面部紧绷、眉头紧锁、神色紧张、肌肉颤抖等。涩脉:主气滞血瘀,可见于长期情志抑郁致血流缓慢者,现代研究发现其血液流变学指标(全血黏度、血浆黏度)显著异常,与冠心病、脑梗死的发生风险正相关。

三、辨证论治,病症结合

(一)辨证论治

长期躯体疾病者通常存在以下情况:情志失调→肝气郁结→气机阻滞→津停为痰→血行瘀滞→久病及虚(脾肾两虚)。以冠心病为例:初期肝郁气滞致胸痹(胸闷隐痛,情绪诱发),予柴胡疏肝散;中期痰瘀互结致真心痛(刺痛固定,苔腻脉涩),予瓜蒌薤白半夏汤合血府逐瘀汤;后期心肾阳虚致厥脱（冷汗肢冷，脉微欲绝），予参附汤合生脉散。

脏腑乘侮的动态演变，肝木克脾土：如肠易激综合征腹泻型，情绪紧张即腹痛泄泻，属“痛泻”，予痛泻要方加味；心肾不交：如更年期综合征失眠，伴潮热盗汗，属“水火失济”，予黄连阿胶汤合交泰丸；土不生金：如慢性疲劳综合征，伴情绪低落、气短懒言，属“心脾两虚”，予归脾汤加味。

（二）病症结合

以常见的慢性疾病高血压为例，其发病机制复杂，涉及多系统、多环节的病理改变。从病程演变、病理机制及证候特点的多重视角进行动态把握，可形成覆盖不同疾病阶段的个性化干预策略。肝阳上亢期（1级高血压），该阶段多见于长期精神紧张、情绪波动较大的患者。中医认为，肝主疏泄，情志过极可致肝气升发太过，风阳上扰清窍，表现为头晕目眩、头痛、烦躁易怒等肝阳上亢证候。现代医学研究证实，此阶段患者交感神经张力异常增高，儿茶酚胺分泌增多，导致血管收缩、心率增快，与中医“肝用有余”理论高度吻合。此阶段治疗强调“平肝潜阳”与“情志调摄”协同，天麻钩藤饮中的天麻、钩藤、石决明等重镇潜降之品可调节中枢交感神经，降低外周血管阻力。配合情绪管理（如正念减压、认知行为疗法）调控应激反应，减少血压波动。随着病程进展，痰瘀互结期（2～3级高血压），常见于代谢紊乱人群，代谢异常（如高脂血症、胰岛素抵抗）与血流动力学改变共同作用，形成痰浊、瘀血互结的病理状态。中医认为，过食肥甘厚味或气机郁滞可致痰湿内停，久则瘀阻脉络，表现为血压持续升高、头重如裹、舌暗苔腻等痰瘀证候。此阶段治疗强调“痰瘀同治”与“生活方式调摄”协同，半夏白术天麻汤合丹参、川芎等活血通络药物，可改善脂质代谢、抑制血管平滑肌增殖。配合生活方式调整（低盐低脂饮食、有氧运动等）可协同改善脂质代谢和血流动力学。

四、筋骨同治，正骨柔筋

经筋理论与人体肌肉骨骼的解剖学有一定关联。中医非常重视“骨错缝、筋出槽”对人体的生理病理影响，早在《素问·生气通天论》就提出“是故谨和五味，骨正筋柔，气血以流，腠理以密，如是则骨气以精”的筋骨同治思想。治疗上常采用针灸、推拿、针刀等疗法达到筋骨同治目的。如足厥阴肝经之经筋“上循阴股，结于阴器，络诸筋”，其分支沿胁肋上行至咽喉。临床发现，胸小肌紧张（肝经筋胸胁段）可压迫肋间神经，引发乳房胀痛、情绪抑郁，通过推拿松解胸小肌起点（锁骨内侧 1/3），配合太冲穴针刺，可使乳腺增生患者疼痛评分降低 42%，焦虑量表得分下降 27%。又如，足太阳经筋起于足小趾，结于足跟，上夹脊，其“项筋”（枕下肌群）通过寰枕关节连接颅脑。当项筋劳损（如长期低头）时，可通过筋膜链传导至颅内硬脑膜，引发紧张性头痛、失眠，予针刀松解头后小直肌、头下斜肌，配合葛根汤加减，治疗 1 周后睡眠效率指数提升 38%。

用捏脊法沿膀胱经循行提捏皮肤，适用于儿童多动症，配合艾灸身柱穴，可使注意力缺陷多动障碍（ADHD）患儿的 Conners 量表评分降低 28%。又如寰枢关节错位，常见于长期焦虑者，表现为转头时弹响、头晕，触诊寰椎横突不对称，采用“仰头摇正法”复位，可解除对椎动脉及 C_1～C_2 脊神经的刺激，即时改善脑血流速度（TCD 检测显示椎动脉血流量增加 29%）。骨盆旋移可通过脊神经后支影响交感神经链，导致“盆腔—脑轴”功能紊乱。如产后骨盆前倾患者常伴抑郁，采用“骨盆矫正带 + 髂骨旋转复位手法”，配合耳穴贴压（内分泌、盆腔），8 周后抑郁量表得分下降 51%，其机制可能与调节盆底肌张力、促进 5-HT 合成有关。

第五节　食饮情志　康养调摄

中医康养调摄以“治未病”为核心理念，强调通过饮食、情志、运动、生活方式等多维度协同作用，实现“正气存内，邪不可干”的健康状态。《素问·四气调神大论》云：“夫病已成而后药之，乱已成而后治之，譬犹渴而穿井，斗而铸锥，不亦晚乎！”本节从情志、饮食、茶酒、运动、日常姿势、外治手法六大板块展开，系统阐释中医康复调摄的理论与实践，旨在为慢性病康复、亚健康调理提供全面指导。

一、心平气和，情志调摄

中医认为，喜、怒、忧、思、悲、恐、惊七情过极可直接损伤脏腑，怒伤肝、喜伤心、思伤脾、悲伤肺、恐伤肾。现代研究表明，长期焦虑可致交感神经兴奋，诱发高血压；抑郁状态下免疫功能下降，增加慢性病风险。情志调摄需遵循“以情胜情”“顺应自然”原则，通过情志疏导恢复气机平衡。一是以情胜情法：适用于情志过极之证。如治思虑过度伤脾者，采用“怒胜思”胜情法，以诱发其怒，如《儒门事亲》载张子和以激怒疗法治愈久思成疾的患者；治悲忧伤肺者，采用“喜胜悲”胜情法，可逗其喜乐。二是心理暗示疗法：如通过语言引导，缓解患者焦虑。《灵枢·师传》云：“告之以其败，语之以其善，导之以其所便，开之以其所苦”。三是艺术疗法与自然疗法：如练习书法可舒缓肝郁、宁心安神，清代医家叶天士曾以“习字解忧”治愈肝郁患者；春季踏青疏肝，夏季赏荷静心，秋季登高润肺，冬季围炉聚谈防抑郁等自然疗法。四是五行音乐疗法：角调（属木，对应肝），选《胡笳十八拍》《春之声圆舞曲》，疏肝解郁，适合易怒或抑郁者；徵调（属火，对应心），选《紫竹调》《喜洋洋》，养心安神，用于心悸、失眠；宫调（属土，对应脾），选《十面埋伏》《高山流水》（宫调版），健脾和中，改善思虑过度，等等。

二、营养均衡，饮食调养

《黄帝内经》强调“谷肉果菜，食养尽之”，需均衡摄取各类食材。如粳米补脾和胃，小米益肾除热，薏米健脾祛湿，可根据体质搭配。阳虚者以小米粥加生姜温养，痰湿者用薏米赤小豆粥祛湿。以下为常见体质辨别的饮食策略，阳虚体质：特征为畏寒肢冷、便溏，宜食羊肉、韭菜、核桃等温中食材，忌生冷瓜果。推荐“当归生姜羊肉汤”：当归 15g、生姜 15g、羊肉 500g，煮至肉烂，每周 2 次，温阳补血。阴虚体质：表现为口燥咽干、失眠，宜食百合、银耳、桑椹滋阴，忌辛辣烧烤。推荐“百合莲子粥”：百合 20g、莲子 15g、粳米 100g，清心润肺，适合秋季燥咳。痰湿体质：体态肥胖、舌苔厚腻，宜食茯苓、荷叶、冬瓜祛湿，控制肥甘厚味。推荐“茯苓山药粥”：茯苓 30g、山药 50g、粳米 100g，健脾渗湿，可加少量陈皮增强理气功效。

在不同的季节饮食也大不相同。春养肝：多食芽类（豆芽、香椿），顺应肝气升发。“凉拌蒲公英”可清肝泻火，但脾胃虚寒者需焯水后食用。夏养心：宜吃瓜类（西瓜、黄瓜、冬瓜）清热解暑，辅以酸收（乌梅、山楂）防汗多耗气。"山楂荷叶茶":山楂 10g、荷叶 5g,煮水代茶,降心火、消脂。秋润肺:多食果类(梨、枇杷、石榴)润燥,忌辛辣伤阴。"川贝蒸梨":梨去核加川贝粉 3g,蒸 20 分钟,治秋燥咳嗽。冬补肾:宜食根茎类(山药、萝卜、红薯)及黑色食材(黑豆、黑芝麻)。"黑豆核桃粥":黑豆 50g、核桃 30g、粳米 100g,补肾固精,适合冬季乏力者。当然也不是所有的人都可以吃,比如感冒发热忌温补(如人参、羊肉),以免闭门留寇;痛风患者忌高嘌呤饮食(动物内脏、海鲜),宜多食碱性蔬菜(西蓝花、芹菜)。许多人盲目"以形补形"可能适得其反,如肾功能不全者过量食腰花(高尿酸)加重负担;阿胶虽补,湿热体质者服用易助湿生热。通常我们提倡"细嚼慢咽"以助脾胃运化,《医说》中指出:"食不欲急,急则损脾,法当熟嚼令细。"早餐宜丰(如鸡蛋、杂粮粥),晚餐宜简(如蔬菜沙拉、小米粥),避免夜间积食。

三、茶禅一味,药酒调养

一是茶疗。从饮品到药膳的升华,面对不同体质,需要的茶饮也不一样。绿茶(未发酵)性寒,含茶多酚丰富,适合热性体质(口干、便秘),春季饮用可清肝明目,但脾胃虚寒者宜少饮或温饮;红茶(全发酵)性温,含茶红素、茶黄素,冬季饮用可温中和胃,搭配生姜、红枣制成"姜枣红茶",缓解胃寒腹痛;乌龙茶(半发酵)性平,介于红、绿茶之间,适合痰湿体质,其芳香物质可醒脾化湿,饭后饮用助消食。也可在茶的基础上进一步提升效果,比如肝郁气滞药茶方:玫瑰花 5g、陈皮 3g、薄荷 2g,沸水冲泡,疏肝理气,可改善乳房胀痛、情绪抑郁;气阴两虚药茶方:黄芪 10g、麦冬 10g、五味子 5g,代茶频饮,缓解气短、口干,适合夏季汗多者;风热感冒初起选用金银花 10g、连翘 10g、桔梗 5g,煮水代茶,清热解毒,咽痛明显者可加牛蒡子 3g。

二是酒疗。药酒可以补肾壮骨,如杜仲 15g、桑寄生 15g、牛膝 10g,用 50 度黄酒 500ml 浸泡 2 周,每日饮 10ml,适用于腰膝酸软、关节冷痛等阳虚体质患者;也可活血化瘀,如红花 10g、桃仁 10g、川芎 10g,白酒浸泡,外用擦拭(忌破损皮肤),可缓解跌打损伤肿痛。注意:饮酒可加重肝损伤、升高血压,禁用于口苦、舌苔黄腻等湿热体质,以及肝病、高血压患者;药酒因含乙醇,不宜与头孢类抗生素、降压药同用,可能引发双硫仑反应或增强药物毒性。

四、适当运动，动静结合

可习练我国传统功法。①太极拳。动作特点以“挪、捋、挤、按”为主，强调“用意不用力”，通过缓慢柔和的运动疏通经络。研究显示，太极拳可改善帕金森病患者的平衡能力，降低老年跌倒风险。②八段锦。如“两手托天理三焦”：自然站立，双手掌心向上，翻掌托举，可缓解肩颈僵硬，调节气机升降，适合久坐办公者。“摇头摆尾去心火”：马步下蹲，身体前倾，头向左摇，臀部向右摆，再反向，可降心火、固肾腰，对失眠、口疮有辅助疗效。③五禽戏。如虎戏（肝）：模仿虎的威猛，马步半蹲，双手如勾，目视前方，可提振肝气，改善乏力、情绪低落。猿戏（心）：轻盈跳跃，灵活敏捷，配合提踵、勾手动作，养心健脑，提升反应力，适合儿童及脑力劳动者。

运动调摄，因人而异。阳虚体质宜动功（如太极拳“野马分鬃”）配合日光浴，上午 9～11 点晒背 30 分钟，借助阳气补先天之本。阴虚体质侧重静功（如站桩“抱球式”），掌心相对，虚腋含胸，意念集中于丹田，每日 2 次，每次 20 分钟，可降虚火、养肾阴。高血压患者可选太极拳“云手”动作，通过腰部旋转调节气血，避免剧烈体位变化（如快速下蹲）；慢性阻塞性肺疾病患者可练习八段锦“调理脾胃须单举”，配合缩唇呼吸（鼻吸口呼，呼时口唇缩如吹笛），增强肺功能。

安全为上，注意宜忌。①忌“汗出当风”：运动后毛孔开张，立即吹风易致风寒湿邪入侵，诱发感冒或关节痛。②老人“三不宜”：不宜晨起空腹剧烈运动，易引发低血糖；不宜屏气发力，如快速起蹲，可能诱发心脑血管意外；不宜攀比动作幅度，避免关节过度磨损、肌肉拉伤。③宜循序渐进：每周 3～5 次，每次 30～60 分钟，循序渐进；初练者可从每个功法 5 分钟开始，逐步增加时长。

五、行坐卧立，姿势相宜

行——步从容，防跌仆。正确步态：抬头挺胸，目视前方，脚跟先着地，过渡到脚掌，步幅约“脚长 ×1.5”。老年人可拄拐杖，高度为手腕横纹至地面，穿防滑鞋，防跌倒。

坐——坐如钟，护脊柱。标准坐姿：臀部坐满椅面，腰背贴靠椅背，膝关节屈曲 90°，双足平放地面。久坐者可使用“腰椎支撑枕”，厚度 5～8cm，每小时做“扩胸运动”10次，缓解胸椎僵硬。办公族护腰法：将电脑屏幕抬高至平视，键盘位置略低于肘部，可在座椅下方垫脚凳，保持髋关节高于膝关节，以减少腰椎压力。

卧——卧如弓，安五脏。最佳睡姿：右侧卧位，微屈双腿，左手放左髋部，右手屈肘放枕旁，可减少心脏压迫，助脾胃运化。孕妇中晚期宜左侧卧，以改善子宫供血。枕头选择：仰卧高度以“一拳竖立”为宜，约10～15cm，颈椎生理曲度变直者可用中间低、两端高的“颈椎牵引枕”，腰部或腘窝处垫一个5～10cm薄枕；侧卧时枕头选择高度以“两拳竖立”为宜，以保持颈椎中立，同时可在双膝间夹枕头，保持脊柱中立。

立——立如松，强根基。可采用“混元桩”站桩功法：双脚与肩同宽，脚尖微内扣，膝微屈，臀微收，百会穴上顶，掌心向里如抱球，意守丹田，每日10分钟，可增强下肢力量，改善“肝郁气滞型”胸闷。教师等久立工作者可穿“减压鞋垫”以支撑足弓，每隔30分钟做脚跟抬起、放下的“提踵运动”10～20次，促进下肢血液循环，预防静脉曲张。

另外，同一种姿势都不建议保持太长时间。《黄帝内经》中有五劳所伤：“久视伤血，久卧伤气，久坐伤肉，久立伤骨，久行伤筋”。久视伤血，是指长时间用眼过度会耗伤气血，导致眼睛疲劳、视力下降等，尤其当前平板、手机等电子产品对视力影响很大；久卧伤气，过度卧床会使气机不畅，影响气的运行，出现精神不振、气短等；久坐伤肉，长时间坐着不动会使肌肉失去活力，影响脾的运化功能；久立伤骨，久站会对骨骼产生不良影响，可能导致腰膝酸软等；久行伤筋，过度行走会损伤筋腱。

六、手法器械，综合康养

推拿按摩、针刺艾灸、现代器械等综合运用，协同增效。譬如按揉太冲穴1～2分钟，配合推擦胁肋部每侧30～50次，以疏肝解郁，缓解胸胁胀痛；便秘者，餐后1小时进行顺时针为主间或逆时针绕脐摩动腹部5～10分钟，力度渗透至腹腔，加以点按中脘、天枢等穴位，健脾和胃以促进消化、排便；艾灸关元、命门补命门之火，配合TDP（特定电磁波治疗仪）照射腰膝部以温经通络止痛；针刺丰隆、阴陵泉，健脾祛湿，配合电针增强化痰通络疗效；大椎穴刺络拔罐，出血约2～3ml，以泄热解表，疗风热感冒；运动后肌肉酸痛可在24小时后热敷或按摩，急性拉伤（48小时内）宜冷敷止血而忌按摩温通。

中医饮食情志与康复调摄的六大维度，本质是通过“调情志以安其神，适饮食以养其气，和茶酒以畅其血，动形体以活其络，正姿态以固其本，施手法以通其滞”。临床实践中需遵循因时、因地、因人的“三因制宜”，如北方冬季寒冷，阳虚者可强化艾灸与酒疗；南方潮湿多雨，痰湿体质需侧重饮食祛湿与运动发汗。

中篇　明药篇

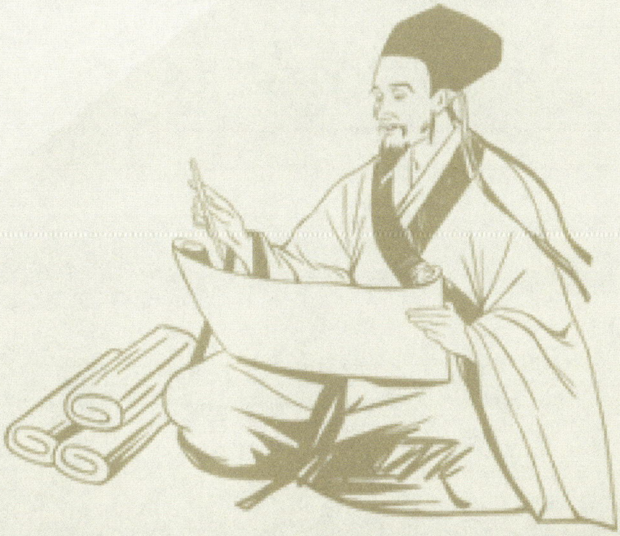

第一章
认识本草

第一节　中药与中药学

一、中药

凡是以中医药理论指导采集、炮制、制剂，说明作用机制，指导临床应用的药物，统称为中药。简而言之，中药就是指在中医药理论指导下，用于预防、治疗、诊断疾病并具有康复与保健作用的物质。中药主要来源于天然的植物、动物、矿物及其加工品，其中以植物药居多，自古相沿将中药称作“本草”。

中药主要源于天然产物，但天然产物并不一定都是中药。后世一般将主流本草书籍尚未记载，多为民间医生所习用，且加工炮制欠规范的药物称为“草药”。历代所称的草药，也有动物药和矿物药，而非专指草本类药物。“中草药”则是中药和草药的混称。

中药主要包括中药材、中药饮片和中成药。

中药材是指在中医药理论指导下，所采集的植物、动物、矿物经产地加工后形成的原料药材，可供制成中药饮片、提取物及中成药。

中药饮片是指中药材经过炮制后可直接用于中医临床或制剂生产使用的处方药品。

中成药是指在中医药理论指导下，以中药饮片为原料，经过药学、药效、毒理与临床研究，获得国家药品主管部门的批准，按规定的处方、生产工艺和质量标准，加工制成一定的剂型，标明其成分、性状、功能主治、规格、用法用量、注意事项、不良反应、贮藏等内容，符合国家药品管理法规定的中药成方制剂或单味制剂。

所谓“民族药”，是指我国少数民族地区所习用的药物，其药源与中药基本相同，它是在吸收中医药学及国外医药学相关理论和经验的基础上，又在实践中逐步发展形成具有本民族医药学特色和较强地域性的药物，如藏药、蒙药、维药、傣药、苗药、彝药等，广而言之，民族药与中药同样都是中国传统医药的重要组成部分。

二、中药学

中药学是研究中药基本理论和常用中药的来源、产地、采集、炮制、性能、功效、临床应用规律等知识的一门学科。自古以来，人们习惯将中药称为本草，自然也就将记载中药的典籍称为本草学，它是中医药学宝库中的重要组成部分。

第二节　中药产地、命名、炮制

一、中药产地

天然药材分布于不同地域，中国各地自然地理环境差别很大，为动物、植物的生长创造了不同的地理环境。历代医药学家在长期使用中，认识到不同产地中药材其质量优劣不一样，由此逐渐形成了“道地药材”的概念。所谓道地药材，具有历史悠久、特定产地两大标志，一般还有品种优良、产量宏丰、炮制考究、疗效突出的特点。“道”本为中国古代的行政区划单位。中国传统的道地药材按资源分布区域，主要分为川药、广药、云药、贵药、怀药、浙药、关药、北药、江南药、西药、藏药等类。

二、中药命名

中药来源广泛，品种繁多，其命名方法大多都与医疗实践有关系。

1. 因药物突出的功效而命名　如益母草功善活血调经，主治妇女血滞经闭、痛经、月经不调、产后瘀阻腹痛等，为妇科经产要药；防风功能祛风息风，防范风邪，主治风病；续断功善行血脉，续筋骨，疗外伤，主治筋伤骨折，为伤科要药；覆盆子能补肾助阳，固精缩尿，善治肾虚遗尿尿频、遗精滑精；

决明子功善清肝明目，主治眼科疾病，为明目佳品。

2. 因药用部位而命名 植物药中麻黄根、葛根药用其根；芦根、白茅根用根茎入药，苦楝根皮、桑根白皮以根皮入药；菊花、旋覆花、款冬花、芫花等以花入药；桑叶、大青叶、苏叶等用叶片入药；紫苏梗、藿香梗、荷梗等以植物的茎入药；桑枝、桂枝等以植物的嫩枝入药；牛蒡子、紫苏子、莱菔子、枳实、榧子等以果实、种子入药。动物药如龟甲、鳖甲、刺猬皮、水牛角、羚羊角、熊胆粉、海狗肾、全蝎等则分别是以入药部分甲壳、皮部、角、胆、外生殖器、虫体等不同组织器官来命名的。

3. 因产地而命名 我国各种药材的生产都有一定的地域性，历来医家非常重视“道地药材”。如黄连、黄柏、续断等以四川产者为佳，故称川黄连、川黄柏、川续断；橘皮以广东新会产者为佳，故称新会皮、广陈皮；茯苓以云南产的最好，故名云苓；砂仁以广东阳春产的质量好，又名阳春砂；地黄以河南怀庆府所产者最佳，故称怀地黄；人参主产于东北三省，尤以吉林抚松产者为佳，故名吉林参；泽泻以福建产者为佳，故名建泽泻。以上都是因该地所产的药材质量好、疗效高，因而常在药物名称之前冠以产地之名。

4. 因形态而命名 中药的原植物和生药有其独特性故得名。如大腹皮，即以形似大腹而命名；乌头，因其块根形似乌鸦之头而命名；人参乃状如人形，功参天地，故名；罂粟壳、金樱子都是因其形状似罂（口小腹大的瓶子）而得名；牛膝的茎节膨大，似牛的膝关节，故名牛膝；马兜铃则因其似马脖子下挂的小铃铛一样而得名；金毛狗脊，其根形似狗的脊梁，毛如狗毛，故得其名。

5. 因气味而命名 因某些中药特殊的气味而得名。如麝香，因香气远射而得名；丁香、小茴香、安息香、檀香等香料药，因具有特殊的香气，故以“香”字命名；而败酱草、臭梧桐、墓头回等，则因具有特殊臭气而得名；鱼腥草，以其具有浓烈的鱼腥气味而命名。

6. 因滋味而命名 因某些中药特殊的滋味而得名。如五味子，因皮肉甘酸，核中辛苦，全果皆有咸味，五味俱全而得名；甘草以其味甘而得名；细辛以味辛而得名；苦参以其味苦而得名；酸枣仁以其味酸而得名。

7. 因颜色而命名 如色黄的中药有黄芩、黄连、黄柏、黄芪、大黄等；色黑的中药有乌玄参、黑丑、墨旱莲等；色白的中药有白芷、白果、白矾、葱白、薤白等；色紫的中药有紫草、紫参、紫花地丁等；色红的中药有红花、红枣、红豆蔻、丹参、朱砂、赤芍等；色青的中药有青黛、青皮、青蒿等；色绿的中药有绿萼梅、绿豆等。金银花以花蕾入药，花初开时洁白如银，数天后变为金黄，黄白相映，鲜嫩悦目，故名金银花，其中以色白的花蕾入药为好，故简称银花。

8. 因生长季节而命名 如半夏在夏季的一半（农历五月间）采摘，故名半夏；夏枯草、夏天无等都是生长到夏至后枯萎，故冠以夏字；冬虫夏草是指冬虫夏草菌寄生在蝙蝠蛾科昆虫幼虫的菌核，因夏天在越冬蛰土的虫体上生出子座形的草菌而得名。

9. 因进口国名或译音而命名 某些进口药材是以进口国家或地区的名称来命名的。如安息香、苏合香就是以古代安息国、苏合国的国名来命名的。有的在药名上冠以“番”“胡”“西”等字样，最初并不是国产的药物，如番泻叶、番木鳖、胡椒、胡麻仁、西红花、西洋参等。有些外来药，由于没有适当的药名，则以译音为名，如诃黎勒、曼陀罗等。

10. 因避讳而命名 避帝王的名讳而改换名称。原名玄胡索，简称玄胡，后因避宋始祖赵玄朗之讳，改玄为延，称延胡索、延胡，至清代避康熙（玄烨）讳，又改玄为元，故又称元胡索、元胡。玄参一药，因避清代康熙（玄烨）讳，改“玄”作“元”而得元参之名。山药原名薯蓣，至唐代因避代宗（名豫）讳改为“薯药”，至宋代又为了避英宗（名曙）讳而改为山药。

11. 因人名而命名 有些中药以发现者或最初使用者的名字作药名。如使君子，相传是潘州郭使君治疗儿科病的常用药；刘寄奴是南朝宋武帝刘裕的小名，传说这个药是刘裕带兵打仗时发现的；杜仲一药，相传是古代有一位叫杜仲的人，因服食此药而得道，后人遂以杜仲而命名；牵牛子，传说是由田野老人牵牛谢医而得名；何首乌一药，据说是古代一姓何的老人，因采食此药，百岁仍须发乌黑发亮，故名何首乌。其他如徐长卿等，皆与传说有关。

12. 因秉性而命名 如肉苁蓉，为肉质类植物，补而不峻，药性从容和缓，故名肉苁蓉；急性子因秉性急猛异常而得名；王不留行性走而不守，其通经下乳之功甚速，虽有帝王之命也不能留其行，故名王不留行；沉香以体重性沉降，入水沉于底者为佳。其他如浮小麦浮于水上者、磁石有磁性、滑石性滑腻、阿胶呈胶状等，均与秉性有关。

三、中药炮制

中药的炮制，是指中药在应用或制成各种剂型前，需要进行必要的加工处理，是一门传统制药技术，包括了多种炮制方法。中药炮制的目的：可以纯净药材，保证质量，分拣药物，区分等级；切制饮片，便于调剂制剂，也利于有效成分的煎出；干燥药材，利于贮藏；矫味、矫臭，便于服用；降低毒副作用，保证安全用药；增强药物功能，提高临床疗效；改变药物性能，扩大应用范围；引药入经，便于临床定向选择用药。

炮制方法一般可以分为以下五类。

1. 修治 包括纯净、粉碎、切制药材三道工序，为进一步的加工贮存、调剂、制剂和临床用药做好准备。

2. 水制 用水或其他液体辅料处理药材的方法称为水制法。其目的主要是清洁药物、除去杂质、软化药物、便于切制、降低毒性及调整药性等。常见的水制方法有漂洗、浸泡、闷润、喷洒、水飞等。

3. 火制 火制是将药物经火加热处理的方法。根据加热的温度、时间和方法的不同，可分为炒、炙、煅、煨等。

4. 水火共制 这类炮制方法既要用水又要用火，有些药物还必须加入其他辅料进行炮制，包括煮、蒸、炖、烊、淬等方法。

5. 其他制法 如制霜、发酵、发芽、精制、药拌等。

第三节　中药性能

药物之所以能够针对病情，发挥作用，是由于药物本身具有若干特性和作用，前人将之称为药物的偏性，以药物的偏性来纠正疾病所表现出来的阴阳气血偏盛偏衰。其基本内容包括四气五味、升降浮沉、归经、有毒无毒等。

一、四气

四气，就是寒热温凉四种不同的药性，又称四性。寒凉与温热是相对立的两种药性，“凉次于寒”“温次于热”。

药性的寒热温凉是由药物作用于人体所产生的不同反应和所获得的不同疗效而总结出来的，它反映了药物对人体寒热阴阳的作用倾向。与所治疗疾病的寒热性质是相对而言的。能够减轻或消除热证的药物，一般属于寒性或凉性；反之，能够减轻或消除寒证的药物，一般属于温性或热性。如病人表现为高热烦渴、面红目赤、咽喉肿痛、脉洪数，这属于阳热证，用石膏、知母、栀子等药物治疗后，上述症状得以缓解或消除，说明它们的药性是寒凉的；反之，如病人表现为四肢厥冷、面色㿠白、脘腹冷痛、脉微欲绝，这属于阴寒证，用附子、肉桂、干姜等药物治疗后，上述症状得以缓解或消除，说明它们的药性是温热的。

二、五味

所谓五味，是指药物有酸、苦、甘、辛、咸不同的药味，因而具有不同的治疗作用。有些药物还具有淡味或涩味，但由于酸、苦、甘、辛、咸是其最基本的五种药味，所以仍然称为五味。

辛："能散能行"，即具有发散、行气、行血的作用。一般来讲，解表、祛风湿药，行气、活血药多具有辛味。因此，辛味药多用治表证、风湿痹证及气滞、血瘀之证。如紫苏叶发散风寒、徐长卿祛风除湿、木香行气止痛、川芎活血化瘀等。

甘："能补能和能缓"，即具有补益、和中、调和药性和缓急止痛的作用。甘味药多用治正气虚弱、食积不化、脘腹挛急疼痛及调和药性、中毒解救等几个方面。如人参大补元气、熟地黄滋补精血、神曲消食和胃、饴糖缓急止痛、甘草调和药性并解药食中毒等。

酸："能收能涩"，即具有收敛、固涩的作用。酸味药多用治自汗盗汗、肺虚久咳、久泻久痢、遗精滑精、遗尿尿频、崩带不止等滑脱不禁的病证。如五味子固表止汗、乌梅敛肺止咳、五倍子涩肠止泻、山茱萸涩精止遗、金樱子固精缩尿止带等。此外，部分酸味药具有生津的作用，也可用治津亏口渴，如乌梅、酸枣仁等。

苦："能泄、能燥、能坚"，即具有清泄火热、泄降气逆、通泄大便、燥湿、坚阴（泻火存阴）等作用。苦味药多用治火热证、喘咳、呕恶、便秘、湿证、阴虚火旺等。如黄芩、栀子清热泻火，苦杏仁、葶苈子降气平喘，半夏、陈皮降逆止呕，大黄、芒硝泻热通便，龙胆草、黄连清热燥湿，苍术、厚朴苦温燥湿，知母、黄柏泻火存阴等。

咸："能下、能软"，即具有泻下通便、软坚散结的作用。泻下通便及软化坚硬、消散结块的药物多具有咸味。如芒硝泻热通便，海藻、牡蛎消散瘿瘤，鳖甲软坚消癥等。不少咸味药如紫河车、海狗肾、蛤蚧、龟甲、鳖甲等都具有良好的补肾作用。

淡："能渗、能利"，即具有利水渗湿的作用，故有些利水渗湿的药物具有淡味。淡味药多用治水肿、脚气浮肿、小便不利等。如薏苡仁、通草、灯心草、茯苓、猪苓、泽泻等。

涩：与酸味药的作用相似，具有收敛、固涩的作用。涩味药多用治自汗盗汗、久泻久痢、遗尿尿频、遗精滑精、崩带不止等滑脱不禁的病证。如莲子固精止带，赤石脂、禹余粮涩肠止泻，海螵蛸收敛止血等。

三、升降浮沉

升降浮沉是表示药物对人体作用的不同趋向性。

升，即上升提举，趋向于上；降，即下达降逆，趋向于下；浮，即向外发散，趋向于外；沉，即向内收敛，趋向于内。

升降浮沉也就是指药物对机体有向上、向下、向外、向内四种不同作用趋向。它是与疾病所表现的趋向性相对而言的。按阴阳属性区分，则升浮属阳，沉降属阴。

由于疾病在病势上常常表现出向上（如呕吐、呃逆、喘息）、向下（如脱肛、遗尿、崩漏）、向外（如自汗、盗汗）、向内（表证未解而入里），在病位上则有在表（如外感表证）、在里（如里实便秘）、在上（如目赤肿痛）、在下（如腹水、尿闭）等的不同，因而能够针对病情，改善或消除这些病证的药物，相对来说也就分别具有升降浮沉的作用趋向了。

四、归经

归经是指药物对于机体某部分的选择性作用，即某药对某些脏腑经络有特殊的亲和作用，因而对这些部位的病变起着主要或特殊的治疗作用，药物的归经不同，其治疗作用也不同。归经理论表示药物作用部位。归是作用的归属，经是脏腑经络的概称。归经说明了药效所在的定位概念，是指导临床用药的药性理论基本内容之一。

五、毒性

历代本草书籍中，常在每一味中药的性味之下，标明其“有毒”“无毒”。“有毒无毒”是中药性能的重要标志，也是掌握药性必须注意的问题。

第四节 中药分类

中药品种繁多，来源复杂，为了便于检索、研究和运用中药，采用了多种分类法。

1. 功效分类法 根据中药材功效分为：解表药、清热药、泻下药、祛风湿药、化湿药、利水渗湿药、温里药、理气药、消食药、驱虫药、止血药、活血化瘀药、化痰止咳平喘药、安神药、平肝息风药、开窍药、补益药、收涩药、涌吐药、解毒杀虫燥湿止痒药、拔毒化腐生肌药。把功效相似的中药归于一处，便于掌握类似药物的共性和个性，更好地指导临床应用。

2. 药用部分分类法 根据中药材入药部分分为：根与根茎类、茎木类、皮类、叶类、花类、果实与种子类、全草类及树脂类、菌藻类、动物类、矿物类、其他等类。这种分类法便于掌握药材的形态特征，有利于同类药物的比较，便于药材经营管理。

3. 自然科学分类法 根据生药的原植物或原动物在自然界中的位置，采用分类学的门、纲、目、科、属、种分类方法。这种方法便于研究药材的品种来源、进化顺序和亲缘关系，有利于中药材的分类鉴定和资源研究，有助于在同科属中研究和寻找具有类似化学成分的新药。

4. 中药名称首字笔画排列法 如《中华人民共和国药典·一部》(2020年版)、《中药大辞典》等即采用此种分类法。其优点是将中药归入笔画索引表中，便于查阅。

第二章
本草鉴别

第一节　真伪优劣

“用药如用兵，诚不可以不慎也”。本草，便是医生手中的武器，其真伪优劣直接关系到临床疗效、疾病转归。因此，从古至今，无论是民间修订的本草书籍，还是官修本草，均强调辨真伪、识优劣，部分本草专著还配有大量精美的药图，用图文对照的方式来辅助辨识，由此可见民间和官方对此事的重视。

中药的真、伪、优、劣，是指中药品种的真假和质量的好坏。“真”，即正品，凡是国家药品标准所收载的中药均为正品；“伪”，即伪品，凡是不符合国家药品标准规定的品种，以及以非药品冒充或以他种药品冒充正品的均为伪品。“优”，即质量优良，是指符合或高于国家药品标准规定的各项指标的中药；“劣”，即劣药，是指虽品种正确，但质量不符合国家药品标准规定的中药。

在古代，鉴别中药的真伪优劣是一项极富挑战的工作，由于缺乏现代检测手段提供的客观依据，这项工作严重依赖于医家、药工积累的主观经验，因此即便是名医大家也存在辨识错误的情况。在备受推崇的《本草纲目》中，后世学者也发现了书中存在部分中药的品种识别错误的情况。在现代社会，基于中药的理化性质、生物特性可以较为客观地辨识中药的真假与好坏。

一、药材真伪

客观而言，对中药正品伪品的认识是存在时代差异的。当代关于中药正品的规定悉以《中华人民共和国药典》（以下称《中国药典》）为准，自1953年第一版《中国药典》颁行至今，累经更新修订，其间对部分中药正品的品种曾做出调整。尽管大部分中药正品的品种是稳定的，没有调整的，但这足以说明对中药正品伪品的认识是随着人们认识水平的变化而变化的。

历代均不乏中药掺伪的现象，造成这一现象的主要原因是药商对利润的追逐，如以相对价廉的其他品种药材充作正品药材，或在正品药材中部分掺入伪品。这在药品价格飞涨时期尤为突出。南北朝时期的医药学家陶弘景便曾记载干地黄“大贵时乃取牛膝、葳蕤作之，人不能别”。另外，一些名称相近、外形相似或基原相近的品种之间因认识不足产生混乱，如关木通为马兜铃科植物，而木通为木通科植物，曾发生过混用关木通为木通而引起严重肾脏损害的报道。

二、药材优劣

除辨识中药正品伪品之外，辨识正品中药的优劣同样是保证临床疗效不可或缺的一环。若品种虽然正确而药品质量达不到药用要求，同样是不能入药。

《神农本草经》即提出“阴干曝干、采造时月，生熟土地所出，真伪陈新，并各有法”，可谓是最早的关于中药质量控制的记载。据此总结出常见的影响中药质量的因素如下：

1. 产地 古人用“橘生淮南则为橘，生于淮北则为枳”来表达产地对植物生长的影响。同一品种的药材，因土壤、气候等差异，收获的质量不尽相同，于是便有了后世“道地药材”的概念以示对优质药材的重视。如四川出产之黄连、贝母，浙药中最有名的“浙八味”等。

2. 采收加工 中药作物在不同生长阶段的有效成分种类或含量是存在差异的，加上不同的加工处理方法，使得同种药材有效成分的种类或含量不同。民间有俗语，“三月茵陈四月蒿，五月六月当柴烧”，即是强调了采收时节的重要性，茵陈于春季幼苗时采收称“绵茵陈”，秋季花蕾长成时采收称“茵陈蒿”。此外，不同加工方式对中药有效成分的影响同样不容忽视。如附子为毛茛科植物乌头的子根加工品，有治疗亡阳虚脱、强心的功效，但因其含多种乌头碱化合物，同时也具有较强的心脏毒性，通过炮制工艺能显著降低毒性成分双酯型生物碱的含量，从而实现“去毒存性”，即有效去除毒性成分并保留有效成分。

3. 贮藏与运输 中药在贮藏与运输过程中保存不当会出现走油、虫蛀、变色、霉变、气味散失、风化、潮解、粘连融化、腐烂等多种变质类型。贮藏时间过久也会导致药材发生变质，甚至完全失去疗效。诚然，当下中药饮片的保质期还没有得到明确、规范的标注，但国家药品监督管理局已要求中药饮片生产企业自主研究确定中药饮片的保质期，并于 2025 年 8 月 1 日起正式施行中药饮片保质期的标注，这无疑为中药原料的规范和临床用药安全提供了有力的保障。

此外，中药在栽培过程中受农药、除草剂、化肥、土壤及水体的重金属污染等因素影响，造成中药材中重金属及有害元素残留偏高，影响了药材的安全性和有效性，业已成为影响中药材质量的重要原因。

第二节　中药标准

中药学经秦汉、两晋、南北朝的发展，至隋唐时已蔚为大观。唐高宗李治诏令撰写了《新修本草》，为世界历史上第一部官修本草。此后宋、明皆有官修本草作为当世的中药官方标准。自中华人民共和国成立以来，我国先后组织多次全国中药资源普查工作，制定《中国药典·一部》作为当代中药生产、供应、检验和使用的依据，以法典的形式确定中药在当代医药卫生事业中的地位，为中药材及中药制剂质量的提高、标准的确定起到了巨大的促进作用。

一、道地药材

道地药材，又称“地道药材”，是人们传统公认且来源于特定产地的名优正品药材。据统计，道地药材约 200 种，按《中国药典（2020 年版）·一部》收录中药 2711 种计算，占比约 7%。虽然道地药材只占中药品种的一小部分，但用量巨大，常用中药材 500 余种，道地药材可占其用量的 80%。由此可见，道地药材堪称是中药材的精髓。

道地药材作为词语，首次出现于明朝剧作家汤显祖创作的《牡丹亭·诇药》：“好道地药材”。目前官方对道地药材的表述为“经过中医临床长期应用优选出来的，产在特定地域，与其他地区所产同种中药材相比，品质和疗效更好，且质量稳定，具有较高知名度的中药材”。此外，道地药材还具有历史悠久、品种优良、炮制考究等特点。其本质是一套以产地为基础、以质量为核心的药材品质综合评价标准。

（一）道地药材概念的形成

我国幅员辽阔，横跨多个气候带，动植物繁盛，为天然药材的生长提供了广阔的空间。古代劳动人民在长期的农业种植经验中积累了丰富的关于作物产地与质量之间关系的经验，我国最早的人文地理著作《尚书·禹贡》，便以文字的形式记载人们对各地土壤性状与产出的差异的认识，司马迁总结为“相地宜所有以贡”，也正是在这样的农业劳动经验基础之上，古代中医药学在发展过程中逐渐形成了“道地药材”的概念。

所谓“道”，古时指地理区域。有学者考证，早在西汉时期便有将住有少数民族的邑叫作“道”的用法。至唐朝初年，正式分天下为10道，如关内道、河南道、江南道等，类似于后世的“省”，自此“道”正式成为一级行政地区的称谓。此后便多以“道地”来表示特定的产地来源，相当于现代的地理标志商标，道地药材的说法大约来源于此。

在唐朝以前，医家对药材最佳产地的重视构成了后世道地药材概念的雏形。《神农本草经》载“药有……土地所出，真伪陈新，并各有法”，可见当时虽无道地药材的说法，但已表明古人认识到了不同土地所出药材的差异，且形成了较为固定的临床用药认识，即“法”。随着商品经济的日益活跃，药材已经作为商品在各地流通，本草著作也开始大篇幅记载药物产地。《名医别录》中大量的药物注明了产地，如地黄“生咸阳川泽黄土地者佳”，陶弘景在《本草经集注》中总结前人医药实践经验，指出“蜀药”“北药”“出近道”药之间存在不同，此时期用药已有追求“道地”的行为。

到了宋代，商品经济的极大繁荣，已形成了一批著名的栽培道地药材的地区；至明朝结束战乱，建立稳定繁荣的大一统王朝，则进一步促进了道地药材的发展。明代官修本草《本草品汇精要》，在不少药物下都明确标注有“道地”一条，以示对特定产地来源的药材的高度认可，推广了道地药材的概念。

中华人民共和国成立以后，道地药材的研究与现代自然科学发展相结合，围绕道地性成因、品质特征、品质标准、生产规范化等问题进一步走向深入。黄璐琦院士从生物学角度出发，认为“道地性”与道地药材的表型、遗传背景及环境三者有关，它是遗传、环境及药材表型三者在长期协同进化过程中，在某个特定时空上的一个反映，并牵头编写《道地药材标准汇编》，成为推动“建立道地药材生产技术标准体系、等级评价制度”的重要举措。

（二）常见道地药材

道地药材通常的表示方法为“地名＋药材名”，大部分地名是其产地名称的简称，少数则是以该药的集散地或进口地来表示，如藏红花是指番红花最初由西藏传入我国，广木香是指由广东进口而来。由于我国历史上行政区划曾经多次变动，表示道地药材的“地名”并不与当今的行政区划一致，因此，一般将“地名”理解为地区的概念为宜。

我国各地几乎均出产有“道地药材”，但分布是很不平衡的，其中出产道地药材品种最多的当属四川、重庆地区，历史上还包括部分青海地区，称为蜀药、川药。其出产的道地药材有川贝母、川芎、川乌、川黄柏、川牛膝、川木通、川楝子、大黄、黄连、附子、绵麦冬、巴豆、花椒、厚朴等。

浙药，系指浙江地区所主产的道地药材。浙八味是其著名代表，包括白术、白芍、浙贝母、杭白菊、延胡索、玄参、笕麦冬、温郁金。

怀药，指古怀庆府，现今泛指整个河南省出产的道地药材。四大怀药是其著名代表，包括怀地黄、怀牛膝、怀菊花、怀山药。

云药，指云南地区所主产的道地药材，以滇西北横断山高山峡谷和滇西南高原的野生药材资源最为丰富，其出产的三七、茯苓备受认可，另有云木香、重楼、诃子等道地药材。

广药，指南岭以南，今广东、广西和海南等省区所产的道地药材。主产的道地药材有化橘红、巴戟天、山豆根、阳春砂仁、益智仁、槟榔、广藿香、肉桂、广防己、胡椒和马钱子等。

淮药，指淮河流域及长江中下游地区，包括湖北、安徽和江苏三省所产的道地药材。有宣木瓜、凤丹皮、茅苍术、蕲蛇等。

关药，指山海关以北，东北三省和内蒙古自治区东北部地区所产的道地药材。包括人参、关防风、辽细辛、五味子、刺五加、关黄柏、关龙胆、关马茸、花鹿茸等。

北药，指长城两侧及其以南的河北、山东、山西及陕西北部所产的道地药材。一般包括北沙参、党参、山楂、知母、阿胶、远志等。

西药，是指西安以西的广大地区，包括陕西、甘肃、宁夏、青海、新疆及内蒙古等地所产，如陕西著名的“秦药”是指秦皮、当归、秦艽等。

藏药，是指青藏高原所产的优质药材，有名的道地药材包括冬虫夏草、雪莲花、炉贝母、雪上一枝蒿、红景天、雪灵芝、独一味等。

二、中药标准

中药标准是药品监督管理部门为保证中药质量而制定或核准的强制性技术规定，是保障中药安全有效的重要基础，贯穿中药产业的每一个环节，为原料的种植、加工、流通、消费及监管提供遵循的基本准则和法定依据，其在原料和产品层面分为药材标准和药品标准，在商品流通层面又分为生产标准、商品规格标准、经营管理标准、包装标准、贮藏标准、运输标准，等等。然而，中药品种来源宽泛，有效成分复杂，其质量控制及评价标准的难度远远大于化学药，这是当下中药标准化的难点。

中药现代化发展战略实施以来，中药标准规范不断完善，形成了国家标准、省级标准、注册标准等多层次标准体系，部分还走出国门为世界所认可。现已有 10 余个中药材标准被《美国药典》采纳，60 余个中药饮片标准被《欧洲药典》收载。但相较于丰富的中药资源，目前的标准数量和质量仍有待提升。

中医药的疗效和安全性往往是由多种成分共同作用的结果，因此，在研究和制定中药标准时，不能仅关注单一成分的含量或指标。当前的中药质量标准是以指标性成分检测为核心而建立的，但是大多数指标性成分与药用价值并不完全对应，或存在与临床价值和需求脱节的问题，个别中药材品种有时会出现“好药材不一定合格，合格的不一定是好药材”的悖论现象。因此，制定相关中药标准不能脱离中医药的理论与实践经验，同时还要具有较好的可操作性、重复性与科学性，这是极具挑战的一项工作。

第三节　中药鉴定

《新语·道基》记载“至于神农，以为行虫走兽，难以养民，乃求可食之物，尝百草之实，察酸苦之味，教民食五谷”，反映了古代人民从各种野生植物中寻求可食植物的努力。古代的中药鉴定知识也正是脱胎于这样的农业实践。现代的中药鉴定学正是在古代经验知识的基础上，结合现代的自然科学形成发展而来，它是一门鉴定和研究中药的品种和质量，制定中药标准，寻找和扩大新药源的应用学科。

中药鉴定的历史悠久，早在梁代陶弘景著《本草经集注》，便对药物来源进行分类，分为玉石、草木、虫兽、果、菜、米食、有名未用七类，部分药物还记载了火烧试验、对光照视的鉴别方法。唐代《新修本草》出现了图文鉴定的方法，并对部分药物的植物来源进行考证。明代李时珍撰《本草纲目》，按药物自然属性为分类基础，每药标名为纲，列事为目，结构严谨，为自然分类的先驱，并在书中引录了很多已经失传的古代本草对药物鉴别的记载，为后世的中药鉴定保存了宝贵的文献资料。至 20 世纪 80 年代，显微鉴别方法和理化鉴别方法在中药鉴定领域得到了广泛应用，中药鉴定才逐渐摆脱对单纯经验鉴别的依赖。

中药以植物类药为主，故中药又称本草。自然界中植物形态相似者众多，而可以药用者，又往往只取其一部分入药，这使得鉴别的难度增大。中药的鉴定需要专业的知识经验，而患者和临床医生因知识、经验不足，有时难以鉴定中药的真伪优劣，掺伪牟利由此得以有了存在的空间，因此辨别真伪是中药鉴定学永恒的主题。此外，考证和整理中药品种、研究和制定中药质量标准、寻找和扩大新药源也是现代中药鉴定学的重要任务。

一、中药材及饮片鉴定

传统的中药鉴定方法包括基原鉴定、性状鉴定、显微鉴定、理化鉴定。如今生物鉴定法、色谱鉴别、光谱鉴别等新技术正在推动中药鉴定持续向前发展。

基原鉴定是应用生物分类学的知识及方法，确定中药的生物学来源，是中药鉴定的基础，对确定品种真伪意义重大。古代本草文献中记载的药物信息是基原鉴定的重要依据，通过观察植物形态、核对文献、核对标本等步骤最终确定中药的正确生物来源。

性状鉴定是用感官观察中药性状特征的方法，具有简便、迅速、不需复杂仪器设备等优点，是中药材和中药饮片鉴别最常用的手段。中药性状鉴别主要应用摸、闻、尝，以及水试、火试等直观方法对中药的性状，包括形状、大小、色泽、表面、质地、断面、气、味等特征进行观察以作为鉴别的依据。

显微鉴定是用显微技术观察中药组织结构和粉末特征的方法，包括中药的器官构造、组织结构、细胞形状及内含物特征。由于中药材中特定地存在一个或几个显微特征的组合，因此显微鉴定专属性较强，在《中国药典》中广泛使用。

理化鉴定是用物理和化学方法，对中药材中所含的有效、有害或特征性成分进行定性、定量分析，以鉴定其真伪优劣的方法，适合于性状相似而又缺乏明显显微鉴别特征的药材。

二、中成药鉴定

中成药系指以饮片为配方原料，根据临床处方的要求，采用适宜的制剂工艺，制备成随时可以应用的药物。2020 年版《中国药典》对中成药的鉴定，主要包括性状、鉴别、检查和含量测定。中成药的鉴定方法同中药材基本一致，但由于中成药处方组成比较复杂，剂型多样，许多中成药质量控制指标建立较为困难。中成药理化鉴别、含量测定应结合鉴别对象进行选择，对于有效成分明确的中成药要进行有效成分的含量测定，对于含有剧毒性成分的中成药要进行毒性成分含量测定，对于含有贵重药材如西洋参、人参、牛黄、麝香的中成药要对制剂中的投料量予以测定，某些有效成分大致明确的药材需予以测定其总量。

第四节　常见贵重中药材及鉴别

贵重中药，又指贵细中药，被誉为中药材中的珍品，是指一些资源较少，或生产年限长、产量稀少、价格昂贵、需要精细化和专业化管理的中药，部分贵细中药还具有较为独特的疗效。与道地药材不同，贵重中药并不强调产地，但两者在实际上存在重叠，部分产自道地的贵重药材价值不菲，如川贝、云三七、阿胶等。

贵细中药的用法与一般中药也存在差异，因其价格昂贵，入汤剂与其他中药一起煎煮，可能影响有效成分的煎出。因此，大多推荐研末冲服、入丸散、另煎兑服，以节约药量、减少费用、保证疗效。

一、贵重中药材

贵细中药的概念由来已久，其所包括的药物种类也在“与时俱变”。某种药物能否归于贵细药材的行列主要是受产量的影响，以下因素对产销的影响是较为显著的。

1. 政策原因。医药活动受其内在规律的制约，还必须接受公共权力机构的管理与约束。由于滥捕滥采，部分曾经入药的野生动植物已届濒危，这影响了生物资源的可持续利用。当前已经严禁虎骨、犀牛角入药，穿山甲也被移出《中国药典·一部》。使用该类已禁止入药的动植物入药涉嫌违反法律规定，因此，这类药物不宜再继续称为药材。此外，国家禁止天然麝香和熊胆粉零售，对含天然麝香、熊胆粉、赛加羚羊角、穿山甲片和稀有蛇类的产品需贴“中国野生动物经营利用管理专用标识”后方可进入流通。物以稀为贵，这类药材已事实上属于贵重药材之列。未来随着动植物资源的动态变化，不排除更多药材会被动地进入到贵重药材之列。

2. 新技术的应用。新技术的应用使得部分严重依赖自然形成、野生资源的药材得以提高产量或被替代。天然牛黄价高且难得，作为新技术应用的代表，人工牛黄、培植牛黄、体外培育牛黄缓解了天然牛黄供不应求的现状，培植牛黄、体外培育牛黄更被批准“替代牛黄等量投料使用”。野生铁皮石斛多产于悬崖峭壁，加之过度采伐，野生资源已届枯竭。20世纪末开始人工种植研究，而今也已卓有成效。此外，部分新品种的发现与使用也会被纳入贵细中药，尤其是进口药物，历史上宋元时期进入中国的龙涎香、晚清时期进入中国的西洋参都贵极一时，至今仍是贵细药中的翘楚。

二、贵重中药材鉴别

中药材系指可作中药原料使用，符合药品标准，但未经加工炮制的植物、动物或矿物的天然产物。因其价格昂贵，利润丰厚，因此催生了一系列伪品充作正品的做法。日常于药房中所购的药材多以加工后的饮片形式销售，这给鉴别增加了不少困难。因此，建议于正规的机构购买贵细中药，并对常见的贵重药材有一定的鉴别能力。

传统的中药鉴别方法主要依赖于闻、看、尝等性状鉴定，这些方法可以在不依赖仪器设备的情况下，快速、有效地对贵重药材进行鉴别，以减少购到伪品的机会。兹举部分贵重药材的鉴别要点如下：

1. 人参（野山参） 为五加科人参属植物人参的干燥根，主要生长在长白山及大、小兴安岭区域，其功效为“补五脏”“治男妇一切虚证”，历来被医家奉为“上品”。

栽培的人参俗称“园参”。《中国药典》规定播种在山林野生状态下自然生长的人参为“林下山参”。《野山参鉴定及分等质量》（GB/T 18765—2015）定义野山参为播种后自然生长于深山密林 15 年以上的人参。野生人参为自然传播，生长于深山密林的原生态人参。因此，林下山参包含了人工播种后，自然生长于深山密林 15 年以上的野山参。

野山参需 15 年以上才能采收，参龄为普通人参的 3 倍以上，在漫长的生长过程中，除播籽以外没有其他人工干预，以上因素决定了野山参形态上的特殊性。其鉴别强调看“五形”——芦、体、皮、纹、须，部分野山参还生有艼。野山参外皮棕黄，紧凑，细腻。芦是指主根上部的根茎，圆芦是野山参的显著特征。部分野山参的芦头生有不定根，称为艼，典型的呈纺锤形，如枣核状，习称枣核艼，如艼体积超过主根一半，则影响其品质。体是指人参的主根，即肩头到较大支根的部分，支根被称为腿，野山参体态多变，但无论哪种“体”，其分腿均灵活自然。纹是指在主根上形成的环状纹理，位于体的中上部，且无断裂、疏散。野山参的支根总是自然地过渡为几根细长的须，质地柔韧似皮条，珍珠点是须根上的瘤状凸起，系野山参水源肥料匮乏须根上长出的次生须根，而退化成圆点，这是野山参的较为明显的特征之一。

现行标准下，林下山参和野山参的主要区别在于参龄的长短，因此有以参龄不足 15 年的林下参充作野山参的现象，其枣核艼罕见，须质脆易断，珍珠点较少，鉴别有一定困难。此外，还有对园参进行人工雕刻、拼接、改形的工艺参，其形态或细节特征有人工雕饰痕迹，或可见胶水黏着痕迹，或环纹深浅不一，鉴别时需格外注意。

2. 三七 为五加科人参属植物三七的根和根茎，云南文山为其著名的道地产地。《本草纲目》云：“近时始出，南人军中用为金疮要药。”现认为其功效为散瘀止血，消肿定痛，用于咯血，吐血，衄血，便血，崩漏，外伤出血，胸腹刺痛，跌扑肿痛等。

三七与人参的植物来源均是五加科人参属，三七根的外形与人参有所相似。其主要性状特征可归纳为“铜皮、铁骨、猴头”。三七表面颜色呈灰褐色或灰黄色，主根呈圆锥或圆柱形，长1～6cm，直径1～4cm，顶端有茎痕，周围有瘤状突起，形似“猴头”。体重，质坚实不易折断，断面皮部呈黄绿色或灰绿色，习称“铜皮”，木质部坚硬，中心微呈放射状排列，习称“铁骨”。气微，味苦微甜，颇似人参之味。此外，文献还记载三七的溶血鉴定方法，将三七粉放入少量猪血内，猪血即化成水状，此为真三七中皂苷成分的溶血作用所致。

三七的常见伪品有菊科植物菊三七的根茎，民间习称“土三七”，全体有瘤状突起，质坚实，切断面呈灰黄色，中心有髓部。姜科植物蓬莪术的根茎，经加工雕刻后颇似三七。莪术呈圆锥形或卵圆形，周围无瘤状突起，雕刻而成的纹路不自然，断面呈棕褐色或黄绿色。气香，也有人认为是浓烈的刺鼻味，味微苦而辛。

此外，还应注意加工磨粉后的三七粉质量，三七粉呈较淡的黄色，气味同三七，部分商贩往里添加细沙、面粉以增加重量，或加滑石粉以使卖相更为光泽，这均影响了三七粉的质量。

3. 阿胶　最初指以东阿阿井水所煮胶的总称，因阿井水水质独特，以其煮制的皮胶类药物质量最佳，故名。今特指驴皮胶，为马科动物驴的皮去毛后熬制而成的胶。现认为其可补血滋阴，润燥止血，用于血虚萎黄，眩晕心悸，肌痿无力，心烦不眠，虚风内动，肺燥咳嗽，劳嗽咯血，吐血尿血，便血崩漏，妊娠胎漏。

驴是从西北地区向中原内地传播的，早期为中原罕见的“奇畜”，至汉末魏晋时才深入寻常百姓家。历史上有记载的以胶入药可追溯至《五十二病方》，《名医别录》记载“阿胶，煮牛皮作之，出东阿”。因此，早期的胶（阿胶）并不采用驴皮，而可能是以牛皮等中原地区常见驯养动物的皮为主，并且在质量、功效上也更优质，《齐民要术》记载“沙牛皮、水牛皮、猪皮为上，驴、马、驼、骡皮为次”。

《本草纲目》曰：“大抵古方所用多是牛皮，后世乃贵驴皮。”驴皮大规模取代牛皮制胶，是受唐末屠宰禁令和“牛皮税”影响，加之驴的饲养增加，驴皮更为易得，最终促成了后世的“阿胶”全部是以驴皮为原料的历史演变。

唐末以后牛皮熬制的胶被称为黄明胶，并沿用至今。

阿胶块呈整齐的长方形，颜色黑褐，保存时间越久，其色愈黑，表面平滑，有光泽。质硬而脆，断面光亮，对光照呈半透明状，闻之无皮臭味，尝之微甘。经煮沸溶解，溶液呈浅棕红色，并有少量的类白色物质析出，液面有少量油滴。

因阿胶价格昂贵，必须用药液、开水或黄酒反复搅拌直到烊化后服用，称烊化。也因之价格昂贵，不法商贩便以他种胶充伪以牟取暴利。李时珍曾提到："若伪者皆杂以马皮、旧革、鞍、靴之类，其气浊臭，不堪入药。当以黄透如琥珀色，或光黑如漆者为真。"此外，以多种动物的皮熬制成的胶块质韧不易破碎，碎块断面色暗而无光亮，闻之有腥臭气也可为鉴别要点。

4. 麝香 为鹿科动物林麝、马麝或原麝成熟雄体香囊中的干燥分泌物。从麝身上割取香囊，习称"毛壳麝香"；剖开香囊，除去囊壳，习称"麝香仁"。本品始载于《神农本草经》，列为上品，在唐宋时代已盛行用作化妆品及香料，现认为其功效为开窍醒神，活血通经，消肿止痛。用于热病神昏，中风痰厥，气郁暴厥，经闭，癥瘕，难产死胎，胸痹心痛，心腹暴痛，跌扑伤痛，痹痛麻木，痈肿瘰疬，咽喉肿痛。

毛壳麝香为扁圆形或类椭圆形的囊状体，直径3～7cm，厚2～4cm，开口面中间有一小囊孔，用特制槽针从囊孔插入，转动槽针，提取麝香仁，立即检视，槽内的麝香仁应有逐渐膨胀高出槽面的现象，习称"冒槽"。另一面为棕褐色略带紫色的皮膜，微皱缩，略有弹性，内含颗粒状、粉末状的麝香仁。麝香仁野生者质软，油润，疏松，其中有不规则圆球形或颗粒状者习称"当门子"，表面多呈紫黑色；粉末状者习称"散香"，多呈棕褐色或黄棕色；养殖者呈颗粒状、短条形或不规则的团块。气香浓烈而特异，味微辣、微苦带咸。

麝香掺伪现象由来已久，《证类本草》记载："一子真香分揉作三、四子，刮取血膜，杂以余物"，常见的掺假物有掺伪动物类物质，如奶渣、肝脏、肌肉等，火试有毛、肉焦臭气或灰烬呈棕黑色；有掺伪矿物质，如赤石脂、雄黄等，火试则灰烬残渣多，且色呈赤红或棕褐；有掺伪植物类药材，火试燃烧可见火星，灰烬呈黑褐色。此外，真品麝香仁粉末加少许水湿润，用手搓之能成团，再用手指轻揉即散，不会粘手、染手、顶指或结块。

5. 沉香 为瑞香科植物白木香含有树脂的木材，自2005年版《中国药典》开始，沉香的来源只收载白木香一种。正常的白木香树体不能产生沉香类物质，必须受到真菌侵染或物理、化学伤害后才能结香。沉香树材质很重，木心坚实，投入水中即下沉，故称沉香，其功效为行气止痛，温中止呕，纳气平喘。用于胸腹胀闷疼痛，胃寒呕吐呃逆，肾虚气逆喘急。

沉香是一种混合了树胶、树脂、挥发油、木材等多种成分的固态凝聚物，其真品呈不规则块、片状或盔帽状，有的为小碎块。表面凹凸不平，可见加工的刀痕，偶有孔洞，可见黑褐色含树脂与黄白色不含树脂部分相间的斑纹，孔洞及凹窝表面多呈朽木状。质较坚实，断面刺状。气芳香，味苦，燃烧时发浓烟及强烈香气，并有黑色油状物渗出。

沉香质量的好坏主要取决于树脂的含量，树脂含量越高，其质量越佳，沉水也越深。《本草纲目》载："（沉香）木之心节置水则沉，故名沉水，亦曰水沉，半沉者为栈香，不沉者为黄熟香。"一般认为，沉香中油脂含量超出整重的 1/4 时，任何形态的沉香都能沉于水。沉香的伪劣商品主要来源于未结香的白木香或经黑色香料或松香等加压蒸煮而成。伪品的形状与真品有几分相似，用其他油脂或特殊处理过的木材也能通过沉水试验，但一般不具备其他性状特点，闻之无特异香气或有樟脑、松油等香气。

6. 铁皮石斛 为兰科植物铁皮石斛的干燥茎。采收后除去杂质，剪去部分须根，边加热边扭成螺旋形或弹簧状，称"铁皮枫斗"（耳环石斛）；或切成段，称"铁皮石斛"。现代认为其功效为益胃生津，滋阴清热，用于热病津伤，口干烦渴，胃阴不足，食少干呕，病后虚热不退，阴虚火旺，骨蒸劳热，目暗不明，筋骨痿软。

铁皮枫斗呈螺旋形或弹簧状，通常为 2～6 个旋纹，茎拉直后长 3.5～8cm，直径 0.2～0.4cm。表面黄绿色或略带金黄色，有细纵皱纹，节明显，节上有时可见残留的灰白色叶鞘；一端可见茎基部留下的短须根。质坚实，易折断，断面平坦，灰白色至灰绿色，略角质状。气微，味淡，嚼之有黏性。铁皮石斛呈圆柱形的段，长短不等。

我国兰科石斛属植物达 70 余种，以铁皮石斛品质为佳。其他石斛属植物与铁皮石斛性状相似，炮制加工后更容易混淆，因此市面上存在以其他品种石斛做成枫斗，充伪铁皮石斛的现象，致使单纯从性状上鉴别铁皮石斛存在一定困难。

7. 西洋参 又称花旗参，为五加科植物西洋参的干燥根。该药于晚清时期进入我国，现代认为其功效为补气养阴，清热生津，用于气虚阴亏，虚热烦倦，咳喘痰血，内热消渴，口燥咽干。西洋参的野生资源同样面临枯竭的问题，与林下山参类似，林下西洋参可以作为野生西洋参的替代品。

本品呈纺锤形、圆柱形或圆锥形，长 3～12cm，直径 0.8～2cm，表面浅黄褐色或黄白色，可见横向环纹和线形皮孔状突起，并有细密浅纵皱纹和须根痕。主根中下部有一至数条侧根，多已折断。有的上端有根茎（芦头），环节明显，茎痕（芦碗）圆形或半圆形，具有不定根（艼）或已折断。体重，质坚实，不易折断，断面平坦，浅黄白色，略显粉性，皮部可见黄棕色点状树脂道，形成层环纹棕黄色，木部略呈放射状纹理。气微而特异，味微苦、甘。

西洋参的常见伪品为圆参。西洋参芦头较圆参为小，质硬不容易剪断，剪断时声音较轻脆，圆参则无此特点。因人参与西洋参的功效有明显差异，西洋参偏寒，兼能补阴，宜于热病等所致的气阴两脱者，临床如购到掺伪西洋参使用可能有化热的弊端。

8. 冬虫夏草 为麦角菌科真菌冬虫夏草菌寄生在蝙蝠蛾科昆虫幼虫上的子座和幼虫尸体的干燥复合体，其最早见于公元 8 世纪的藏医典籍《月王药诊》，一般认为明末清初才开始在中原地区应用。现认为其功效为补肾益肺，止血化痰，用于肾虚精亏，阳痿遗精，腰膝酸痛，久咳虚喘，劳嗽咯血。

本品由虫体与从虫头部长出的真菌子座相连而成，虫体似蚕，长 3～5cm，直径 0.3～0.8cm；表面深黄色至黄棕色，有环纹 20～30 个，近头部的环纹较细；头部红棕色；足 8 对，中部 4 对较为明显；质脆，易折断，断面略平坦，淡黄白色。子座细长圆柱形，长 4～7cm，直径约 0.3cm；表面深棕色至棕褐色，有细纵皱纹，上部稍膨大；质柔韧，断面类白色。气微腥，味微苦。

冬虫夏草的常见伪品有亚香棒虫草、人造虫草等。亚香棒虫草亦有足 8 对，中间 4 对同样较为明显，其虫体似蚕，表面有类白色菌膜，去掉菌膜后呈褐色或黄褐色，浸泡后液体呈黄色至黄棕色，有刺鼻的腥臭味，正品浸泡后液体为无色或微显淡黄白色，无明显腥臭味。有报道称部分人服用亚香棒虫草后出现头晕伴呕恶的现象，值得关注。人造虫草多是用石膏粉或面粉掺胶用模型压制而成，形状色泽极像正品，但久嚼粘牙，有面粉或石膏味，开水浸泡后，假菌座逐渐与虫体分离。

第五节　毒性中药的防护与应用

中药毒性的内涵大体可分为两类，一是指药物的偏性，也泛指所有治病中药。中医学认为人之所以罹患疾病，在于人体阴阳平衡被打破，而药物之所以能治病，在于药物本身具有偏性，以偏纠偏，从而恢复人体内的平衡。毒（偏性）是中药最基本的性能，是药物发挥效用的基础，所谓“凡药皆有毒也，非止大毒、小毒谓之毒”，因此，毒也泛指所有药物。二是指中药的毒副作用，这一点与现代药物毒性的概念类似，古代方书多有针对药毒的专章以垂教后世，如晋代葛洪《肘后备急方》有“治卒中诸药毒救解方”，隋代巢元方《诸病源候论》专列“解诸药毒候”一章。

现代关于药物毒性的认识一般是指药物对机体造成损害，引起功能障碍，甚至死亡，往往因用量过大或用药时间过长而引起，这有别于在使用常用剂量时出现的与治疗无关的不适反应。

一、毒性中药的防护

（一）毒性中药的分级

要对毒性中药进行防护，首先要认识药物的毒性并加以分级。早在先秦两汉时期，医家对药物毒性就形成了多种分级标准。最早的中药学著作《神农本草经》把药物毒性分为“有毒、无毒”两类或“上品、中品、下品”三种，中医学的奠基之作《黄帝内经》在《五常政大论》篇分之为“大毒、常毒、小毒、无毒”四类。后世的中药毒性分级大多沿袭此例，并根据临床用药经验、文献记载加以调整，也因此出现同一种药材在不同时代、不同文献中的毒性分级存在差异。如马钱子首载于《本草纲目》，初以为“苦，寒，无毒”，后世逐渐认为其乃“大毒”之品。

目前通行的中药毒性分级方法是《中国药典·一部》采用的大毒、有毒、小毒三级分类方法，无毒药物未做标出。这一做法系沿用历代本草的记载，以作为临床用药的警示性参考。一般认为“大毒”是剂量小、中毒症状发生快且严重，易致死亡的药物；“有毒”是剂量较大、中毒症状较慢但较严重，可能致死的药物；“小毒”是超大剂量、中毒症状轻微，不易致死的药物。

随着科学技术的进步，当代对中药毒性的认识已经不再局限于临床用药经验及文献记载。有学者参考西药毒性分级方法，提出中药类急性毒性分级法，以动物口服生药煎剂半数致死量（LD50）值大小进行划分，凡动物口服生药煎剂 LD50 ＜ 5g/kg 为大毒；5～15g/kg 为有毒；16～50g/kg 为小毒；＞ 50g/kg 为无毒。也有学者提出多重指标分级法，以临床中毒症状、动物实验半数致死量、有效剂量与中毒剂量的距离及剂量大小、中毒潜伏期等多重指标综合分级。

（二）中药中毒的常见原因

了解产生中药毒性的原因才能针对性地进行防护。中药中毒的常见原因：一是本身具有较大毒性的药物单次用药剂量或累积剂量过大，《神农本草经》提到“下品……多毒，不可久服”，如砒霜、斑蝥、蟾酥、马钱子、附子、乌头等；二是误服含有毒性的伪品，如商陆代人参使用；三是毒性中药的炮制或煎煮不当，如川乌、草乌、附子的生品毒性较大，经合理炮制或充分煎煮后可减轻毒性成分含量；四是配伍不当，典型的如配伍禁忌“十八反”“十九畏”等。此外，药物贮存不当、给药途径不同、药不对证、自行服药、乳母用药、个体差异等也是引起中毒的原因。

（三）常见的毒性中药及临床表现

狭义上的毒性中药指列入 1988 年 12 月 27 日发布并实施的《医疗用毒性药品管理办法》的中药品种，包括砒石（红砒、白砒）、砒霜、水银、生马钱子、生川乌、生草乌、生白附子、生附子、生半夏、生南星、生巴豆、斑蝥、青娘虫、红娘虫、生甘遂、生狼毒、生藤黄、生千金子、生天仙子、闹阳花、雪上一枝蒿、红升丹、白降丹、蟾酥、洋金花、红粉、轻粉、雄黄。但这些药物临床应用相对较少，因此本节所指毒性中药并不局限于上述药物，而是泛指具有毒性的中药，包括《中国药典·一部》收载的大毒、有毒、小毒中药或文献报道较明确的具有毒性风险的中药。

中药中毒的临床表现与其毒性成分息息相关。含氰苷类的毒性中药有苦杏仁、白果、桃仁、瓜蒂等。中毒后表现为消化道症状和组织缺氧，严重者往往可因窒息及呼吸衰竭而死亡。强心苷是对心脏有显著生理活性的甾体苷类，小剂量时有强心作用，较大剂量可导致心脏中毒，中毒症状与洋地黄类中毒相似，常见的此类中药有夹竹桃、万年青、洋地黄叶、罗布麻。乌头类生物碱毒性剧烈，其对迷走神经具有强烈的兴奋作用，对中枢神经先兴奋后麻痹，可引起严重心律失常及呼吸中枢麻痹而致死，典型的如川乌、草乌、天雄、雪上一枝蒿等。此外，马钱子碱引起的中毒可致强直性痉挛、惊厥，及重金属如铅、汞引起的长期蓄积性中毒都应引起医患的共同注意。

（四）中药中毒的处理措施

临床上发生中药中毒时，应立即停药，迅速评估意识、瞳孔及生命体征，保持呼吸道通畅，及时清除口鼻腔分泌物。

采用催吐、洗胃、灌肠、利尿、透析等急救措施，及时清除未被吸收的毒性成分，并尽快使毒药排出体外，以争取治疗时机。同时，根据中毒药物的不同及临床表现针对性应用解毒药物和对症支持治疗。如含莨菪碱类药物中毒，可针对性予以新斯的明处理。此外，部分中药间存在相杀、相畏作用可用以解毒，但除轻症外很少单用。

二、毒性中药的运用

（一）毒性中药不可废

尽管毒性中药存在发生毒性损害的风险，但它仍是中药疗病愈疾的重要武器。西药洋地黄类药物因其中毒剂量和治疗剂量十分接近，临床屡屡发生洋地黄中毒事件，但该药仍是治疗心力衰竭的良药。中药砒霜毒性巨大，民间发现治疗淋巴结核与癌症的验方多含此药，此后进一步发现其主要成分砷制剂可用于治疗急性早幼粒细胞白血病，且临床疗效确切。这说明毒性中药仍有用武之地，其使用的成败，关键在于医生对其毒性和功用的深刻认识，既不畏之如虎，又不孟浪轻心，《医医病书》谓之“明理者，虽毒药亦应手而效”。

（二）毒性中药运用注意事项

为提高毒性中药的临床疗效，减少毒性损害，结合中药中毒的常见原因，临床上可采取如下措施防范中药中毒事件的发生。

1. 斟酌剂量，注重疗程　毒性中药之所以发生毒性损害，一个重要原因是其达到治疗目标所需的剂量与发生毒性反应的剂量相接近，不同医家对剂量的把握存在高下之分，其治疗效果也可能判若云泥。

《神农本草经》对具有明显偏性药物的使用剂量有一个指导性原则："若用毒药疗病，先起如黍粟，病去即止。不去，倍之。不去，十之。取去为度。"这一过程即剂量滴定，个体化地调整剂量，以求得最佳的用药剂量。达到最佳剂量后还要根据病情变化与毒性反应，适时减量或停用毒性药物。《素问·五常政大论》对此规定"大毒治病，十去其六，常毒治病，十去其七，小毒治病，十去其八，无毒治病，十去其九。谷肉果菜，食养尽之，无使过之，伤其正也"。由此可见，尽管毒性中药对部分沉疴顽疾有立竿见影、不可替代的功效，但并不追求全程使用，不同毒性药物的使用疗程不可一概而论，尤其是一些含重金属成分的药物，往往需要根据患者病情的不同阶段予以调整，避免蓄积中毒，过伤其正。

2. 准确辨证　毒性中药偏性强，或大辛大热，或大苦大寒，或气味雄壮。用之得宜，固能立起沉疴，而错投误用，则祸不旋踵。《程杏轩医案》强调"故第论用之当不当，不必问其毒不毒。苟用之不当，即无毒亦转为大毒，用之得当，即有毒亦化为无毒"。用之得当，此处既是强调剂量得当，也是强调辨证得当。如甘草，性味平和而无毒，用之失宜，则中满腹胀者得之愈甚，更何况是偏性强烈的毒性药物。因此，准确的辨证是使用毒性药物的前提。

3. 合理炮制，合理配伍　中药炮制、配伍正是通过药物间的相杀、相畏作用关系以减轻或消除毒副作用。一些毒性较强的药物经特殊炮制后，可以明显降低其毒性，保障用药安全。现今临床使用的毒性中药大多经由炮制，生药应用相对较少，即使使用生品，也会通过药物配伍来制约其毒性。如附子经炮制后可以降低其毒性，用药时再嘱患者久煎，进一步降低双酯型生物碱，增加单酯型生物碱含量，实现减毒增效。半夏生用"戟人咽喉"，可能引起失声，并刺激食管黏膜，引起恶心呕吐等症状，利用"汤洗"或加入生姜和甘草等辅料进行炮制，可以降低毒性，临床组方时亦常和生姜同用以制约其毒。

此外，应用毒性中药时还要针对个体差异，适当增减用量，孕产妇、老幼体弱不可一概而论，且需告诫患者不可自行增加用量、调整给药方式。同时，要求正规渠道购药，防止伪品混用，保管好毒性药材，防止家中孩童误用。

（三）具体疾病的应用

围绕毒性中药的研究与讨论最终都要落实于临床。中药是复杂成分的组合，如附子有毒，可回阳救逆用于心系疾病，也可散寒止痛用于风湿性疾病。因此，毒性中药的使用并不具限于某一种疾病。兹举数例，以示应用。

我国古代无恶性肿瘤的诊断，古籍中关于“噎膈”“乳岩”“癥瘕”等病症的描述与当代恶性肿瘤的认识存在相似之处。中医认为癌毒是肿瘤的一大病因，毒性中药恰可“以毒攻毒”。如斑蝥，辛热有大毒，药典推荐用量为0.03～0.06g，入丸散用。内服斑蝥中毒表现为消化系统、泌尿系统损害，外用则表现为皮肤红肿、充血、水疱、糜烂等皮肤及泌尿系统损害。但该药破血逐瘀，散结消癥，攻毒蚀疮，用以制成的复方斑蝥胶囊可用于原发性肝癌、肺癌、直肠癌、恶性淋巴瘤、妇科恶性肿瘤等治疗。

蟾酥，取自蟾蜍，辛温有毒，药典推荐用量仅为0.015～0.03g，亦多入丸散用。蟾酥的急性中毒症状表现为呕吐、呼吸急促、肌肉痉挛，并引起心脏损害，出现心率缓慢、心律不齐、房室传导阻滞等，但其抗肿瘤、止痛作用深得肿瘤领域重视，此后以蟾皮制得华蟾素，用于中晚期肿瘤的治疗。

风湿、骨伤的处方特点是毒性药味常见，外用制剂多。乌头类是痹证的关键治疗药物，其历史可追溯至《金匮要略》乌头汤，屡在内服、外用方中出现。雷公藤为传统认可的毒性药物，急性中毒可见胃肠道非特异性损害，最初入汤剂用，而后出现了丸剂、片剂等剂型，雷公藤多苷更是成为类风湿关节炎的有效治疗药物。

以上所举仅为毒性中药应用之一隅，希望引起大家对毒性中药价值的合理认识与运用。

第三章 成药应用

中药是中医药宝库的重要组成部分，有着悠久的历史。中药制剂最早可以追溯到先秦时期，两汉时期是我国中成药发展的第一个高峰，此时传统成药剂型基本成熟，经典名方、名药开始流传后世。魏晋南北朝时期，中成药的剂型有了进一步发展，出现了如锭剂、膜剂、眼膏剂、滴耳剂、舌下含剂等新剂型。宋代以后，中成药的发展更加迅速，官修《太平惠民和剂局方》是我国历史上第一部由政府颁发的制药规范。

中成药在防病治病、保障人民群众健康方面应用广泛，发挥了重要作用。所谓中成药是在中医药理论指导下，以中药饮片为原料，按规定的处方和标准批量生产，具有特定名称和剂型，并标注批准文号、品名、规格、处方成分、功效和适应证、用法用量、禁忌、注意事项、生产批号、有效期等内容，可直接用于防治疾病的制剂。相对于中药汤剂来说，中成药无需煎煮，可直接使用，尤其方便急危病症患者的治疗及需长期治疗的患者使用，且体积小，有特定的包装，存贮、携带方便。

第一节　中药老字号

中药老字号指的是历史悠久、品牌信誉良好、专注于中药领域，致力于中药的研发、生产、销售或服务，具有深厚中药文化底蕴的传统企业。中药老字号企业不仅承载着传统的中药文化和技艺，拥有独特的中药配方、炮制工艺和治疗经验，还注重与现代科技结合，致力于中药的传承与创新。这些企业在中药领域拥有深厚的历史积淀和独特的品牌魅力，其名称往往广为人知，并在消费者心中享有高度的信任和认可。

一、北京鹤年堂

鹤年堂始建于明永乐年间（1405 年），由元末明初著名诗人、医学家丁鹤年在北京创建，距今已有 600 多年历史。鹤年堂以“遵古炮制、选料精良”著称，2006 年被商务部认定为首批“中华老字号”，其传统中药炮制技艺于 2014 年被列入国家级非物质文化遗产。尤其注重“治未病”理念，擅长配制滋补品、药膳、药酒等，已挖掘整理百余种药膳、药粥，以及数十种药酒、药汤等，其中大部分来自宫廷秘方和民间验方。除传统中药制剂外，还涉及健康管理、药膳餐饮、文化旅游等领域，形成了“医药养”结合的产业链，成为中医药文化对外交流的重要窗口。

二、北京同仁堂

同仁堂是我国最著名的中药老字号之一，始建于清康熙八年（1669 年），由出身中医世家的清宫御医乐显扬在北京创建，至今已有 350 余年历史。以“同仁”为名，寓意“同修仁德，济世养生”。自雍正元年起，同仁堂独供清宫御药 100 余年，凭“选材道地、工艺严苛”成为皇家认可的品质象征。恪守“炮制虽繁必不敢省人工，品味虽贵必不敢减物力”的古训，坚持传统炮制工艺（如九蒸九晒、酒炙醋淬等），确保药效。采用“地道药材 + 严格质检”模式，如人参选吉林野山参，枸杞用宁夏头茬，确保原料品质。安宫牛黄丸制作技艺、中药炮制技术被列入国家级非物质文化遗产名录。经过数百年发展，同仁堂从传统中药延伸至集种植（养殖）、制造、销售、医疗、康养、研发于一体的大健康产业链条。建立多个国家级实验室，推动中药现代化，研发符合国际标准的颗粒剂、滴丸等新剂型。在 20 余个国家和地区设立门店及服务中心，推动中药国际化进程。

三、吉林世一堂

世一堂始建于清道光七年（1827 年），在吉林创建，至今已有 190 余年历史。世一堂始终恪守古训，严格自律，遵守药方医理，选择道地药材，依托长白山资源，使用人参、鹿茸、灵芝等东北特色药材，遵古炮制，部分技艺（如人参炮制、膏方熬制）被列为吉林省非物质文化遗产。经营的产品包括丸、散、膏、丹、酒、胶、露等多个剂型，品种繁多。世一堂原开设在吉林，后逐渐在哈尔滨等地设立分柜。经过百年变迁发展，世一堂已成为一家集生产、销售、研发于一体的现代化中药企业。

四、杭州胡庆余堂

胡庆余堂始创于清同治十三年（1874年），由晚清著名商人胡雪岩为“济世于民”于杭州筹建，它是我国保存最完整的清代徽派商业古建筑群之一，既是中华老字号，也是国家级文物保护单位，与北京同仁堂并称为“南北两家国药老字号”。胡庆余堂以南宋《太平惠民和剂局方》、传统方、名医验方、秘方为基础，生产丸、散、膏、丹、曲、露、油、酒、片剂、胶囊、颗粒剂等剂型数百个产品，是我国现存历史悠久的传统中药企业之一。制药上遵循“采办务真，修制务精”的原则，注重遵古炮制，保留了丰富的民间古方、秘方，编辑成册的《胡庆余堂雪记简明丸散全集》，共收录了482个成药处方。其制药技艺非常独特，包括修制、水制、火制、水火共制等多种炮制方法。胡庆余堂以“戒欺”为祖训，由创始人胡雪岩亲笔题写“戒欺”匾额，悬挂于药堂内，强调“药业关系性命，尤为不可欺”。这一理念贯穿于制药全过程，确保药材道地、工艺严谨。胡庆余堂中药文化被列入国家级非物质文化遗产，其独特的炮制技艺（如泛丸、吊蜡壳等）至今仍以师徒制传承。胡庆余堂中药博物馆（国内首家中药主题博物馆）常年开放，展示中药历史、器具及手工制药技艺，吸引众多游客与学者，作为中医药文化的活化石，推动了传统医学的普及与国际化。

五、天津隆顺榕

隆顺榕始创于清道光十三年（1833年），由出身药材世家的卞楚芳创建于天津，至今已有190余年历史，清末至民国时期，隆顺榕发展成为集药材采购、加工、销售于一体的综合性药企，并在多地设立分号，成为北方重要的药材商号。隆顺榕以“药材地道、诚信经营”而享誉津门，成为卫药的创始者，是唯一保留下来的“卫”字号药庄。自创办以来始终恪守“济世寿人、泽及四方”的祖训，被誉为“卫药魁首”。其组方丰富、见效迅速，且勇于创新、不拘泥于古方，“隆顺榕卫药制作技艺”被列入国家级非物质文化遗产及国家首批“传统工艺振兴”计划。其致力于中药现代化与国际化进程，成功研制了我国第一个中药片剂“银翘解毒片”、第一个中药酊剂“藿香正气水”、第一个中药静脉注射针剂“蟾立苏针剂”等多个中药新剂型，在我国中药现代化的进程中走在了前列。

第二节 经典中成药

一、片仔癀

（一）历史渊源

相传，明朝嘉靖年间，有一宫廷御医不满暴政携秘方逃离皇宫，经辗转迁徙隐居漳州璞山岩为僧，用其所携秘方及其独特工艺精制成药悬壶济世。因其疗效之神，得名片仔癀（“癀”是闽南语，意为热、毒、肿、痛和各种炎症的统称。即“一片即可退癀”）。

（二）处方

片仔癀处方和工艺至今秘而不宣，其处方目前只公开四味中药，即天然麝香、天然牛黄、三七、蛇胆。

（三）性状

为类扁椭圆形块状，块上有一椭圆环。表面棕黄色或灰褐色，有密细纹，可见霉斑。质坚硬，难折断。折断面微粗糙，呈棕褐色，色泽均匀，偶见少量菌丝体。粉末呈棕黄色或淡棕黄色，气微香，味苦、微甘。

（四）功能与主治

功效：清热解毒，凉血化瘀，消肿止痛。

主治：热毒血瘀所致急慢性病毒性肝炎，痈疽疔疮，无名肿毒，跌打损伤及各种炎症。

（五）用法用量

口服，一次 0.6g，1～8 岁小儿 0.15～0.3g/ 次，一日 2～3 次；外用研末，用冷开水少许调匀涂在患处（溃疡者可在患处周围涂敷之），每日数次，常保持湿润，或遵医嘱。

（六）注意事项

孕妇忌服。

二、安宫牛黄丸、紫雪、至宝丹

此三药主要用于热性病引起神志改变甚至昏迷的患者，被称为“温病三宝”。

（一）安宫牛黄丸

1. 出处 出自清代医家吴鞠通《温病条辨》。针对温热病邪内陷心包，导致的高热、神昏谵语等危急重症，是治疗急危重症的传统抢救药物。现代医学研究发现，安宫牛黄丸在治疗急性脑血管疾病、颅脑损伤、感染性疾病等引起的高热、昏迷等方面具有一定疗效。并且随着制药工艺的不断改进，安宫牛黄丸的质量和稳定性得到了进一步提高，其应用范围也在一定程度上得到了拓展，但仍需在医生的指导下合理使用。

2. 处方 牛黄、水牛角浓缩粉、人工麝香、珍珠、朱砂、雄黄、黄连、黄芩、栀子、郁金、冰片等。

3. 性状 为黄橙色至红褐色的大蜜丸；气芳香浓郁，味微苦。

4. 功能与主治

功能：清热解毒，镇惊开窍。

主治：用于热病，邪入心包，高热惊厥，神昏谵语；中风昏迷及脑炎、脑膜炎、中毒性脑病、脑出血、败血症见上述证候者。

5. 用法用量 口服。一次 1 丸，一日 1 次；小儿 3 岁以内一次 1/4 丸，4～6 岁一次 1/2 丸，一日 1 次；或遵医嘱。

6. 注意事项 孕妇慎用。

（二）紫雪

1. 出处 苏恭方，录自《外台秘要》。

2. 处方 由石膏、寒水石、磁石、滑石、犀角（已禁用，以水牛角代）、羚羊角、木香、沉香、玄参、升麻、甘草、丁香、朴硝、硝石、麝香、朱砂等药物配制而成。

3. 性状 为棕红色或灰棕色的粉末；气芳香，味咸、微苦。

4. 功能与主治

功能：清热解毒、镇惊开窍。

主治：温热病，邪热内陷心包而致的高热烦躁、神昏谵语、痉厥、口渴唇焦，尿赤便闭，以及小儿热盛惊厥。

5. 用法用量 口服：冷开水调下。每次1.5～3g，每日2次。周岁小儿每次0.3g。每增1岁，递增0.3g，1日1次，5岁以上小儿遵医嘱，酌情服用。

6. 注意事项 孕妇忌服。

（三）至宝丹

1.出处 《灵苑方》引郑感方，录自《苏沈良方》。

2. 处方 水牛角浓缩粉、牛黄、人工麝香、朱砂、雄黄、琥珀、安息香、冰片等。

3. 性状 为橘黄色至浅褐色的粉末；气芳香浓郁，味微苦。

4. 功能与主治

功能：清热解毒，开窍镇惊。

主治：用于热病属热入心包、热盛动风证，症见高热惊厥、烦躁不安、神昏谵语及小儿急热惊风。

5. 用法用量 口服。一次2g，一日1次；小儿3岁以内一次0.5g，4～6岁一次1g；或遵医嘱。

6. 注意事项 孕妇忌服。

安宫牛黄丸、紫雪、至宝丹三方均可清热开窍，治疗热闭证。其中，安宫牛黄丸长于清热解毒，尤宜于热毒炽盛之高热昏谵者；紫雪长于息风止痉，尤宜于热盛动风之高热痉厥者；至宝丹长于芳香开窍，尤宜于痰热内闭之神昏较重，痰盛气粗者。就其寒凉程度而言，以“安宫牛黄丸最凉，紫雪次之，至宝又次之”（《温病条辨》）。

三、云南白药

（一）处方

保密。

（二）性状

为灰黄色至棕黄色的粉末；具特异香气，味略感清凉，并有麻舌感。保险子为红色的球形或类球形水丸，剖面呈棕色或棕褐色；气微，味微苦。

（三）功能与主治

功能：化瘀止血，活血止痛，解毒消肿。

主治：用于跌打损伤，瘀血肿痛，吐血，咳血，便血，痔血，崩漏下血，手术出血，疮疡肿毒及软组织挫伤，闭合性骨折，支气管扩张及肺结核咳血，溃疡病出血，以及皮肤感染性疾病。

（四）用法用量

刀、枪、跌打诸伤，无论轻重，出血者用温开水送服；瘀血肿痛与未流血者用酒送服；妇科各症，用酒送服；但月经过多、红崩，用温开水送服。毒疮初起，服 0.25g，另取药粉，用酒调匀，敷患处，如已化脓，只需内服。其他内出血各症均可内服。

口服。一次 0.25～0.5g，一日 4 次（2～5 岁按 1/4 剂量服用；6～12 岁按 1/2 剂量服用）。

凡遇较重的跌打损伤可先服保险子一粒，轻伤及其他病症不必服。

（五）注意事项

孕妇忌服。服药一日内忌食蚕豆、鱼类及酸冷食物。

四、西黄丸

（一）历史渊源

西黄丸源自清代王洪绪所著的《外科全生集》，原名“犀黄丸”。王洪绪是清代著名的外科医家，他在书中记载了犀黄丸的配方和功效。当时，该方剂主要用于治疗乳岩、瘰疬、痰核、流注等病症，这些病症多与痰瘀互结、热毒蕴结有关。

（二）处方

牛黄、麝香、乳香（醋制）、没药（醋制）等。

（三）性状

本品为棕褐色至黑褐色的糊丸；气芳香，味微苦。

（四）功能与主治

功能：清热解毒，消肿散结。

主治：热毒壅结所致痈疽疔毒、瘰疬、流注、癌肿。

（五）用法用量

口服。一次 3g，一日 2 次。

（六）注意事项

孕妇禁服。

五、小柴胡颗粒

（一）历史渊源

小柴胡颗粒源自东汉张仲景所著《伤寒论》中的经典方剂——小柴胡汤。《伤寒论》中提到："伤寒五六日，中风，往来寒热，胸胁苦满，嘿嘿不欲饮食，心烦喜呕，或胸中烦而不呕，或渴，或腹中痛，或胁下痞硬，或心下悸，小便不利，或不渴，身有微热，或咳者，小柴胡汤主之。"现代，小柴胡汤的应用更加广泛，涵盖了内、外、妇、儿等多个学科的病症。为了方便患者服用和适应现代临床需求，小柴胡汤被制成了小柴胡颗粒等剂型。

（二）处方

柴胡、姜半夏、黄芩、党参、甘草、生姜、大枣。

（三）性状

本品为黄色至棕褐色的颗粒；味甜。或为棕黄色的颗粒；味淡、微辛。

（四）功能与主治

功能：解表散热，疏肝和胃。

主治：用于外感病，邪犯少阳证，症见寒热往来、胸胁苦满、食欲不振、心烦喜呕、口苦咽干。

（五）用法用量

开水冲服。一次1～2袋，一日3次。

（六）注意事项

风寒表证不宜使用。

六、乌鸡白凤丸

（一）历史渊源

乌鸡白凤丸的历史可以追溯到宋代，用于治疗妇人诸疾，如月经不调、崩中带下等；到了明代，龚廷贤所著的《寿世保元》中记载了"乌鸡丸"，除了乌骨鸡外，还加入了人参、黄芪、当归、熟地等多种滋补气血的药物，增强了方剂的滋补功效，主要用于治疗妇女气血两虚、身体瘦弱、腰膝酸软、月经不调等病症。后来，经过不断地传承和发展，逐渐定名为“乌鸡白凤丸”。在清代，乌鸡白凤丸成为了宫廷御药，备受皇室贵族的青睐，用于治疗后宫嫔妃们的妇科疾病，其声誉也因此得到了广泛传播。

（二）处方

乌鸡（去毛爪肠）、鹿角胶、鳖甲（制）、牡蛎（煅）、桑螵蛸、人参、黄芪、当归、白芍、香附（醋制）、天冬、甘草、地黄、熟地黄、川芎、银柴胡、丹参、山药、芡实（炒）、鹿角霜。

（三）性状

本品为黑褐色至黑色的水蜜丸、小蜜丸或大蜜丸；味甜、微苦。

（四）功能与主治

功能：补气养血，调经止带。

主治：气血两虚，身体瘦弱，腰膝酸软，月经不调，崩漏带下。

（五）用法用量

口服。水蜜丸一次6g，小蜜丸一次9g，大蜜丸一次1丸，一日2次。

（六）注意事项

1. 忌辛辣、生冷食物。

2. 感冒发热患者不宜服用。

七、七宝美髯颗粒

（一）历史渊源

七宝美髯颗粒源于明代方贤所著《奇效良方》中的七宝美髯丹，具有滋补肝肾、乌发壮骨功效。现代医学研究发现，该方剂具有抗氧化、抗衰老、调节内分泌、增强免疫力等作用。其能够通过调节机体的代谢功能，改善肝肾不足引起的一系列生理变化，从而达到治疗须发早白、脱发等病症的效果。同时，对于一些因肝肾亏虚导致的亚健康状态，七宝美髯颗粒也有一定的调理作用。

（二）处方

制何首乌、当归、补骨脂（黑芝麻炒）、枸杞子（酒蒸）、菟丝子（炒）、茯苓、牛膝（酒蒸）。

（三）性状

本品为黄棕色的颗粒；味甜、微苦、涩。

（四）功能与主治

功能：滋补肝肾。

主治：肝肾不足，须发早白，遗精早泄，头眩耳鸣，腰酸背痛。

（五）用法用量

开水冲服。一次 8g，一日 2 次。

（六）注意事项

1. 忌不易消化食物。

2. 感冒发热患者不宜服用。

八、五子衍宗丸

（一）历史渊源

五子衍宗丸最早起源于唐代，最初记载于道教的《悬解录》一书，被称为“守仙五子丸”。现代医学研究发现，五子衍宗丸具有多种药理作用，如调节生殖内分泌功能、提高精子质量和活力、改善卵巢功能、增强免疫力等。因此，其应用范围不仅局限于传统的不孕不育症，还在治疗慢性前列腺炎、女性月经不调、更年期综合征等方面有一定的应用。

（二）处方

枸杞子、菟丝子（炒）、覆盆子、五味子（蒸）、车前子（盐炒）。

（三）性状

本品为棕褐色的水蜜丸、棕黑色的小蜜丸或大蜜丸；味甜、酸、微苦。

（四）功能与主治

功能：补肾益精。

主治：肾虚精亏所致的阳痿不育、遗精早泄、腰痛、尿后余沥。

（五）用法用量

口服。水蜜丸一次 6g，一日 2 次。

（六）注意事项

1. 忌不易消化食物。

2. 感冒发热患者不宜服用。

第三节　常备中成药

一、防疫抗疫中成药

（一）金叶败毒颗粒

1. 药物组成　金银花，大青叶，蒲公英，鱼腥草。

2. 性状　本品为棕色至棕褐色的颗粒；气香，味甜、微苦。

3. 功能与主治

功能：清热解毒。

主治：用于风温肺热病，热在肺卫证，症见发热，咽痛或乳蛾红肿，流涕，咳嗽，咳痰，头痛，口渴等。

4. 用法用量　开水冲服。一次 10g，一日 3 次。

5. 注意事项　肝、肾功能异常者，服药期间应予复查。

（二）抗病毒颗粒

1. 药物组成　板蓝根、忍冬藤、山豆根、川射干、鱼腥草、重楼、贯众、白芷、青蒿。辅料为蔗糖。

2. 性状　本品为棕黄色至棕褐色的颗粒；味甜、略苦。

3. 功能与主治

功能：清热解毒。

主治：用于病毒性感冒。

4. 用法用量　开水冲服，一次 12～24g，一日 3 次。

5. 注意事项　孕妇禁用；糖尿病患者禁用。

（三）连花清瘟颗粒

1. 药物组成　连翘、金银花、炙麻黄、炒苦杏仁、石膏、板蓝根、绵马贯众、鱼腥草、广藿香、大黄、红景天、薄荷脑、甘草。

2. 性状　本品为棕黄色至棕褐色的颗粒；气微香，味微苦。

3. 功能与主治

功能：清瘟解毒，宣肺泄热。

主治：用于治疗流行性感冒属热毒袭肺证，症见发热，恶寒，肌肉酸痛，鼻塞流涕，咳嗽，头痛，咽干咽痛，舌偏红，苔黄或黄腻。在新型病毒肺炎的常规治疗中，可用于轻型、普通型引起的发热、咳嗽、乏力。

4. 用法用量　口服。一次 1 袋，一日 3 次。新型病毒肺炎轻型、普通型疗程 7～10 天。

5. 注意事项　对本品及本品成分过敏者忌服。

（四）金花清感颗粒

1. 药物组成　金银花、浙贝母、黄芩、牛蒡子、青蒿等。

2. 性状　本品为淡棕色至棕色颗粒，气清香；味微甜、苦。

3. 功能与主治

功能：疏风宣肺，清热解毒。

主治：用于外感时邪引起的发热，恶寒轻或不恶寒，咽红咽痛，鼻塞流涕，口渴，咳嗽或咳而有痰等，舌质红，苔薄黄，脉数。适用于各类流感包括甲型 H_1N_1 流感所引起上述症候者。

4. 用法用量　开水冲服。一次 1 袋，一日 2 次，连服 3～5 日，或遵医嘱。

5. 注意事项　妊娠妇女禁用；对本品或处方中的成分过敏者禁用。

（五）清开灵颗粒

1. 药物组成　胆酸、珍珠母、猪去氧胆酸、栀子、水牛角、板蓝根、黄芩苷、金银花。

2. 性状　本品为棕色的颗粒；味甜、微苦。

3. 功能与主治

功能：清热解毒，镇静安神。

主治：用于外感风热时毒、火毒内盛所致高热不退，烦躁不安，咽喉肿痛，舌质红绛、苔黄、脉数；上呼吸道感染，病毒性感冒，急性扁桃体炎，急性咽炎，急性气管炎，高热等症属上述证候者。

4. 用法用量　口服，一次 3～6g（一次 1～2 袋），一日 2～3 次，儿童酌减或遵医嘱。

5. 注意事项　久病体虚患者如出现腹泻时慎用。

二、感冒常用中成药

（一）三拗片

1. 药物组成 麻黄、苦杏仁、甘草、生姜。

2. 性状 本品为薄膜衣片，除去薄膜衣后，显褐色至棕褐色；气香，味微苦。

3. 功能与主治

功能：宣肺解表。

主治：用于风寒袭肺证，症见咳嗽声重，咳嗽痰多，痰白清稀；急性支气管炎见上述证候者。

4. 用法用量 口服。一次 1g，一日 3 次。

5. 注意事项

（1）风热犯肺所致咳嗽、发热恶风及寒邪入里化热等热邪导致相关症状者禁用。

（2）对本品及所含成分过敏者禁用。

（二）急支糖浆

1. 药物组成 鱼腥草、金荞麦、四季青、麻黄、紫菀、前胡、枳壳、甘草。辅料为蔗糖、苯甲酸、山梨酸钾、糖精钠。

2. 性状 本品为棕黑色的黏稠液体；味甜、微苦。

3. 功能与主治

功能：清热化痰，宣肺止咳。

主治：用于外感风热所致的咳嗽，症见发热、恶寒、胸膈满闷、咳嗽咽痛；急性支气管炎、慢性支气管炎急性发作见上述证候者。

4. 用法用量 口服。一次 20～30ml，一日 3～4 次；儿童 1 岁以内一次 5ml，1～3 岁一次 7ml，3～7 岁一次 10ml，7 岁以上一次 15ml，一日 3～4 次。

5. 注意事项

（1）忌烟、酒及辛辣、生冷、油腻食物。

（2）不宜在服药期间同时服用滋补性中药。

（三）野马追糖浆

1. 药物组成 野马追。辅料为酒石酸、蔗糖、苯甲酸钠。

2. 性状 本品为深棕褐色的黏稠液体；味甜，微苦。

3. 功能与主治

功能：清热解毒，化痰止咳，平喘

主治：用于慢性气管炎，痰多，咳喘。

4. 用法用量 口服，一次15ml，一日3次。

5. 注意事项 糖尿病患者禁服。

（四）荆防颗粒

1. 药物组成 荆芥、防风、羌活、独活、柴胡、前胡、川芎、枳壳、茯苓、桔梗、甘草。辅料为蔗糖。

2. 性状 本品为棕色的颗粒；气香，味甜、微苦。

3. 功能与主治

功能：发汗解表，散风祛湿。

主治：用于风寒感冒，头痛身痛，恶寒无汗，鼻塞清涕，咳嗽白痰。

4. 用法用量 开水冲服，一次15g，一日3次。

5. 注意事项

（1）忌烟、酒及辛辣、生冷、油腻食物。

（2）不宜在服药期间同时服用滋补性中成药。

（五）藿香正气口服液

1. 药物组成 苍术、陈皮、厚朴（姜制）、白芷、茯苓、大腹皮、生半夏、甘草浸膏、广藿香油、紫苏叶油。辅料为聚山梨酯80、肉桂油、聚乙二醇400。

2. 性状 本品为棕色的澄清液体；味辛，微甜。

3. 功能与主治

功能：解表化湿，理气和中。

主治：用于外感风寒、内伤湿滞或夏伤暑湿所致的感冒，症见头痛昏重、胸膈痞闷、脘腹胀痛、呕吐泄泻；胃肠型感冒见上述证候者。

4. 用法用量 口服。一次5～10ml，一日2次，用时摇匀。

5. 注意事项 对本品及所含成分过敏者禁用。

三、胃肠常用中成药

（一）枳术宽中胶囊

1. 药物组成 白术（炒）、枳实、柴胡、山楂。

2. 性状 本品为硬胶囊,内容物为淡灰褐色粉末;气微香,味微苦、咸。

3. 功能与主治

功能:健脾和胃,理气消痞。

主治:用于胃痞(脾虚气滞),症见呕吐、反胃、纳呆、反酸等,以及功能性消化不良见以上症状者。

4. 用法用量 口服,一次3粒,一日3次。疗程为2周。或遵医嘱。

5. 不良反应 服药后偶见胃痛或大便次数增多。

(二)安胃疡胶囊

1. 药物组成 甘草黄酮类化合物。辅料为淀粉。

2. 性状 本品内容物为黄色或黄棕色至棕褐色的粉末或颗粒,无臭,味微苦、涩,几乎无甜味。

3. 功能与主治

功能:补中益气,解毒生肌。

主治:胃及十二指肠球部溃疡。对虚寒型和气滞型患者有较好的疗效,并可用于溃疡愈合后的维持治疗。

4. 用法用量 口服,每次2粒,一日4次(三餐后和睡前)。

5. 注意事项 尚不明确。

(三)固本益肠片

1. 药物组成 党参、白术、补骨脂、山药、黄芪、炮姜、当归、白芍等。辅料为淀粉、糊精、硬脂酸镁。

2. 性状 本品为棕黄色或棕色的片剂;气味香,味微苦。

3. 功能与主治

功能:健脾温肾,涩肠止泻。

主治:用于脾虚或脾肾阳虚所致慢性泄泻,症见慢性腹痛腹泻、大便清稀、食少腹胀、腰酸乏力、形寒肢冷。

4. 用法用量 口服。一次小片8片,大片4片,一日3次。

5. 注意事项 泄泻时腹部热胀痛者忌服。

(四)摩罗丹

1. 药物组成 百合、茯苓、玄参、乌药、泽泻、麦冬、当归、茵陈、延胡索、白芍、石斛、九节菖蒲、川芎、鸡内金、三七、白术、地榆、蒲黄。

2. 性状 本品为棕褐色的浓缩丸；味微苦。

3. 功能与主治

功能：和胃降逆，健脾消胀，通络定痛。

主治：用于慢性萎缩性胃炎症见胃疼，胀满，痞闷，纳呆，嗳气等症。

4. 用法用量 口服。一次16丸，一日3次。

5. 注意事项

（1）忌食刺激性食物及饮料。

（2）孕妇慎用。

（五）荜铃胃痛颗粒

1. 药物组成 荜澄茄、川楝子、醋延胡索、酒大黄、黄连、吴茱萸、醋香附、香橼、佛手、海螵蛸、煅瓦楞子。辅料为糊精、三氯蔗糖、低取代羟丙纤维素。

2. 性状 本品为棕色至棕褐色的颗粒，味苦。

3. 功能与主治

功能：行气活血，和胃止痛。

主治：用于气滞血瘀所致的胃脘痛；慢性胃炎见有上述证候者。

4. 用法用量 开水冲服。一次5g，一日3次。

5. 注意事项 孕妇禁用。

四、补肾常用中成药

（一）肾气丸

1. 药物组成 干地黄、山药、山茱萸、泽泻、茯苓、牡丹皮、肉桂、附子、牛膝、车前子。

2. 性状 本品为棕褐色至黑褐色的水蜜丸、小蜜丸或大蜜丸；味酸而微甘、苦。

3. 功能与主治

功能：温肾化气，利水消肿。

主治：用于肾阳不足、水湿内停所致的肾虚水肿、腰膝酸软、小便不利、痰饮咳喘。

4. 用法用量 口服，大蜜丸一次1丸，一日2～3次。

5. 注意事项

（1）过敏体质者慎用。

（2）年老体弱者应在医师指导下服用。

（二）六味地黄丸

1. 药物组成　熟地黄、酒萸肉、牡丹皮、山药、茯苓、泽泻。

2. 性状　本品为棕褐色至黑褐色的大蜜丸；味甜而酸。

3. 功能与主治

功能：滋阴补肾。

主治：肾阴亏损，头晕耳鸣，腰膝酸软，骨蒸潮热，盗汗遗精，消渴。

4. 用法用量　口服。大蜜丸一次1丸，一日2次。

5. 注意事项

（1）忌不易消化食物。

（2）感冒发热患者不宜服用。

（三）缩泉胶囊

1. 药物组成　山药、益智仁、乌药。辅料为：玉米淀粉。

2. 性状　本品为硬胶囊，内容物为棕黄色至棕褐色的颗粒及粉末；气香，味微苦。

3. 功能与主治

功能：补肾缩尿。

主治：用于肾虚所致的小便频数、夜卧遗尿。

4. 用法用量　口服。成人一次1.8g，5岁以上儿童一次0.9g，一日3次。

5. 不良反应　尚不明确。

（四）龟鹿二仙膏

1. 药物组成　龟甲、鹿角、党参、枸杞子。

2. 性状　本品为红棕色稠厚的半流体；味甜。

3. 功能与主治

功能：温肾益精，补气养血。

主治：用于肾虚精亏所致的腰膝酸软、遗精、阳痿。

4. 用法用量　口服。一次15～20g，一日3次。

5. 注意事项　孕妇及小儿忌服，脾胃虚弱慎用。

（五）百令胶囊

1. 药物组成 发酵冬虫夏草菌粉。

2. 性状 本品为硬胶囊，内容物为灰色至灰黄色粉末；气微腥，味微咸。

3. 功能与主治

功能：补肺肾，益精气。

主治：肺肾两虚引起的咳嗽、气喘、咯血、腰背酸痛、面目浮肿、夜尿清长；慢性支气管炎、慢性肾功能不全的辅助治疗。

4. 用法用量 口服。规格 1（0.2g）一次 5～15 粒，规格 2（0.5g）一次 2～6 粒，一日 3 次。

5. 注意事项 忌辛辣、生冷、油腻食物。

五、慢病常用中成药

（一）玉屏风颗粒

1. 药物组成 黄芪、白术（炒）、防风。辅料为糊精、甘露醇、矫味剂、黏合剂。

2. 性状 本品为浅黄色至棕红色的颗粒；味涩而后甘。

3. 功能与主治

功能：益气，固表，止汗。

主治：用于表虚不固，自汗恶风，面色㿠白，或体虚易感风邪者。

4. 用法用量 开水冲服，一次 5g，一日 3 次。

5. 注意事项

（1）忌油腻食物。

（2）本品宜饭前服用。

（二）松龄血脉康胶囊

1. 药物组成 鲜松叶、葛根、珍珠层粉。

2. 性状 本品为硬胶囊，内容物为浅褐色至褐色的粉末；气微，味苦。

3. 功能与主治

功能：平肝潜阳，镇心安神。

主治：用于肝阳上亢所致的头痛、眩晕、急躁易怒、心悸、失眠；高血压及原发性高脂血症见上述证候者。

4. 用法用量 口服。一次1.5g，一日3次，或遵医嘱。

5. 注意事项

（1）本品易吸潮，开瓶取药后应立即旋紧瓶盖，密闭保存。

（2）如因保存不当，导致本品出现吸潮结块等性状改变，请勿继续使用。

（三）复方丹参滴丸

1. 药物组成 丹参、三七、冰片。

2. 性状 本品为棕色的薄膜衣滴丸，除去包衣后显黄棕色至棕色；气香，味微苦。

3. 功能与主治

功能：活血化瘀，理气止痛。

主治：用于气滞血瘀所致的胸痹，症见胸闷、心前区刺痛；冠心病心绞痛见上述证候者。用于2型糖尿病引起Ⅰ期（轻度）、Ⅱ期（中度）非增殖性糖尿病视网膜病变气滞血瘀证所致的视物昏花、面色晦暗、眼底点片状出血，舌质紫黯或有瘀点瘀斑，脉涩或细涩。

4. 用法用量

（1）用于冠心病心绞痛：口服或舌下含服。一次10丸，一日3次。28天为一个疗程；或遵医嘱。

（2）用于非增殖性糖尿病视网膜病变气滞血瘀证的症状改善：口服。一次20丸，一日3次。疗程24周。

5. 注意事项 对本品及所含成分过敏者禁用。

（四）枣仁安神胶囊

1. 药物组成 酸枣仁、丹参、五味子。

2. 性状 本品为硬胶囊，内容物为棕黄色至棕褐色的颗粒和粉末；气香，味酸、微苦。

3. 功能与主治

功能：养血安神。

主治：用于心血不足所致的失眠、健忘、心烦、头晕；神经衰弱症见上述证候者。

4. 用法用量 口服。一次5粒，一日1次，临睡前服用。

5. 注意事项

（1）孕妇慎用。

（2）由于消化不良所致的睡眠差者忌用。

（五）强力天麻杜仲丸

1. 药物组成 天麻、盐杜仲、制草乌、炮附片、独活、藁本、玄参、当归、地黄、川牛膝、槲寄生、羌活。辅料：蜂蜜。

2. 性状 本品为黑褐色的水蜜丸；气微香，味微甜、略苦麻。

3. 功能与主治

功能：散风活血，舒筋止痛。

主治：用于中风引起的筋脉掣痛，肢体麻木，行走不便，腰腿酸痛，头痛头昏。

4. 用法用量 口服。一次12丸，一日2～3次。

5. 注意事项 本品含制草乌、炮附片，不宜和半夏、瓜蒌、贝母、白蔹、白及等一起使用。

六、止痛常用中成药

（一）元胡止痛滴丸

1. 药物组成 醋延胡索、白芷。辅料为：聚乙二醇-6000。

2. 性状 本品为棕褐色的滴丸；气香，味微苦。

3. 功能与主治

功能：理气，活血，止痛。

主治：用于行经腹痛，胃痛，胁痛，头痛。

4. 用法用量 口服。一次20～30丸，一日3次。

5. 注意事项 孕妇忌用。

（二）都梁软胶囊

1. 药物组成 主要成分：白芷、川芎；辅料：大豆油、明胶、甘油。

2. 性状 本品为软胶囊，内容物为棕褐色的油状混悬物；气香，味苦。

3. 功能与主治

功能：祛风散寒，活血通络。

主治：用于头痛属风寒瘀血阻滞脉络证者，症见头胀痛或刺痛，痛有定处，反复发作，遇风寒诱发或加重。

4. 用法用量 口服。一次3粒，一日3次。

5. 注意事项

（1）妊娠及哺乳期妇女禁服。

（2）本品及所含成分过敏者禁用。

（三）丹珍头痛胶囊

1. 药物组成 高原丹参、夏枯草、熟地黄、珍珠母、鸡血藤、川芎、当归、白芍、菊花、蒺藜、钩藤、细辛。

2. 性状 本品为硬胶囊，内容物为棕色或棕黄褐色的粉末；味微涩、微苦。

3. 功能与主治

功能：平肝息风，散瘀通络，解痉止痛。

主治：用于肝阳上亢，瘀血阻络所致的头痛，背痛颈酸，烦躁易怒。

4. 用法用量 口服。一次3～4粒，一日3次；或遵医嘱。

5. 注意事项 肾脏病患者、孕妇、新生儿禁用。

（四）颠茄片

1. 药物组成 颠茄浸膏。

2. 性状 本品为浅棕色或棕色的片剂。

3. 功能与主治

功能：解除平滑肌，抑制腺体分泌。

主治：用于胃及十二指肠溃疡，胃肠道、肾、胆绞痛等。

4. 用法用量 口服。成人一次1片，疼痛时服。必要时4小时后可重复1次。

5. 注意事项 对本品过敏者、哺乳期妇女、前列腺肥大患者、青光眼患者禁用。

（五）正清风痛宁缓释片

1. 药物组成 盐酸青藤碱。

2. 性状 本品为薄膜衣片，除去包衣后显白色或类白色；味苦。

3. 功能与主治

功能：祛风除湿，活血通络，利水消肿。

主治：用于风湿与类风湿关节炎属风寒湿痹证者，症见：肌肉酸痛，关节肿胀，疼痛，屈伸不利，麻木僵硬等。亦用于慢性肾炎（普通型为主）属湿邪瘀阻证者，症见：反复浮肿，腰部酸痛，肢体困重，尿少，舌质紫黯或有瘀斑，苔腻等。

4. 用法用量 口服。用于风寒湿痹证者：每次1～2片，一日2次，2个月为一疗程；用于慢性肾炎（普通型为主）患者：每次2片，一日2次，3个月为一疗程。

5. 注意事项 孕妇或哺乳期妇女忌用；有哮喘病史及对青藤碱过敏者禁用。

七、儿童常用中成药

（一）双黄连口服液（儿童型）

1. 药物组成 金银花、黄芩、连翘。

2. 性状 本品为棕红色的澄清液体；味甜、微苦。

3. 功能与主治

功能：疏风解表，清热解毒。

主治：用于外感风热所致的感冒，症见发热、咳嗽、咽痛。

4. 用法用量 口服。1～3岁一次10ml，4～7岁一次20ml，一日3次。

5. 注意事项

（1）对本品及所含成分过敏者禁用。

（2）风寒感冒者禁用。

（二）醒脾养儿颗粒

1. 药物组成 一点红、毛大丁草、山栀茶、蜘蛛香。辅料为蔗糖。

2. 性状 本品为黄褐色至棕褐色的颗粒；味甜，微苦。

3. 功能与主治

功能：醒脾开胃，养血安神，固肠止泻。

主治：用于脾气虚所致的儿童厌食，腹泻便溏，烦躁盗汗，遗尿夜啼。

4. 用法用量 温开水冲服。1岁以内一次1袋（2g），一日2次；1～2岁一次2袋（4g），一日2次；3～6岁一次2袋（4g），一日3次；7～14岁一次3～4袋（6～8g），一日2次。

5. 注意事项 糖尿病患儿禁服，对本品及所含成分过敏者禁用。

（三）小儿消积止咳口服液

1. 药物组成　炒山楂、槟榔、枳实、蜜枇杷叶、瓜蒌、炒莱菔子、炒葶苈子、桔梗、连翘、蝉蜕。

2. 性状　本品为棕红色的液体；味甜，微苦。

3. 功能与主治

功能：清热肃肺，消积止咳。

主治：用于小儿饮食积滞、痰热蕴肺所致的咳嗽、夜间加重、喉间痰鸣、腹胀、口臭。

4. 用法用量　口服。周岁以内一次5ml，1～2岁一次10ml，3～4岁一次15ml，5岁以上一次20ml，一日3次；5天为一疗程。

5. 注意事项　对本品及所含成分过敏者禁用。本品处方中含“瓜蒌”，不宜与含有乌头（包括川乌、草乌、附子）的中药方剂或成药同时服用。

（四）茵栀黄口服液

1. 药物组成　茵陈提取物、栀子提取物、黄芩提取物、金银花提取物。

2. 性状　本品为棕红色液体；味甜、微苦。

3. 功能与主治

功能：清热解毒，利湿退黄。

主治：用于肝胆湿热所致的黄疸，症见面目悉黄、胸胁胀痛、恶心呕吐、小便黄赤；急、慢性肝炎见上述证候者。

4. 用法用量　口服。一次10ml，一日3次。

5. 注意事项　对本品及所含成分过敏者禁用。

（五）小儿豉翘清热颗粒

1. 药物组成　连翘、淡豆豉、薄荷、荆芥、炒栀子、大黄、青蒿、赤芍、槟榔、厚朴、黄芩、半夏、柴胡、甘草。

2. 性状　本品为淡黄色至棕褐色的颗粒；味甘、微苦。

3. 功能与主治

功能：疏风解表，清热导滞。

主治：用于小儿风热感冒夹滞证，症见发热咳嗽，鼻塞流涕，咽红肿痛，纳呆口渴，脘腹胀满，便秘或大便酸臭，溲黄。

4. 用法用量　开水冲服。6个月至1岁，一次1～2g；1～3岁，一次

2～3g；4～6 岁，一次 3～4g；7～9 岁，一次 4～5g；10 岁以上，一次 6g。一日 3 次。

5. 注意事项 对本品及所含成分过敏者禁用。

八、妇科常用中成药

（一）滋肾育胎丸

1. 药物组成 菟丝子（盐水制）、砂仁、熟地黄、人参、桑寄生、阿胶珠、制何首乌、艾叶、盐巴戟天、白术、党参、鹿角霜、枸杞子、续断、杜仲。

2. 性状 本品为黑色的包衣浓缩水蜜丸，除去包衣后显深棕色；气微香，味微苦。

3. 功能与主治

功能：补肾健脾，益气培元，养血安胎，强壮身体。

主治：用于脾肾两虚，冲任不固所致的滑胎（防治习惯性流产和先兆性流产）。

4. 用法用量 口服，淡盐水或蜂蜜水送服。一次 5g（1 袋），一日 3 次。

5. 注意事项

（1）对本品及所含成分过敏者禁用。

（2）严重肝肾功能不全者禁用。

（二）妇宝颗粒

1. 药物组成 地黄、忍冬藤、续断（盐炙）、杜仲叶（盐炙）、麦冬、川楝子（炒）、白芍（酒炒）、延胡索（醋制）、甘草、侧柏叶（炒）、莲房（炭）、大血藤，辅料为甜菊素、糊精。

2. 性状 本品为棕黄色至棕色的颗粒；味苦、微甜。

3. 功能与主治

功能：益肾和血，理气止痛。

主治：用于肾虚夹瘀所致的腰酸腿软、小腹胀痛、白带量多；慢性盆腔炎、附件炎见上述证候者。

4. 用法用量 用开水冲服。一次 10g，一日 2 次。

5. 注意事项

（1）忌辛辣、生冷、油腻食物。

（2）有高血压、心脏病、肝病、糖尿病、肾病等慢性病严重者应在医师指导下服用。

（三）坤泰胶囊

1. 药物组成 熟地黄、黄连、白芍、黄芩、阿胶、茯苓。

2. 性状 本品为硬胶囊，内容物为黄褐色或棕褐色的粉末；味苦。

3. 功能与主治

功能：滋阴清热，安神除烦。

主治：用于绝经期前后诸证。阴虚火旺者，症见潮热面红、自汗盗汗、心烦不宁、失眠多梦、头晕耳鸣、腰膝酸软、手足心热；妇女卵巢功能衰退、更年期综合征见上述症候者。

4. 用法用量 口服。一次4粒，一日3次，2～4周为一疗程，或遵医嘱。

5. 注意事项 阳虚体质者忌用。

（四）保妇康栓

1. 药物组成 莪术油、冰片。

2. 性状 本品呈乳白色、乳黄色或棕黄色的子弹形。

3. 功能与主治

功能：行气破瘀，生肌止痛。

主治：用于湿热瘀滞所致的带下病，症见带下量多、色黄、时有阴部瘙痒；霉菌性阴道炎、老年性阴道炎见上述证候者。

4. 用法用量 洗净外阴部，将栓剂塞入阴道深部；或在医生指导下用药。每晚1粒。

5. 注意事项 孕妇禁用。

（五）葆宫止血颗粒

1. 药物组成 煅牡蛎、白芍、侧柏炭、地黄、金樱子、醋柴胡、三七、仙鹤草、椿皮、大青叶。

2. 性状 本品为黄棕色至棕褐色的颗粒；味甜、微苦。

3. 功能与主治

功能：固经止血，滋阴清热。

主治：用于冲任不固、阴虚血热所致月经过多、经期延长，症见月经量多或经期延长、经色深红、质稠，或有小血块，腰膝酸软，咽干口燥，潮热心烦，舌红少津，苔少或无苔，脉细数；功能失调性子宫出血及上环后子宫出血见上述证候者。

4. 用法用量 开水冲服。一次 1 袋，一日 2 次。月经来后开始服药，14 天为一个疗程，连续服用 2 个月经周期。

九、骨科常用中成药

（一）舒筋活血片

1. 药物组成 红花、醋香附、烫狗脊、香加皮、络石藤、伸筋草、泽兰、槲寄生、鸡血藤、煅自然铜。

2. 性状 本品为黄褐色的片剂；味苦。

3. 功能与主治

功能：舒筋活络，活血散瘀。

主治：用于筋骨疼痛，肢体拘挛，腰背酸痛，跌打损伤。

4. 用法用量 口服。一次 5 片，一日 3 次。

5. 注意事项 孕妇忌服。

（二）藤黄健骨片

1. 药物组成 熟地黄、鹿衔草、骨碎补（烫）、肉苁蓉、淫羊藿、鸡血藤、莱菔子（炒）。辅料为：硬脂酸镁、二氧化硅、薄膜包衣材料。

2. 性状 本品为薄膜衣片，除去薄膜衣后显棕褐色至棕黑色；味苦。

3. 功能与主治

功能：补肾，活血，止痛。

主治：用于肥大性脊椎炎，颈椎病，跟骨刺，增生性关节炎，大骨节病。

4. 用法用量 口服。一次 3～6 片，一日 2 次。

（三）接骨七厘片

1. 药物组成 醋乳香、醋没药、当归、土鳖虫、烫骨碎补、硼砂、血竭、煅自然铜、酒大黄。

2. 性状 本品为薄膜衣片，除去包衣显棕褐色；味微苦、微涩。

3. 功能与主治

功能：活血化瘀，接骨止痛。

主治：用于跌打损伤，续筋接骨，血瘀疼痛。

4. 用法用量 口服。一次5片，一日2次，温开水或黄酒送服。

5. 注意事项

（1）孕妇禁服。

（2）对本品及所含成分过敏者禁用。

（四）仙灵骨葆胶囊

1. 药物组成 淫羊藿、续断、丹参、知母、补骨脂、地黄。

2. 性状 本品为硬胶囊，内容物为棕黄色至棕褐色的颗粒及粉末；味微苦。

3. 功能与主治

功能：滋补肝肾，接骨续筋，强身健骨。

主治：用于骨质疏松和骨质疏松症，骨折，骨关节炎，骨无菌性坏死等。

4. 用法用量 口服。一次3粒，一日2次；4～6周为一疗程；或遵医嘱。

5. 注意事项

（1）孕妇禁用。

（2）有肝病史或肝生化指标异常者禁用。

（五）消痛贴膏

1. 药物组成 本品系藏族验方。由独一味、姜黄等药味加工而成。

2. 性状 本品为附在胶布上的药芯袋，内容物为黄色至黄褐色的粉末；具特殊香气。润湿剂为黄色至橙黄色的液体；气芳香。

3. 功能与主治

功能：活血化瘀，消肿止痛。

主治：用于急慢性扭挫伤、跌打瘀痛、骨质增生、风湿及类风湿疼痛、落枕、肩周炎、腰肌劳损和陈旧性伤痛。

4. 用法用量 外用。将小袋内润湿剂均匀涂于药芯袋表面，湿润后直接敷于患处或穴位。每贴敷24小时。

5. 注意事项

（1）过敏体质患者可能有胶布反应或药物接触性反应，如瘙痒、红肿、水疱、色素沉着等。

（2）孕妇慎用。

（3）开放性创伤忌用。

下　篇　健康篇

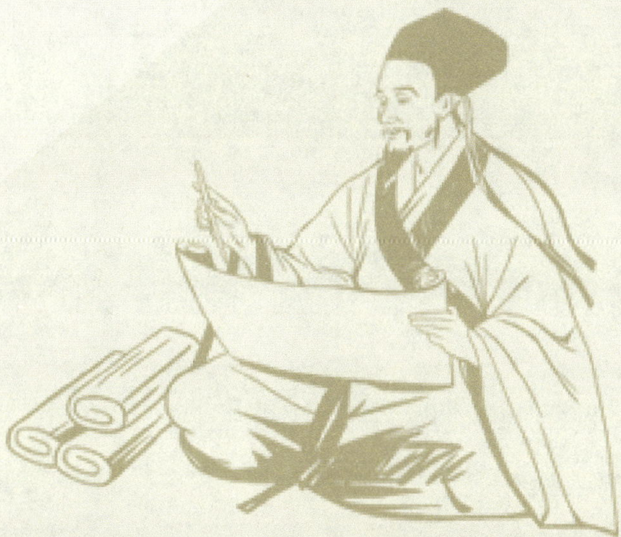

第一章
中医学健康观

第一节　天人相应的整体观

“天人相应”是中国传统文化的核心理念之一，强调人与自然以及宇宙间的和谐关系。天人一体观认为，人生于天地间，是自然界的重要组成部分，因此其生成与运行，与天地自然遵守相同的基本规律。故《灵枢·邪客》：“人与天地相应”，《灵枢·岁露论》：“人与天地相参也，与日月相应也”。

1. 人与自然的和谐关系　人类是宇宙万物之一，与天地万物有着共同的生成本原。《素问·宝命全形论》说：“天地合气，命之曰人。”自然环境的各种变化，如寒暑更替、昼夜晨昏、地域差异，必然对人体的生理病理产生直接或间接的影响。春季阳气渐升、万物复苏，宜顺应时势，适当增加户外活动，以助阳气生发，促进新陈代谢；夏季炎热，阳光炽烈，当保持心境平和，避免过度劳累，增加饮水量，以维持体内津液平衡；秋冬寒凉、日照不足，应注重防寒保暖，合理调节饮食，增加营养，预防寒邪所致疾患。

自然界的气候特征、地理环境及饮食习惯，同样对人体健康产生深远影响。中医主张顺时养生、因地制宜：气候变化剧烈或急骤时，要“虚邪贼风，避之有时”，防止病邪侵犯人体而发病。春夏慎用温热，秋冬慎用寒凉，即所谓“因时制宜”。对于某些季节多发病，亦可“冬病夏治”“夏病冬治”，如冬天由于素体阳虚阴盛而发病的咳喘、骨关节痛（寒痹）等，可在夏季培补阳气。湿润的南方地区，饮食宜减少生冷，以防湿气困阻；干燥的北方，则应多饮水、适当润燥，避免因干燥引发不适。如《素问·阴阳应象大论》说：“故治不法天之纪，不用地之理，则灾害至矣。”这种因时制宜、因地制宜的养生理念，充分体现了“天人相应”的整体观。

2. 内外因的相互作用 《灵枢·百病始生》指出："夫百病之始生也，皆生于风雨寒暑，清湿喜怒。"意思是各种疾病的发生，都是由风雨寒暑清湿喜怒等内外诸因所致。这也蕴含着我们经常提到的内因、外因对人体的致病作用。内因主要包括七情所伤、饮食不节、劳逸不均等，而外因则主要指六淫邪气等多种因素。但日常生活中，尤以情志变化对健康的影响突出，常成为致病的关键因素。《素问·举痛论》有言："百病生于气也，怒则气上，喜则气缓，悲则气消，恐则气下。"阐述了情绪波动如何影响气机的运行。长时间或突然的情绪变化，容易导致气机升降失调，继而引发脏腑功能失调。因此，中医在诊治过程中，不仅关注外界环境的变化，更注重调畅情志，力求在心理和生理两个层面实现协调平衡。

3. 整体观在养生中的应用 "天人相应"的整体观在中医养生中具有重要的指导意义。养生并非局限于身体某一部位的调理，也不仅仅只是追求身体各项指标的正常。而是对全身及身心的整体维护，提高生活质量和健康水平，预防疾病的发生。在当今节奏紧张、压力较大的生活方式中，人们往往忽视人体与自然的联系，如熬夜、大量饮酒等，久而久之易阴阳失衡、身心失调而致病。

（1）顺应自然：养生应随四时变化而调整作息与活动，做到"因时而养"。春季宜多到户外活动，助阳气生发；夏季当保持心境平和，避免过度消耗；秋冬则应注重内养，适当进补并加强保暖，以固护阳气、平衡阴阳。

（2）怡情摄神：即在人的精神将要或已经失于清静而发生异常时，采取适当的方法，从而使情志回归正常的精神养生法。《素问·举痛论》"百病生于气也，怒则气上，喜则气缓，悲则气消，恐则气下，寒则气收，炅则气泄，惊则气乱，劳则气耗，思则气结。"长期情绪低落、愤怒或焦虑，皆可导致气机郁滞，日久则损伤脏腑。日常可通过冥想、气功、太极等方式舒缓身心，促进气血运行，使情志与生理相互调和。

（3）饮食有节：饮食是人赖以生存和维持健康的基本条件，是人体生命活动所需精微物质的重要来源。但饮食要有一定的节制，避免因饮食失宜而内伤脾胃，影响健康。《灵枢·五味》说："谷不入，半日则气衰，一日则气少矣。"《素问·痹论》说："饮食自倍，肠胃乃伤。"如果饮食失宜，影响人体的生理功能，导致脏腑功能失调或正气损伤则会发生疾病。中医有"食为养生之本”之说，合理饮食不仅可增强抵抗力，还能维持脏腑功能的稳定。

（4）适量运动：恰当的运动有助于强健体魄、提升免疫力。应选择与季节、体质相宜的锻炼方式，如晨跑、游泳、瑜伽等，使机体在动静之间达到内外协调。

（5）环境调适：生活与工作环境的舒适度直接影响身心状态。应保持室内空气流通、光线适宜，减少噪声干扰，营造有利于休养与工作的氛围。

第二节 形神统一的和谐观

在传统中医的健康观中，“形神统一”是一个重要的概念，强调身体（形）与精神（神）之间的相互联系与协调。如《素问·上古天真论》讲到“上古之人，其知道者，法于阴阳，和于术数，食饮有节，起居有常，不妄作劳，故能形与神俱，而尽终其天年，度百岁乃去。”意思是上古之人所以长寿，其奥妙在于知“道”，明白“道法自然”，懂得与四时偕行，善于运用术数之法，饮食有所节制，起居有常规，不妄作为，以保证形神俱旺，协调统一，活到天年。说明“形神统一”的重要性。

1. 形神统一的内涵 形是指人的形体，是组成和维持人体生命活动的最基本物质，比如脏腑、经络、血液等。神有广义与狭义之分，广义是指一切人体生命活动的外在表现，狭义是指人的精神意识思维活动，这里着重指狭义之神。二者相辅相成，密不可分。如《素问·上古天真论》所言“形与神俱，而尽终其天年”，意思是身体和精神都保持良好状态，才能安然度过自然的寿命。嵇康在《养生论》中精辟地指出：“形恃神以立，神须形以存。”一方面，神随形生，神依附于形。人的精神意识思维活动只能在人体内发生，不能脱离形体而独立存在。因此正常的意志反应和情绪变化，必须有健康的身体作基础。另一方面，精神情志对人体也产生反作用，影响着人的生理活动，甚至形体的发育。正常的情志活动能使人体气血和调，而突然、强烈或长期的情志刺激，就会使人体气机紊乱，脏腑阴阳气血失调，从而导致疾病的产生，或使已有的疾病加重。如《灵枢·邪客》中说：“心伤则神去，神去则死矣”，说明精神躯体和心理活动相互影响。现代生活节奏快、压力大，很多人只注重身体指标，忽视了精神健康，导致身体也出现各种问题。例如，长期思虑会伤脾，愤怒会伤肝，恐惧会伤肾，这些都是形神失调的表现。反过来，身体的疾病也会影响人的精神，使人感到疲倦、焦虑或失眠。

因此，中医治疗不仅看身体的症状，还特别重视调养精神。我们可以通过针灸、按摩、药物以及气功等方式，帮助身体恢复活力，同时疏导情绪，安定神志，保持精神与形体的统一和谐，达到"形与神俱"的状态。

2. 形神统一的和谐健康观　形与神俱的健康标准一方面是形体的健康，如双目有神、形体壮实、脉象缓匀、二便调等。另一方面还需要心理精神健康，精神愉快、心态平和、社会适应性良好、道德高尚等。总之，中医养生理论以中正平和为标准，包含了人的生理健康、心理健康、社会健康和道德健康。"和"是中国传统文化哲学的核心理念和根本精神，《道德经》指出："万物负阴而抱阳，冲气以为和。""和"的含义相当丰富，有相应、协调、和合、和顺、融洽、适中等诸多意义。中医养生学的和谐观，认为人与外环境是一个和合通应的整体，人与自然、人与社会、人体内部都应保持协调，养生的目标就是达到人、自然、社会之间和顺融洽的状态。

3. 促进形神统一的养生方法　主要包括：通过合理饮食来调整身体与精神的状态；适度运动是保持身心健康的关键手段；保持乐观、知足的心态，有助于气血调和，形神俱调；保持良好的作息，充足的睡眠和休息，有助于身心的和谐发展。

第三节　以人为本的价值观

唐代孙思邈在《备急千金要方》中指出，行医治病时应"先发大慈恻隐之心，誓愿普救含灵之苦"，呼吁无论患者身份贵贱、长幼美丑，还是亲疏善恶，都应一视同仁。这充分体现了中医对每个人的尊重与关怀。孙思邈还提到"人命至重，有贵千金。"强调医者应尊重和保护人的生命，以人为本。

1. 以人为本的内涵

（1）尊重个体差异：中医学认为，每个人的身体状况、心理状态和生活环境各不相同，因此在治疗和养生上强调因人施治。《素问·四气调神大论》

云："是故圣人不治已病治未病，不治已乱治未乱，此之谓也。"强调未病先防，因体质不同而施以不同的养护和治疗方法。中医诊疗讲究辨证施治，结合患者的具体体质、情绪及生活背景，因时、因地、因人调整治疗或养生方案。这种对个体差异的尊重，正是以人为本的生动体现。

（2）重视生活质量：中医养生强调的不仅是生存寿命长，更注重提升整体的生活质量，如心理的安定、情感的和谐，以及良好的社会适应能力等。如国医大师邓铁涛，有一整套适合自己的养生方法，且坚持几十年不辍，故能在近百岁高龄时，仍精神矍铄，目光清亮，思维敏捷，四肢灵便。

2. 治疗 中医强调辨证论治。既看到一种病可以包括几种不同的证，又看到不同的病在其发展过程中可以出现同一种证。因此，在临床治疗时，可采取"同病异治"或"异病同治"的方法来处理。即便是同一种疾病，不同体质的人所采取的治疗方法也会有所不同，体现了中医"因人而异"的精髓。

3. 以人为本的养生观 在养生的过程中，应关注人的全面发展，包括身体、心理以及社会适应能力。因此，尊重个人的意愿和需求，把"人"放在首位，是中医养生不可或缺的核心理念。

（1）尊重自然规律：人生于天地间，是自然界的重要组成部分，因此其生成与运行，与天地自然遵守相同的基本规律。人必须依据自然的变化来调整自身的阴阳平衡，使之与外界阴阳变化和谐，才能达到益寿延年的目的。在这一理论指导下，中医提出了诸多因时制宜的养生方法，如《黄帝内经》所说的"顺四时而适寒暑""春夏养阳，秋冬养阴"等。

（2）人与社会的关系：人除了有自然属性外，社会性更是其根本属性，人与社会是密不可分的整体。社会对人的影响从人出生时就已存在并发生作用，如社会政治经济文化环境、学习工作环境、家庭环境等。只有处在和谐繁荣的社会大环境中，才能真正实现提高生命质量、却病延年的养生目的。

第四节　气血阴阳的平衡观

1. 气血阴阳的基本概念 气、血、阴、阳是构成人体的基本物质，它们共同维系着生命的活动与健康的状态。气是生命的动力，代表着活动与功能；血则是身体的物质基础，承载着营养与气息，《素问·调经论》说："人之所有者，血与气耳。"阴阳，指事物或事物之间相互对立的两种基本属性，既可标示一事物内部相互对立的两个方面，又可标示相互对立的两种事物或现象。"人生有形，不离阴阳"(《素问·宝命全形论》)。在中医理论中，气血的充盈与阴阳的平衡是实现健康的关键。

2. 气血阴阳的相互关系 气属于阳，血属于阴。《难经·二十二难》说："气主煦之，血主濡之"，简要地概括了气和血在功能上的差别。但是，气和血之间，又存在着"气为血之帅""血为气之母"的密切关系。中医认为，气血的良性循环是保持健康的基础。气不足则血虚，血虚则气弱，二者相互影响，形成一个复杂的动态平衡关系。《素问·调经论》云："血气不和，百病乃变化而生。"因此，调整气血之间的关系，使其恢复协调状态是治疗疾病的基本法则。阴阳是中医哲学的核心，两者相互依存，相互制约，共同维持机体的动态平衡。阴和阳代表着相互对立又相互关联的事物属性，正如《素问·阴阳应象大论》所说："阴阳者，天地之道也，万物之纲纪，变化之父母，生杀之本始，神明之府也。"阴阳失调表现为疾病的发生，故调和阴阳是治病求本的关键。

3. 气血阴阳平衡在养生中的应用 例如，在中医理论指导下，合理地选择和加工利用食物，从而达到滋养气血、平调阴阳、维护健康的目的。适当运动能疏通经络气血，强筋壮骨，改善脏腑功能。通过调整情绪、疏导压力，有助于保持气血畅通，恢复阴阳和谐。

第二章 砭石疗法

第一节　砭石疗法的历史起源与发展

砭石疗法的起源可以追溯到我国远古时期。在《黄帝内经》《山海经》等经典文献中，砭石作为最早的针灸工具之一，其使用被广泛记录。《素问·异法方宜论》中记载："黄帝问曰：医之治病也，一病而治各不同，皆愈何也？岐伯对曰：地势使然也。故东方之域……其病皆为痈疡，其治宜砭石。故砭石者，亦从东方来。"根据考古发现，砭石的使用早在新石器时代就已出现，如在郑州商代遗址中出土的玉质小型剑状石器，以及河北藁城台西村出土的医用镰形砭石，这些都是古代砭石疗法应用的实物证据

1. 古代砭具的发展历程　砭石的应用从石器时代开始逐步发展，在金属器具出现之前，砭石是中医治疗工具中不可或缺的一部分。由于砭石材质坚硬且易于加工，在一定程度上弥补了早期医学工具的匮乏。砭石因其良好的物理特性和治疗效果，被古代医学家广泛应用于治疗疼痛、疏通气血、调节阴阳。

砭石的使用与中医针灸相辅相成。它被认为是一种可以直接作用于皮肤和穴位的工具，通过物理刺激帮助人体恢复气血平衡。《黄帝内经》指出，砭石的作用类似于针刺，通过疏通经络，能够促进血液循环、调节内脏功能，达到祛病强身的效果。

2. 砭具的演变与技术改进　随着时代的发展，砭具的制作技术逐渐提升，形态也越来越多样化。从最初的单一砭石工具到后来的多样化砭具，如镰形、针形、刀形等，古代砭具的制作工艺变得更加精良和复杂。特别是在石材稀缺的情况下，古人还发明了砭木作为替代工具，砭木不仅材料易得，而且在某些治疗领域也展现了显著的疗效。

第二节　砭石疗法的作用

1. 益气活血　气血是人体生命活动的物质基础，在元气和宗气的推动下，通过经络的输布，起着濡养脏腑、抵御外邪、平衡阴阳的重要作用。砭石疗法通过刺激人体的十二经络、十二皮部，促进人体气血循环，调节脏腑功能，达到益气活血功效。

2. 疏通经络　经络具有运行气血、调和阴阳、濡养周身的作用，砭石疗法通过砭具在人体经脉、络脉、经筋、皮部、腧穴等施以各种手法，利于对皮肤–络脉–经脉–脏腑进行分层刺激，可疏通经络，强健经筋，平衡脏腑功能。

3. 扶正祛邪　《黄帝内经》提到"正气存内，邪不可干""邪之所凑，其气必虚。"疾病的发生、发展及其转归过程，就是正气与邪气相互斗争的过程。扶正，通过补益脏腑气血，从而增强抗病能力；正气得复有利于祛除病邪，减轻疾病症状，病邪减则正气增。《素问·气穴论》提到"孙络"（最小的络脉）具有"溢奇邪、通营卫"的作用，孙络分布广泛而浅表。砭石疗法通过对孙络的刺激与干预，如使用刮痧疗法使人体体表出痧，即可达到扶正祛邪的目的。

4. 调和阴阳　《素问·生气通天论》："阴平阳秘，精神乃治。"砭石疗法通过其生理特性以及对经络系统的手法干预，使人体恢复阴阳平衡的状态。例如，治疗阳盛之证采用手足三阳经刮法、拍法，抑阳降火清实热。阳虚之证采用阳经、皮部熨法，以助温经通络、补虚祛寒。治疗阴虚之证通过手足三阴经振法以滋阴清虚火。阴阳俱虚之证采用阴阳双补之法。

第三节　砭石疗法的临床应用

一、点穴保健康

（一）点穴疗法

点穴疗法为中医外治法之一，其基于人体经络学说，通过砭石按摩棒点按刺激人体特定穴位，以调节脏腑功能、疏通经络，促进气血运行，从而达到治疗疾病、养生保健的目的。现代研究认为，按压可以刺激人体神经末梢，促进血液微循环，释放内啡肽物质，起到消炎、镇痛及调节人体免疫的作用。点穴疗法具有无创伤、大众易于接受，安全、操作简单等优点。

（二）操作手法

以砭石按摩棒等垂直按压或顺 / 逆时针揉动所取腧穴，由轻到重，以患者耐受为度，持续 30 秒，每穴操作 3～5 分钟。

（三）注意事项

需要根据患者的体质和疾病辨证取穴，以患者耐受程度不同而使用不同的力度和点按手法，对有皮肤破损、糖尿病、严重心肺疾病及疾病急性发作期、孕产妇等特殊人群不宜使用此疗法。

（四）应用举隅

1. 风寒感冒 选取列缺、迎香、风门、风池、合谷为主穴以祛风散寒，解表宣肺。可改善患者发热、流涕、头痛、恶寒、咳嗽咳痰等症状。

2. 风热感冒 选取鱼际、尺泽、大椎、外关等主穴以疏散风热，宣肺利咽。可改善患者发热、流涕、咽喉疼痛、咳嗽咳痰等症状。

3. 胃脘痛 选取中脘、内关、足三里为主穴。肝胃气滞选取太冲、期门为配穴；寒邪犯胃选取公孙；胃阴亏虚选取血海、三阴交、脾俞、胃俞；脾胃虚寒选取公孙、关元、脾俞、胃俞。通过上述穴位的点按，达到和胃止痛的目的。

4. 腰痛 选取肾俞、阿是穴、委中为主穴。寒湿腰痛，配以腰阳关、风府等穴；劳损腰痛，配以膈俞、阳陵泉；肾虚腰痛，配以志室、太溪。通过上述穴位的点按，达到舒筋通络、活血止痛的目的。

二、刮痧祛疾病

（一）刮痧疗法

刮痧疗法为中医传统外治法之一，以经络腧穴理论为指导，通过砭石刮痧板等工具在皮肤表面经络走行位置反复进行刮拭、摩擦，使人体皮肤局部充血，从而达到疏通经络、活血化瘀、调节气血、祛邪排毒的作用。

（二）操作方法

刮痧前让患者放松心情，充分暴露刮拭部位，先对皮肤和刮痧板用 75%

的乙醇进行消毒，再在皮肤均匀涂上刮痧油等介质；术者手握刮痧板，先以轻、慢手法循经络走行刮拭，待患者适应后，手法逐渐加重、加快，以患者能耐受为度。遇痛点、穴位时重点刮拭，以皮肤充血为度。

根据患者病情选取相关经络、局部阿是穴、五输穴、原穴、合穴等进行刮拭。刮痧后患者可饮少许热饮，以助机体排毒祛邪。常规保健养生者可刮拭背部督脉、膀胱经背俞穴等循行部位，以增强人体阳气、调整卫外功能、增强抗病能力。

（三）注意事项

刮痧后通常会在 1～2 天内出现治疗部位轻微疼痛；治疗后忌洗凉水澡，忌风扇或空调直吹；注意保暖。对有出血倾向、皮肤高度过敏、皮肤破溃、极度虚弱、严重心衰的患者均应禁刮或慎刮。

（四）应用举隅

1. 肺系病 如咳嗽、哮喘：先刮颈部大椎、风池、风门，接着沿后正中线依次刮拭督脉，最后沿足太阳膀胱经走行，从头顶向下沿脊柱两侧（旁开 1.5 寸及 3 寸），经过颈、背、腰、骶部，分为内外两条侧线进行刮拭。主要刮督脉和足太阳膀胱经，刮痧方向由上向下，重点是双侧肺俞穴。

2. 脾胃病 如胃痛、消化不良、便秘等：前腹部，按照从上到下的方向，分别刮拭腹部前正中线，以及旁开 2 寸、4 寸、6 寸的任脉、胃经、脾经、肝经部位或穴位，以改善胃肠道功能，缓解不适症状。再对腿部足太阴脾经、足阳明胃经的穴位重点进行刮拭，如足三里、上巨虚、梁丘等穴，力度以穴位酸胀为佳。

3. 肝胆疾病 如胁痛、胆胀等疾病：先刮拭背部肝俞、胆俞以调节肝气、疏肝解郁，再刮拭胁肋部，即肝经循行部位以刺激肝经的气血运行，去肝火、解肝郁。也可刮拭足部的肝经穴位，如太冲穴、行间穴等。

4. 心系病 先刮拭背部的厥阴俞、心俞穴，再刮拭整个胸部，以膻中、巨阙穴为重点，最后刮拭双上肢内侧中线的心包经和后缘的心经。心包经重点刮拭“内关→大陵”；心经重点刮拭“灵道→通里→阴郄→神门”，以改善心悸、胸痛、失眠、眩晕等症状。

5. 肾系病（水液代谢疾病） 先对手三阴经进行刮拭，手太阴肺经主气，司呼吸，通调水道，与肾脏共同调节水液代谢；心主血脉，心气的推动有助于血液在全身的循环，包括对肾脏的供血。三焦是人体气血津液运行的通道，刮拭三焦经可以调节全身的气机和水液代谢；再刮拭督脉振奋阳气、调节脏腑功能；刮拭膀胱经及肾俞、肝俞、脾俞等穴位，调节肝、脾、肾三脏功能；最后刮拭带脉及五输穴以调节带脉功能，促进腰部及腹部的气血运行，对肾脏及下焦有一定调节作用。

第四节　砭石疗法的现代研究

一、砭石疗法在现代临床中的应用

1. 疼痛管理　无论是急性疼痛还是慢性疼痛，砭石疗法都能通过物理刺激起到快速缓解的作用。例如，在治疗关节炎、颈椎病、腰椎间盘突出等常见疼痛疾病时，砭石通过刺激相应的经络和腧穴，能够解除局部炎症，改善血液循环，缓解肌肉筋膜紧张度，从而有效减轻疼痛。西医学研究发现，砭石疗法通过刺激神经末梢，可以阻断疼痛信号的传导，并且能够促进内源性镇痛物质（如内啡肽）的释放。

2. 康复治疗　在康复医学中，砭石疗法也得到了广泛应用。无论是在术后康复还是功能性障碍的恢复过程中，砭石通过对特定穴位的刺激，可以加快受损组织的修复，并改善患者的机体功能。例如，术后患者通过砭石疗法的辅助治疗，不仅能够减轻疼痛，还可以促进局部组织的血液循环，帮助患者更快地恢复活动能力。

3. 心血管疾病预防　近年来，砭石疗法在心血管疾病的预防与调理方面也得到了越来越多的关注。通过调节血液循环，砭石能够有效预防血栓形成，降低血压并改善血脂代谢。此外，砭石疗法通过调节全身的气血运行，有助于心脏功能的恢复和维护，从而起到预防心血管疾病的作用。

4. 预防保健养生　随着现代人对健康和养生的需求不断增加，砭石疗法也逐渐进入预防保健养生领域。通过按摩、刮痧等方式，砭石疗法能够缓解疲劳、改善睡眠质量，并增强免疫功能。尤其在亚健康状态下，砭石疗法通过调理气血，能够有效改善身体的整体健康状况，增强体质，防止疾病的发生。

二、砭石疗法的研究进展

随着科学技术的发展，砭石疗法的现代化研究取得了显著进展。通过对其生物效应和作用机制的深入研究，砭石疗法的疗效得到了科学验证，尤其是在疼痛缓解和康复治疗方面表现出色。

1. 分子生物学研究 研究表明，砭石的远红外线和超声波脉冲能够影响细胞信号传导途径，特别是在促进细胞代谢、增加 ATP 合成方面表现出显著的作用。此外，砭石疗法还能够调节免疫系统，增强机体的自我防御能力，为慢性炎症性疾病的治疗提供了新的治疗思路。

2. 结合现代技术的临床应用 在现代临床实践中，砭石疗法逐渐与其他技术相结合。例如，远红外治疗仪和超声波治疗仪在结合砭石疗法后，能够增强其疗效，提高治疗的精准性和安全性。未来，砭石疗法有望通过技术手段进一步提高其应用效果，成为一种更加安全、有效的非药物治疗方法。

第三章
针刺疗法

第一节　说文解字言针刺

《说文解字》:(鍼)所以缝也。从金咸声。

针的本义指一种用来缝制衣服的工具。表示针的字,最早是“箴”。“箴”是形声字,“竹”作形旁表义;“咸”作声旁表音。以“竹”为形,表示材料;“箴”所反映的是竹制的针。随着时代发展,出现了金属的针,这种变化体现在字形上就是“鍼”字。“鍼”同样是形声字,声旁为“咸”,指示读音;形旁为“金”,反映材料。

刺的本义指扎入,用尖利的东西刺。后来针或针刺也特指中医用以刺穴位治病的针状器械。

在中医学,有一种特殊的治病方法,即通过用针扎刺人体上的某些穴位来疗病,这种方法称为针灸,也可简称为针,用于针刺、扎针等词中。用针治病又转而引申为救治社会弊病的手段。如汉桓宽《盐铁论·国病》:“万里之朝,日闻唯唯,而后闻诸生之愕愕,此乃公卿之良药针石。”此外,针又指西医治病时用来注射液体药物的工具,这种工具的主体部分通常用玻璃或塑料制成,有筒、推进杆,头部为针状,中空。由此引申,针又指针剂,如打针、预防针中的针,都指针剂。

第二节　伏羲制九针

在古籍记载中,伏羲的贡献很多,他曾经教民结绳成网,从事渔猎畜牧，制定历法、节气，绘八卦，创制九针，等等，是中华文明早期的开创者之一。晋代皇甫谧在《帝王世纪》中说伏羲创制了九针。

“九针”，指的是九种大小、形制不同的治疗工具。对此，在《黄帝内经》中有明确的记载，即镵针、圆针、鍉针、锋针、铍针、圆利针、毫针、长针、大针。从《黄帝内经》的描述中可以看出，这九种医疗工具的形态各不相同，有长有短，有的锋利，有的圆钝，适用于不同的疾病。虽然它们都以“针”来命名，但“九针”显然不只是针刺的工具，像针端圆钝的圆针是用于按摩的“按摩器”，形如宝剑的铍针是用于切开排脓的“手术刀”，细如蚊虫口器的毫针是类似于今天的“针灸针”。后有医师考证创新制作“新九针”，临床应用也较广泛。

据专家考证，伏羲大约生活于旧石器时代向新石器时代过渡的初期。这时人工冶炼金属还没有出现，虽然应用砭石，有了“九针”的雏形，但不大可能是他发明了“九针”，有可能是那个时代对砭石有所改进与发展；当金属九针工具逐渐出现后，出于对伏羲的尊重而传说为其所创。

第三节　浪子回头皇甫谧

在中华医学的灿烂星空中，有一位熠熠生辉的人物，他虽年少贪玩却浪子回头，他虽一生饱受病痛折磨，却儒医双修，为后世留下了不朽的医学巨著——《针灸甲乙经》，他就是西晋著名医学家、文学家——皇甫谧。

1. 年少贪玩，弱冠回头　皇甫谧，字士安，幼名静，自号玄晏先生，安定朝那人。他虽出生于官宦世家，然而到了皇甫谧这一代，家族已经逐渐走向衰落。他自幼父母双亡，便过继并跟随叔父母从甘肃省灵台县迁居到了河南渑池县。或许是因为家境宽松和缺乏父母的严格管教，年少时期的皇甫谧十分贪玩，四处游荡，无心向学，是出了名的“顽童”。时光荏苒，转眼到了弱冠之年却依旧没有丝毫改变，周围之人都对他感到非常失望。然而，一件小事却彻底改变了皇甫谧的人生轨迹。某一次，皇甫谧像往常一样外出游玩归来，兴奋地将在路边捡到的水果拿给叔母任氏，本以为会得到夸奖，没想到叔母却伤心地流下了眼泪。叔母对他说：“你已经二十岁了，却不读书上进，没有一点德行和学问。我不求你能大富大贵，只求你能成为一个有知识、有品德的人。你现在这样，怎么能让我放心呢?”叔母的这番话深深地刺痛了皇甫谧的心。他如梦初醒，决定痛改前非，拜师同乡学者席坦学习儒家经典。从此发愤图强，埋头苦读不闻窗外事，逐渐成为了当地有名的学者。

2. 身染重疾，投身医学 正当皇甫谧在学术上取得一定成就的时候，他却由于长期的劳累和营养不良，不幸身患重病——风痹证，后又中风耳聋，痛苦不堪，严重影响了身体健康，还给他的生活带来了极大的不便。但皇甫谧并没有被疾病打倒，从此，便开始了他艰苦的医学探索之路。他广泛收集各种医学典籍，常常不顾身体的病痛，整日查资料，做笔记，访名医，亲实践，逐渐形成了自己独特的医学见解。

3. 著书立说，终成名医 在长期的医学研究和实践过程中，皇甫谧参考《素问》《灵枢》《明堂孔穴针灸治要》等多部古代医学典籍，并结合自己的临床经验，系统地总结了魏晋以前的针灸学成就，终于完成了中国第一部针灸学专著《黄帝三部针灸甲乙经》，也称《针灸甲乙经》，简称《甲乙经》。书中详细阐述了人体的经络系统、穴位分布、针灸操作方法，以及各种疾病的针灸治疗等内容；大量填补了《黄帝内经》所载的腧穴空缺，相比《黄帝内经》中仅有的 160 余穴，本书共记载全身穴名 349 个、穴位 649 个，对后世针灸学的发展产生了深远影响。除了《针灸甲乙经》之外，皇甫谧还著有《寒食散论》《帝王世纪》《高士传》《逸士传》《列女传》等多部著作，涵盖了医学、历史、文学等多个领域，充分展示了皇甫谧渊博的学识和卓越的才华。

第四节　经典针刺

针法，古称“砭刺”，是由砭石刺病发展而来，又称为“针刺法”，指用不同的针具和非针具，通过一定的手法或方式刺激机体的一定部位，以防治疾病的方法。针刺通过穴位，作用于经络脏腑，以调节人体气血营卫，从而达到扶正祛邪、治疗疾病的目的。针刺手法是针灸医学实现疗效的最主要操作方法之一，是针灸医学的精华所在，历代针灸医家均非常重视针法操作。

一、《灵枢》九针刺法

（一）凡刺之要，官针最妙

《黄帝内经》作为中医理论奠基之作，其中《灵枢·官针》篇在针灸学发展史上具有核心地位。该篇系统阐述了九针的形制特点与临床应用，并创制了九刺、十二刺、五刺等针刺技法体系，为后世针灸治疗学的发展奠定了理论基础。历代医家对“官针”的释义虽有差异，但普遍认同其“规范针具与刺法”的核心内涵。如明代张介宾在《类经》中强调：“九针之制，各有所宜，失其用则反为害。”

《灵枢·官针》提出：“凡刺有九，以应九变”，指针对九类不同病症特性，采用九种不同的刺法，核心在于病变部位、病性深浅、病势缓急的差异化治疗。其分类逻辑兼顾解剖层次（皮、肉、筋、骨）、病邪性质（寒热、瘀滞）及治疗目的（调气、出血、排脓等）。《灵枢·官针》中系统记载的“九刺”是中医针灸学的重要理论基础，体现了古人“因病因位制宜”的治疗智慧。

（二）九针概述

《灵枢·官针》内容分为两部分，第一部分介绍九种针具的适应证及各自的功能；第二部分详尽地介绍了为适应不同病情、不同经脉病变、不同内脏病变，以及病邪侵入人体部位的浅深不同而设计的九刺、十二刺、五刺和三刺法。以下主要介绍九刺——“凡刺有九，以应九变”。

《灵枢·九针十二原》中记载：九针，是指古代针刺治疗所用的九种不同形状的针具；十二原，是指脏腑真气输注于体表的处所，也是治疗脏腑疾患的十二个要穴。该篇详细明确地介绍了九针的名称、形状以及不同的用途；介绍了十二原穴的名称及其各自所对应的脏腑，并说明了五脏六腑有病，可以分别取用相应的十二原穴来进行治疗的道理。

《灵枢·九针十二原》详细记载了九种针具的形制特征：

1. 镵针　头大末锐，主泻阳气。

2. 圆针　针身圆柱形，作按摩用。

3. 鍉针　锋如黍粟，主按脉勿陷。

4. 锋针　三棱形，主泻热出血。

5. 铍针　末如剑锋，主排脓血。

6. 圆利针 微大其末，主取暴气。

7. 毫针 纤细如毫毛，主调阴阳。

8. 长针 锋利身薄，主取深邪。

9. 大针 尖如梃，主泻关节积水。

（三）刺法详解与临床应用

1. 输刺（对应五脏病）

（1）经典论述："输刺者，刺诸经荥输脏腧也。"指选取四肢肘膝关节以下的五输穴（井、荥、输、经、合）及背俞穴（如肺俞、心俞、肝俞、脾俞等），治疗内脏疾病。现在常用的俞募配穴法即源于此。表里是鉴别疾病病位的内外以及病情浅深的两个纲要，脏腑为里，经络为表。

（2）操作要点：以毫针深刺，强调"远道取穴"与"脏腑辨证"结合。

（3）现代应用举例

病例：慢性胃炎（脾胃虚寒型）。

操作：取足三里（合穴）、三阴交（输穴）补法，配合脾俞、胃俞温针灸。通过调节脾胃经气，缓解胃痛、纳差。

2. 远道刺（上病下取）

（1）经典论述："远道刺者，病在上，取之下，刺府腧也。"指病在头面部，取下肢六腑下合穴（如足三里、上巨虚、下巨虚）治疗，所选的治疗穴位与病变部位距离相差甚远，故曰远道刺。《黄帝内经》及后世文献中，"府"通"腑"，"俞""腧""输"互通。府当指六腑，故古代医家认为远道刺，刺的是六腑经脉中循行路线"从头走足"之足三阳经。《灵枢·终始》中记载了针灸的取穴原则："病在上者下取之，病在下者高取之，病在头者取之足。"根据以上原则，无论病变在哪里，只要远离病变部位的取穴都可以称为远道刺，如四总穴歌："肚腹三里留，腰背委中求，头项寻列缺，面口合谷收"。

（2）操作要点：以毫针刺下肢特定穴，引气下行。

（3）现代应用举例

病例：急性胆囊炎（胁痛）。

操作：取胆囊穴（阳陵泉下 1 寸）、足三里、阳陵泉，强刺激泻法，可缓解胆绞痛。

3. 经刺（经脉瘀滞）

（1）经典论述："经刺者，刺大经之结络经分也。"指沿经脉循行寻找结聚、压痛点（如条索、瘀血、结节、压痛等），直刺其处以治疗经脉本身的病变。

（2）操作要点：针对"经病"（非脏腑病），以毫针或圆利针刺结络。目的在于疏通阻滞不通的经脉，其施治部位在经脉之上，故称经刺。"经分"是指经脉线上的分肉之间，简称"分间"。经刺目的是疏通大经之上阻滞不通的结聚络脉，真正含义是刺大经之结络于分肉之间，以刺血为之，同时可以结合针刺局部的腧穴。

（3）现代应用举例

病例：肱骨外上髁炎（网球肘）。

操作：在肘部手阳明经循行处（曲池、手三里）触及筋结，行恢刺（多向透刺）松解粘连。

4. 络刺（浅表泻血）

（1）经典论述："络刺者，刺小络之血脉也。"指刺浅表小静脉放血，泻瘀热。《灵枢·经脉》说："诸刺络脉者，必刺其结上。""结上"是指结聚的络脉之上，刺络的要点在于必须刺到结聚的络脉之上，还要尽可能地把瘀阻于络脉之中的瘀血全部放尽；在局部郁结的小络脉或穴位上点刺出血，这种点刺法还适用于井穴和十宣放血，配合使用挤压推按的方法，令尽出其血。

（2）操作要点：用三棱针点刺或挑刺，出血数滴。

（3）现代应用举例

病例：急性咽喉肿痛（实热证）。

操作：点刺少商、商阳穴出血，配合大椎刺络拔罐，清热利咽。

5. 分刺（肌肉层病变）

（1）经典论述："分刺者，刺分肉之间也。"指针刺肌肉间隙，治疗肌肉酸痛、痿证、痉挛或陈旧性损伤。《素问·调经论》曰："取分肉间，无中其经，无伤其络。"可以看出，"分肉"与"经"和"络"三者之间处于并列关系，经脉循行于分肉之间，分肉为经脉循行的通道外壁，二者居于同一层次，关系密切。"分肉"指的是肌肉。寒邪客于分肉之间则会导致疼痛，而这种疼痛便可采取针刺肌肉的方法治疗，因此《素问·缪刺论》说："凡痹往来行无常处者，在分肉间痛而刺之。”

（2）操作要点：毫针直刺至肌层，可配合提插捻转。

（3）现代应用举例

病例：腰背肌筋膜炎。

操作：于竖脊肌、腰方肌压痛处（如肾俞、大肠俞）深刺，行“合谷刺”（一穴多向刺），松解肌肉痉挛。

6. 大泻刺（排脓引流）

（1）经典论述：“大泻刺者，刺大脓以铍针也。”指用铍针（剑形针）切开排脓，古代以铍针作为外科手术器械，针对已经成脓的痈肿切开脓壁，排出脓血，治疗痈疽。

（2）现代演变：现代外科清创术替代，但中医仍用火针或铍针处理小型脓肿。

（3）应用举例

病例：疖肿化脓未溃。

操作：火针点刺脓头，引流排毒，外敷金黄散。

7. 毛刺（浅刺皮肤）

（1）经典论述：“毛刺者，刺浮痹皮肤也。”毛刺指浅刺皮肤，浮痹指邪客于皮毛而导致的病位表浅的疾病，故浅刺皮毛部位祛除邪气以治疗表证（如瘙痒、麻木）。

（2）操作要点：用梅花针或毫针平刺，仅达表皮。针刺时用皮肤针在病变局部轻轻叩刺，以皮肤轻度充血为度，但不要出血，施治层次在皮毛腠理，不可深刺。

（3）现代应用举例

病例：神经性皮炎（血虚风燥）。

操作：梅花针叩刺病变区域至微出血，配合神门、血海养血祛风。

8. 巨刺（左右交叉取穴）

（1）经典论述：“巨刺者，左取右，右取左。”巨刺法是病在经，左病右取，右病左取的交叉取穴法，指健侧取穴治疗对侧肢体疾病（与“缪刺”类似，但巨刺刺经，缪刺刺络）。

（2）操作要点：毫针刺健侧同名穴。

（3）现代应用举例

病例：中风后左侧偏瘫。

操作：针刺右侧曲池、足三里、阳陵泉，促进健侧经气激发患侧功能。

9. 焠刺（火针温通）

（1）经典论述："焠刺者，刺燔针则取痹也。"指将针烧红后速刺，治疗寒痹、瘰疬，临床以局部浅刺为主。

（2）操作要点：火针点刺，深度因部位而异。

（3）现代应用举例

病例：膝骨关节炎（寒湿痹阻）。

操作：火针点刺膝眼、鹤顶、梁丘，温经散寒止痛。

现总结《灵枢·官针》九针刺法理论核心与操作精要，见表1。

表1 《灵枢·官针》九针刺法理论核心与操作精要

刺法	经典定义	治疗核心	操作要点	现代针具演变
输刺	刺诸经荥输脏腧	调治五脏病（脏腑辨证）	毫针深刺五输穴＋背俞穴	传统毫针（0.30～0.35mm）
远道刺	病在上，取之下，刺府腧	上病下治（循经取穴）	刺下肢六腑下合穴，引气下行	毫针（长针透刺）
经刺	刺大经之结络经分	疏解经脉瘀滞	刺经脉结聚处（结节/条索）	毫针、圆利针或刃针
络刺	刺小络之血脉	泻血祛瘀热	三棱针点刺浅表血络	三棱针、采血针
分刺	刺分肉之间	解肌止痛	分层刺至肌间隙，行合谷刺	毫针（长针深刺）、浮针
大泻刺	刺大脓以铍针	排脓引流	铍针切开/火针烙刺	火针、手术刀
毛刺	刺浮痹皮肤	疏风透表	皮肤浅刺（0.1～0.3cm）	梅花针、皮肤针
巨刺	左取右，右取左	健侧调患侧（经气平衡）	刺健侧同名经穴	毫针（交叉取穴）
焠刺	刺燔针则取痹	温通逐寒	烧红针体速刺（0.2～0.5秒）	火针（粗/中细）

（四）九针思想对现代针灸的启示

1. 针具多样化 现代针具（如刃针、针刀）继承铍针、锋针理念，用于松解粘连。

2. 分层治疗观 影像学引导下精准针刺（如超声定位深部激痛点）呼应"分刺""经刺"思想。

3. 整合治疗模式 如“输刺＋毛刺”治疗内脏病伴皮肤症状(糖尿病周围神经病变),体现整体调节。

九刺之法是辨证施针的经典范式,其精髓在于“变通”与“精准”。现代针灸在继承中创新:毫针替代部分古针具,但“调气”“泻实”原则不变;解剖学深化了“分肉”“大经”定位;临床拓展至疼痛、康复、免疫调节、美容养生等多领域。掌握九刺思想,方能真正实现“针各有所宜,病各有所治”的个体化治疗;掌握九刺精髓,方能以古法解今病,彰显针灸“简、效、验”的独特优势。

二、《针灸大成》刺法

《针灸大成》是我国古典针灸医籍中内容丰富、资料全面、流传广泛、影响较大的一部针灸学专著。汇集了自《黄帝内经》《难经》到明代以来针灸学的重要成就,是继《黄帝内经》和《针灸甲乙经》之后针灸学文献的第三次总结,堪称中国古代针灸学百科全书。其核心贡献主要包括理论、技法、文献与教育四大方面。①理论贡献,“经络—腧穴—证治”三位一体以及补泻手法体系化,把《黄帝内经》散见的“迎随、徐疾”归纳为“下手八法→单式补泻→复式补泻”三级阶梯。②技法贡献,书中阐述了复式补泻24法,烧山火、透天凉、龙虎交战等成为今日针刺手法的研究范式;下手八法:揣、爪、搓、弹、摇、扪、循、捻——现代针刺“无菌进针七步”即脱胎于此。③文献贡献,辑佚与校勘,收录已佚《子午流注针经》《金针赋》原文,对《黄帝内经》《针灸甲乙经》之讹穴、错位作系统考正;歌赋集成:80首歌诀朗朗上口,使针灸教学由“口耳相传”转为“标准化背诵”。④教育贡献,医案示范:170例,按“病—证—穴—手法—疗效”格式记录,为现代循证针灸病案报告之滥觞;图文互证:首次绘制“仰人、伏人骨度图”与“经穴图”各1幅,刻版精细,流传极广。

《针灸大成》以明代最高水平的文献整合、技法创新和教育示范,完成了中国针灸史上第三次大规模系统总结,堪称“针经之集大成,后世之师表”。

(一)下手八法

《针灸大成》卷四所载的“下手八法”是杨继洲总结的针刺操作核心,为后续复式手法之基础。

1. 揣（摸）

原文："揣：揣而寻之。凡点穴，以手揣摸其处，在阳部筋骨之侧，陷者为真；在阴部郄腘之间，动脉相应。"

操作：以手指按压、触摸、寻找穴位。阳经穴（四肢外侧）：骨缝、肌腱旁凹陷处；阴经穴（四肢内侧）：关节屈侧或动脉搏动处。

目的：精确定位，避开血管，感知组织状态（如硬结、压痛）。

应用：取合谷穴：拇指沿第1、2掌骨间向腕方向推压，在肌肉凹陷处进针；取太渊穴：触诊桡动脉搏动旁凹陷处下针。

2. 爪（切）

原文："爪：爪而下之，此则《针赋》曰：左手重而切按，欲令气血得以宣散，是不伤于荣卫也。右手轻而徐入，欲不痛之因。"

操作：用指甲（拇指或示指）在穴位上掐压出十字印痕。

目的：①分散患者注意力，减轻进针痛感；②推开局部毛细血管，减少出血；③宣散气血，引导经气。

应用：针刺睛明穴前，用指甲轻掐内眼角旁皮肤，避免伤及血管。

3. 搓

原文："搓：搓而转者，如搓线之貌，勿转太紧。转者左补右泻，以大指次指相合，大指往上，进为之左；大指往下，退为之右，此则迎随之法也。"

操作：拇、示指持针，单向捻转（如搓线状），但避免过度紧滞（防滞针）。

补泻：左转（拇指向后）为补法（如烧山火），右转（拇指向前）为泻法（如透天凉）。

应用：治虚寒胃痛：针刺足三里，左转搓针9次以温补脾胃；治风火牙痛：针刺合谷，右转搓针6次以泻热止痛。

4. 弹

原文："弹：弹而努之，此则先弹针头，待气至，却退一豆许，先浅而后深，自外推内，补针之法也。"

操作：示指或中指轻弹针尾，使针体微微震动。

目的：激发经气，促使得气（尤其对气至迟缓者）。

应用：针刺关元穴治疗虚劳，留针时轻弹针柄3～5次，加速温补效应。

5. 摇

原文："摇：摇而伸之，此乃先摇动针头，待气至，却退一豆许，乃先深而后浅，自内引外，泻针之法也。"

操作：手持针柄，左右摇摆针体（幅度由小渐大）。

目的：①行气：引导针感传导（如"青龙摆尾"手法）；②出针泻法：摇大针孔以泄邪气。

应用：治肩周炎：针刺肩髃穴，摇针使酸胀感向三角肌扩散；治热证：出针时边摇边退，不闭针孔。

6. 扪

原文："扪：扪而闭之。经曰：凡补必扪而出之。故补欲出针时，就扪闭其穴，不令气出，使血气不泄，乃为真补。"

操作：出针后立即用棉球按压针孔。

目的：闭合孔窍，固护正气（属补法收针）。

应用：虚证（如崩漏、自汗）针刺三阴交后，扪穴以防气脱。

7. 循

原文："循：循而通之。经曰：凡泻针，必以手指于穴上四傍循之，使令气血宣散，方可下针，故出针时，不闭其穴，乃为真泻。"

操作：沿经脉走向上下轻抚或按压皮肤。

目的：①催气，推动经气至针下；②导气，引导针感传导。

应用：针刺内关治心悸：针后沿心包经向肘部方向循按，使麻胀感上传。

8. 捻

原文："捻：捻者，治上大指向外捻，治下大指向内捻。外捻者令气向上而治病，内捻者令气向下而治病。如出针，内捻者令气行至病所，外捻者令邪气至针下而出也。"

操作：拇、示指捻转针体（与"搓"法区别在于幅度小、频率快）。

定向导气：大指向外捻（左转）：使气上行；大指向内捻（右转）：使气下行。

应用：治头痛：针刺百会穴，左转捻针引清气上行；治足跟痛：针刺昆仑穴，右转捻针导气至足踝。

操作要旨（杨继洲核心思想）

1. 操作顺序不可乱　“揣→爪→进针→搓/捻→摇/弹→循→出针→扪”为完整流程。

2. 刚柔相济　爪法需重按（刚）但勿伤皮，搓法如搓线（柔）勿过紧。

3. 气至为度　八法皆服务于得气与调气，无气至则无效（“如鱼吞钩者佳”）。

（二）得气手法

1. 得气之征

原文：“如针下沉重紧满者，为气已至；如针下轻浮虚滑者，气犹未至。”

解释：医者手下感到针体由“松滑”突变为“沉、紧、满”时，即为“得气”；若针下空虚，则气未至。

2. 得气迟速与预后

原文：“针若得气速，则病易愈而效亦速也；若气来迟，则病难愈而有不治之忧。”

解释：得气快，说明正气尚充、经气易动，预后良好；得气慢或久久不至，提示正气衰、病邪深，疗效慢且可能难治。

3. 不得气之处理

原文：“用针之法，以候气为先……刺之而气不至，无问其数，刺之求而气至乃已。”

解释：凡针下未得气，不要急于出针，可通过留针静候（静留针候气法），或反复提插、捻转（动留针候气法），直到得气为止。

4. 催气诸法

原文：“循而按之，弹而努之，刮而摇之，动而伸之，气不至者，或因天时未和，或因取穴未确，或因深浅失宜，审而调之，气必随至。”

解释：若久候不至，可循经上下按摩（循法）以催气行；指弹针柄（弹法）或爪甲刮柄（刮法）以助经气动；同时检查取穴、角度、深度、气候寒温等因素，纠正后再刺，多能应指。

5. 得气后的临床要点

（1）补泻之先决：《针灸大成》明言：“气之未至，或进或退，或按或提，导之引之，候气至穴而方行补泻。”意即：任何补泻手法（烧山火、透天凉等）均以“针下得气”为前提；未得气而妄行补泻，徒伤皮肉，无益于经气。

（2）守气与失气：得气后须“慎守勿失”，若患者体位移动、医者手松，针下由“沉紧”复转为“空虚”，称“失气”，需再微捻或稍进少许以复其气。

速记口诀：针下沉紧满——得气已；针下空虚滑——气未至；速得气易愈，迟得气难已；未至则候，已至则守，方行补泻。

6. 注意事项

（1）勿盲目追求强针感：过度追求酸麻胀感可能导致“气伤”（如晕针），尤其体虚者宜轻刺激（《针灸大成》强调“刺虚者须其阳气隆至”）。

（2）辨气之邪正：正气至，针下和缓有力，患者舒适；邪气至，针下紧涩如绞，患者剧痛（需立即调整）。

（3）现代佐证：得气时的“针下沉紧”感与肌纤维收缩（肌电活动）相关，酸麻胀感与神经传导吻合，印证了古典描述的客观性。

（三）《针灸大成》重点刺法

《针灸大成》刺法体系以“气至有效”为核心，通过呼吸、方向、层次、时间的精密调控实现补泻。现代临床在继承经典手法（如烧山火、青龙摆尾）基础上，结合解剖学、神经科学进行改良（如针刀、电针参数化），显著提升疑难病症疗效。掌握古典理论精髓，方能实现“古法新用”的突破。

1. 复式手法（九六补泻结合）（表 2）

表 2　复式手法

手法	原文操作	现代应用	适应证
烧山火	分三部进针，每部行九阳数（捻转 / 提插），产生热感	分层进针，慢提紧按，配合温针灸	寒湿、阳虚等各类病证：如寒湿腰痛
透天凉	分三部退针，每部行六阴数，产生凉感	分层退针，紧提慢按，配合刺络拔罐	实证、热证等：如肝阳上亢型高血压

2. 飞经走气四法（催气通关）（表 3）

表 3　飞经走气四法

手法	操作要领	作用	临床应用
青龙摆尾	针尖斜向病所，摇摆针柄如船桨	调理气血、疏经通络止痛	肝、脾、肾阴虚；气滞血瘀类疾病
白虎摇头	直立针体，摇动针头如铃铛		中风偏瘫、关节痹痛等经气壅滞之症
苍龟探穴	向四方斜刺探找针感		寻找坐骨神经痛触发点（梨状肌）
赤凤迎源	提插捻转结合，如凤凰展翅		中风后半身不遂、乳汁不下等

“飞经走气”四法均以复式手法激发经气，使之“通关节”而直达病所，是《针灸大成》承袭《金针赋》之精华。临床凡遇经络壅滞、针感迟滞、关节痹痛之证，酌情选用其一，配合辨证选穴，可显著提高针刺疗效。

（四）补泻手法

杨继洲在《针灸大成·经络迎随设为问答》篇以一问一答的形式阐述了 36 个问题。这些问题涉及对经络理论的认识和针刺操作手法等方面，是杨氏的临床经验总结，也是杨氏在针刺补泻手法方面的精华论述部分（表 4、表 5）。

表 4　单式补泻手法

刺法名称	原文阐述	案例
提插补泻	慢提急按为补，急提慢按为泻	补法：治胃虚寒痛（中脘穴慢提紧按，配合艾灸，缓解疼痛）
捻转补泻	左转为补，右转为泻	泻法：胆绞痛（阳陵泉向右捻转）
迎随补泻	针尖逆经为泻，顺经为补	泻法：痤疮发作期红肿热痛，曲池穴逆经刺，泻除郁热
呼吸补泻	吸进呼出为泻，呼进吸出为补	补法：肺气不足，体虚易感冒（太渊穴呼气进针，吸气出针）
开阖补泻	出针摇大为泻，急闭其孔为补	泻法：高热（大椎穴摇大针孔放血泻热）

表 5　复式补泻手法

刺法名称	原文操作要领	适应证
烧山火	分三部进针，每部行九阳数（捻转 / 提插），产生热感	顽麻冷痹、虚寒性腹痛 / 泄泻、命门火衰、寒疝等
透天凉	分三部退针，每部行六阴数，产生凉感	火热上炎、实热证、痈肿疔疮、肝阳上亢等
阳中隐阴	先浅部行补法（九阳数），后深部行泻法（六阴数）	疟疾（寒多热少型）、寒湿痹证兼有郁热、风寒感冒入里化热初期
阴中隐阳	先深部行泻法（六阴数），后浅部行补法（九阳数）	疟疾（热多寒少型）、热证后期伤阳
子午捣臼	提插捻转结合，如舂米状（九入六出）	呃逆、腹水等严重的痰瘀互结之证
龙虎交战	左捻转（青龙）与右捻转（白虎）交替	气滞血瘀或经络不通引起的剧烈疼痛

注意事项：

1. 得气是基础　针刺取效与否取决于是否得气。因此，所有复式手法操作前和操作中都必须确保得气，否则难以产生预期效应。

2. 九六数代表补泻量　九为阳数（奇）主补，六为阴数（偶）主泻。次数代表了刺激量和补泻倾向。

3. 针感是目标 烧山火追求热感，透天凉追求凉感，这是手法成功的重要标志（但非绝对，受多种因素影响）。其他手法以调气、镇痛、通滞为目标。

4. 层次是关键 烧山火、透天凉、阳中隐阴、阴中隐阳的核心在于对穴位深浅层次的理解和操作。

5. 呼吸与开阖辅助 呼吸配合（吸气助阳 / 补，呼气助阴 / 泻）和出针时开阖补泻（扪穴为补，摇穴为泻）是增强补泻效果的重要手段。

6. 个体化与熟练度 手法效果受患者体质、病情、穴位特性、医生指力与熟练度影响极大。需要长期练习和临床体会。

7. 适应证与禁忌证 严格掌握适应证（如烧山火用于寒证，透天凉用于热证）。对体质极度虚弱、精神过度紧张、孕妇、重要脏器部位等需慎用或禁用强刺激复式手法。

8. 原文解读差异 历代医家对原文操作细节（如捻转方向定义、九六数具体应用、分层深度等）存在一定差异，形成不同流派。以上解释力求贴近杨继洲原意并兼顾主流临床应用。

这些复式补泻手法是针灸操作中的高级技巧，体现了传统针灸学的精髓。理解和掌握它们需要深厚的理论基础和大量的实践操作经验。

三、《针灸聚英》刺法

《针灸聚英》由明代高武于嘉靖八年（1529）撰成，嘉靖十六年（1537）初刻。此时，医籍“多异少同”，高武以“聚同议异”的学术胸怀，博聚各家针灸思想之精华，总结不同流派经验，结合己见，发挥并阐述，以四卷递进，理—法—方—歌齐备，从经络腧穴类聚、病症取穴治法、刺灸法论、针灸歌赋等内容架构全书，通过腧穴理论再系统化、刺灸技术规范化、子午流注新解、针灸教育大众化等四大创新点泽被后世。

本书卷三专论刺法，首次把当时散在民间的“火针、焠刺、散刺、刺血、透刺、补泻”等系统汇编，并附验案，是研究明代特色针刺的重要文献。

1. 火针（燔针）

原文：“以麻油满盏……烧令通红，用方有功……凡行火针，一针之后，疾速便去，不可久留，寻即以左手速按针孔上。”

注意：①针务“通红”，不热反损；②快进疾出，不留针；③出针即按压针孔。

现代要点：分深刺（1.5～2cm，排脓、瘰疬）与散刺（1～3mm，止痛、麻木）两类；针温500～600℃，烧一次刺一针，防折针；术后24小时禁洗浴。

2. 散刺法

原文："不拘心腹，频频点刺，使邪气四散。"

现代要点：多针浅刺0.5～1mm，梅花针或七星针替代亦可；用于带状疱疹后遗神经痛、湿疹。

3. 刺血法（燔针刺络）

原文："置火中令热，于三里穴，刺之微见血，凡数次，其肿如失。"

现代要点：即"火针点刺＋拔罐"，治疗急性软组织损伤、各类皮肤病。

4. 透刺法

原文："一针两穴，上下左右相通。"

现代要点：如地仓透颊车治面瘫；阳陵泉透阴陵泉治膝痛。

5. 补泻歌诀（八法手诀歌）

原文："春夏先深而后浅，秋冬先浅而后深……急按慢提阴气升，急提慢按阳气降。"

注意：依季节与呼吸决定深浅、手法；急按慢提为补，急提慢按为泻。

现代要点：与"提插补泻"同义，可配合电针2Hz（补）/100Hz（泻）使用。

《针灸聚英》的核心价值在于其强调回归经典，注重根本，重视得气、调气、辨证施术（补泻）和针刺安全。高武对繁杂手法的审慎态度至今仍有启示意义。现代临床中，基础补泻手法（捻转、提插、徐疾、开阖）结合得气感，构成了最常用、最核心的针刺手法，理解和应用其刺法思想，关键在于把握其精髓（得气、调气、辨证补泻），结合西医学知识和技术，化繁为简，安全有效地服务于临床实践。

第五节　应用举隅

1. 针刺抗衰

黄某，女，49岁，高管。主诉：体虚倦怠3月余，加重1个月。患者3个月前无明显诱因出现体虚倦怠，神疲健忘，气短乏力，面色萎黄，眼袋浮肿，纳差，不思饮食，饭后常感胃脘部憋胀疼痛，便溏，眠欠佳，易惊醒，舌淡白，苔薄白，脉弱。曾就诊于某院脾胃科，先后行血常规、腹部B超等检查，未见明显异常，但患者自觉难受不适，故来我科行针刺治疗。

该患者年龄属围绝经期，症状不适但未见器质性病变，可通过针刺养生保健以抗衰。证属脾胃虚弱，气血亏虚，治以调理气血，补益脏腑。取强壮保健穴为主。主穴：神阙、关元、太溪、足三里、三阴交；配穴：脾俞、胃俞。神阙为任脉穴，可温肾助阳、大补元气；关元为任脉与足三阴经的交会穴，可补益元气、益肾填精；太溪为肾之原穴，可补益肾气，化生精血，二穴合用，可温肾壮元，以补先天之本。足三里为胃之下合穴，可健脾养胃，调补气血，三阴交为足三阴经的交会穴，可健运脾胃、补益肝肾，二穴合用健脾胃、益气血，以补后天之本。操作：神阙用灸法，余穴常规刺或加灸，补法。

按语：①针刺养生有诸多作用，可在未见明显不适时针刺调理气血、疏经活络；②除常规针刺外，还包括灸法、耳针、穴位注射、埋线、皮肤针等一系列方式，可根据患者不同症状来选择合适的治疗方案。

2. 针刺镇痛：经行头痛

罗某，女，25岁，职员。主诉：每逢月经期头痛剧烈1年余，加重2个月。患者1年前因工作压力大倍感焦虑，而后行经前3天至经期结束头痛剧烈，以头顶痛甚，其次为侧头部疼痛明显，兼有胀痛与刺痛，月经量少色黑，有瘀块，舌淡紫，苔薄黄，脉弦且涩。曾就诊于某院神经内科、妇科，先后口服、静脉滴注营养神经药物，暂时缓解，但下个月经周期仍疼痛不已。又经神经科行脑CT、脑电图检查，未见异常，自诉每个周期靠口服布洛芬暂时缓解疼痛。近2个月来疼痛加剧，要求针灸治疗。

该患者为厥阴头痛，证属气滞血瘀，气血失和，经络不通，治以调和气血，通络止痛。取局部穴位为主，配合循经远端取穴，主穴：百会、四神聪、阿是穴、太冲、中冲；配穴：血海、膈俞、肝俞、膻中。取头部局部腧穴以调和气血，通络止痛；太冲与中冲属于手足厥阴经，两穴为同名经配穴，一上一下，同气相求，疏导厥阴经气血，行气活血止痛。于行经前7天进行针灸治疗，每日1次。

按语：①针灸治疗头痛的疗效与疗程主要取决于头痛的病因病机，总体而言，功能性头痛针灸疗效佳。②对于多次治疗无效或逐渐加重的患者，要排除颅内病变及其他原因。③患者应谨遵医嘱，配合相应的疗程，调情志、慎起居、合理运动。

3. 针刺康复：中风

谭某，男，62 岁，退休人员。主诉：左侧肢体无力 7 天。患者于 7 天前无明显诱因出现左侧肢体无力，偏身麻木，手指不伸、下肢不遂，无法站立行走，神清，气短乏力、口角歪斜，心悸自汗，舌黯淡，苔白腻，脉细涩。

该患者为中风病之中经络，证属气虚络瘀。治以醒脑开窍，疏通经络，取督脉、手厥阴、手少阴等经穴为主。主穴：水沟、内关、极泉、尺泽、委中、三阴交。配穴：气虚络瘀配气海、血海；手指不伸配腕骨；下肢不遂配环跳、足三里、阳陵泉、阴陵泉、太冲、风市；口角歪斜配颊车、地仓、合谷。中风病位在脑，督脉入络脑，水沟为督脉要穴，可醒脑开窍、调神导气；心主血脉藏神，内关为手厥阴心包经络穴，可调理心气、疏通气血；极泉、尺泽、委中，可疏通肢体经络；三阴交为足三阴经交会穴，可滋补肝肾。操作时，水沟用雀啄法，以眼球湿润为度；内关用捻转泻法；极泉在原定位下 1 寸取穴，避开腋毛，直刺进针，提插泻法，以上肢麻胀感或抽动为度；尺泽、委中直刺，提插泻法，使肢体抽动；三阴交提插补法，可用电针。每日 1 次，每次留针 30 分钟。

按语：①针灸康复，尤其对神经功能的康复疗效满意，如肢体运动、语言、吞咽功能等有促进作用，治疗越早，效果越好。②针灸康复还包括头针的运用，取对侧顶颞前斜线、顶颞后斜线、顶旁 1 线及顶旁 2 线，常规针刺。

4. 针刀解结：胯骨错缝（骶髂关节综合征）

刘某，女，35 岁，教师。主诉：腰骶部反复疼痛 3 年余，伴下肢酸胀不适。体征：腰椎活动受限，僵硬，按压疼痛，患侧骶棘肌痉挛压痛，髂后上棘内侧骶髂关节间隙弧形压痛，伴酸胀感，大腿内侧及腹股沟附近条索状结节伴压痛。骨盆挤压与分离试验、“4”字征、屈膝屈髋试验阳性。X 线片检查：骨盆正位片可见患侧骶髂关节密度增高，两侧关节间隙宽窄不一，两侧髂后上棘不在同一水平；在斜位片上，患侧骶髂关节间隙增宽；矢位片显示耻骨支后移。脊柱 X 线片显示脊柱侧弯、旋转及棘突偏歪。

患者为胯骨错缝，右前下错位型。针刀治疗：以骶髂关节三阳性反应点为例，患侧骶髂关节间隙有一段走行表现为以髂后上棘为圆心的弧，将通过圆心的水平线与关节间隙相交处定位为骶髂关节点（相当于膀胱俞），弧形关节间隙上距该关节点上下 1.0～1.5cm 处定为骶髂关节上点（相当于小肠俞）、骶髂关节下点（相当于中膂俞）；常规消毒后，戴无菌手套，铺灭菌治疗巾，以Ⅰ型 3 号针刀按针刀四步进针规程进针刀，刀口线重合于以髂后上棘为圆心的弧上该点之切线，垂直进针约 1.0～1.5cm，待有突破感后，将针体向内侧（骶髂关节点）或内上（骶髂关节上点）或内下（骶髂关节下点），沿垂直于切线的平面上倾斜 35°～45°，沿骶髂关节间隙进针 50～80mm，致产生向臀部或下肢的明显酸胀感，再轻微纵行疏通，横行剥离 2～3 下，出针刀。每周治疗 1 次，治疗 3 次后，患者症状较前明显改善。

按语：针刀解结的关键是定点找结，不同病症需结合解剖特点，以及整体观念进行思考定点。每次治疗点数量视患者病情而定，一般每次不超过 12 个。如果患者耐受能力差，可分多次完成治疗。一般 4 次为 1 个疗程。

第四章 艾灸疗法

第一节 谈“艾”论“灸”

一、说文解“艾”

艾，从艸，乂声。甲骨文和金文暂未发现此汉字，小篆从艸（艹），隶变后楷书写作“艾”。

“艾”的本义为艾蒿，是一种多年生草本植物，嫩叶可食，叶子老了以后制成绒，可供针灸用。《本草图经》：“艾……初春布地，生苗，茎类蒿而叶背白。以苗短者为佳。采叶暴干，经陈久方可用。”艾草性温、味苦、无毒，归肝、脾、肾经。《本草纲目》记载：“艾叶生则微苦太辛，熟则微辛太苦，生温熟热，纯阳也。可以取太阳真火，可以回垂绝元阳。服之则走三阴，而逐一切寒湿，转肃杀之气为融和。灸之则透诸经，而治百种病邪，起沉疴之人为康泰，其功亦大矣。”艾草能散寒除湿，对因寒湿入侵导致的关节疼痛、月经不调等病症有着良好的调理效果。例如，女性因宫寒引发痛经，常可用艾草制成艾条，通过艾灸神阙、关元、三阴交等穴位，借助艾草的温热之力，使阳气通达，驱散体内寒湿，从而缓解疼痛。

从艾蒿的采集与使用，“艾”又引申出治理、安定的含义，“自怨自艾”这一成语，最初是自我修正、治理的意思，反映了古人借助艾草疗愈身心，延伸至对自我修养的追求。

艾蒿在传统节日文化中占据重要地位，尤其是端午时节。民间有悬挂艾草的习俗，这一传统不仅是为了驱虫辟邪，也蕴含着对健康平安的祈愿。端午时节天气逐渐炎热，蚊虫滋生，疫病也容易传播。而艾草的特殊香气能够驱赶蚊虫，净化空气，其挥发的有效成分还能对周围环境起到一定的消毒杀菌作用，有助于预防疾病，守护家人健康。

《说文解字·艸部》："艾，冰台也"。《博物志》："削冰令圆，举以向日，以艾于后承其影，则得火。"为什么艾被称为冰台呢？是因为古人将冰块打磨成凸透镜，放在阳光下，以干艾草为引火物，可以取火。为什么用艾来取火呢？因为干燥后的艾绒很容易燃烧，燃起来又不容易熄灭，且燃烧得比较缓慢。

二、说文论"灸"

"灸"是形声字，从火，久声。甲骨文未见，金文上部的"久"像人两胫后有物相附着，下部是"火"，会以火熏灼之意。"火"是象形字。甲骨文的字形像一团燃烧的火焰，金文将甲骨文填实了。篆文承续金文字形，将其线条化，还保留了一点向上的火苗之形，隶书和楷书笔画化后，"灸"的写法固定下来，其字形直观地体现了与火相关的治疗方式。

《说文解字·火部》："火，毁也。南方之行，炎而上。象形。凡火之属皆从火。""火"的本义是物体燃烧所发的光、焰、热，象征着燃烧与温热，是自然界中阳气的具象化表现，在中医理论里，阳气对人体至关重要，它是人体生命活动的动力源泉，正如《黄帝内经》所言："阳气者，若天与日，失其所，则折寿而不彰。"

《说文解字·火部》："灸，灼也。从火，久声。""灸"的本义为用艾火烧灼，"久"字，一方面作为声旁，另一方面也代表长时间的持续作用。《庄子·盗跖》中"丘所谓无病而自灸也"，向秀《难养生论》："所谓不病而灸，无忧而自默。"邵博《邵氏闻见录》："归州有昭君村，村人生女无美恶，皆灸其面。"这些古籍里的"灸"就是指艾灸治病的意思。

艾草，作为艾灸的主要材料，生长于天地之间，得自然之阳气，性纯阳。《本草纲目》记载："艾叶能灸百病。"通过燃烧艾草，将艾草的纯阳之力转化为温热刺激，作用于人体穴位，能够起到温通经络、调和气血的功效。艾灸还体现了中医"治未病"的理念。在疾病尚未发生或初起之时，通过艾灸激发人体正气，增强机体抵抗力，防患于未然。例如，在冬季，人体阳气内藏，抵抗力相对较弱，此时艾灸关元、气海等穴位，可以培补元气，抵御外邪，减少疾病的发生。

三、三年之艾

在中医的诸多药材里，艾草一直占据着独特的地位，而其中的三年陈艾，更是备受推崇。这一味药材，不仅凝聚着中医对自然和生命的深刻理解，还承载着无数动人的故事，彰显着医道传承与医者的仁心仁术。

故事要从北宋年间说起。当时，开封城有一名年轻郎中，他虽医术初成，却心怀济世之志，每日在药铺坐诊，为百姓排忧解难。一日，城中一位老者前来求诊，老者被寒湿之症困扰多年，双腿麻木疼痛，行动极为不便。郎中为其仔细诊断后，决定采用艾灸之法为其治疗。艾灸的关键在于艾草的品质，郎中深知此理。他听闻，陈放三年的艾草，火力温和，渗透力强，对于治疗寒湿之症效果最佳。于是，他遍寻城中药铺，却发现大多只有当年新艾，好不容易找到几家存有陈艾的，却也不过是一年或两年陈。就在他为此发愁之际，偶然间听一位药农说起，城南有一位隐世的老药师，手中或许藏有三年陈艾。

郎中听闻后，立刻前往城南寻访。那是一个偏僻的小村落，老药师居住在一间简陋的茅屋之中。郎中说明来意后，老药师并未立刻答应，而是长叹一声，缓缓说道："三年陈艾，得来不易啊。这艾草需在每年端午时节采收，然后经过精心晾晒、储存，其间稍有不慎，便会前功尽弃。我这仅存的一点三年陈艾，本是为自己晚年病痛准备的。"郎中听后，心中不免失望，但他仍诚恳地向老药师讲述了老者的病情，言辞恳切，希望老药师能发发慈悲，救救老者。老药师被他的仁心打动，最终决定将一部分三年陈艾赠予他。郎中如获至宝，回到药铺后，便立刻为老者施灸。他手法娴熟，将三年陈艾制成的艾条点燃，缓缓靠近老者的穴位，让温热的药力缓缓渗透。经过一段时间的治疗，老者的病情逐渐好转，双腿的疼痛明显减轻，行动也渐渐自如起来。

此事在城中传开，郎中的名声也越来越响亮。但他并未因此而骄傲自满，而是更加潜心钻研医术，四处搜集优质的艾草，精心制作三年陈艾，为更多的患者解除病痛。他还将自己制作三年陈艾的经验和心得分享给同行，希望能让更多的人受益。

这个故事虽不见于正史记载，却在民间口口相传，成为中医文化长河中的一段佳话。它不仅展现了三年陈艾在中医治疗中的神奇功效，更体现了中医传承中那种医者仁心、无私奉献的精神。三年陈艾，历经时间的沉淀，蕴含着大自然的馈赠和中医人的心血，它见证了中医文化的博大精深，也激励着一代又一代的中医人，不忘初心，传承医道。

四、四大名艾

1. 四大名艾，各具特色

（1）蕲艾：林有润等将湖北蕲州所产蕲艾确定为 *Artemisia.argyi* 的栽培变种，其拉丁学名为 *Artemisia.argyi Levl.et Vant.cv.qiai*，其植物形态与 *Artemisia.argyi* 相似，不同之处为蕲艾植株高大，可达 1.8～2.5m，叶大，被密长、厚的毛，香气浓郁，中部叶羽状浅裂，上部叶通常不分裂，椭圆形或长椭圆形，长可达 7～8cm，宽 1.5cm，叶揉之成棉絮状。叶片宽大而厚，一般呈羽状深裂，裂片椭圆状披针形，叶色背面银白，有厚绒毛，质地柔软。其香气浓郁，独特且持久，初闻清新，后味悠长。蕲艾挥发油含量高，燃烧时火力温和，烟少且不易熄灭，艾灰不易脱落。

（2）北艾：北艾菊科蒿属植物 *Artemisia vulgaris L.* 主要产于我国北方，以河南汤阴等地为代表。古代以汤阴伏道艾最为著名，当地的气候和土壤条件适宜艾草生长，有着悠久的艾草种植和使用历史。叶片相对蕲艾略小，多为卵形或三角形，边缘有不规则的锯齿，叶片较薄，叶色较深，正面青绿色，背面灰白色，质地稍硬。香气较为醇厚，沉稳内敛。绒毛相对较少，香气较淡。北艾的纤维含量较高，质地相对较硬，燃烧时火力相对较强，烟相对较大。

（3）海艾：海艾菊科蒿属植物 *Artemisia annua L.* 产于浙江宁波及周边地区。宁波靠近沿海，其海洋性气候和当地的土壤特点，为海艾的生长提供了独特的环境。海艾植株相对矮小，一般在 1m 左右，叶片狭长，呈披针形或线状披针形，边缘有细锯齿，叶色偏黄绿，质地较薄，表面有稀疏的绒毛，颜色偏黄绿。海艾的气味有一种特殊的咸腥味，可能与沿海的生长环境有关。燃烧时海艾的烟相对较淡，火力也相对温和。

（4）祁艾：祁艾菊科蒿属植物 *Artemisia argyi Levl.et Vant* 出自河北安国（古称祁州）。安国作为北方重要的中药材集散地，有着良好的中药材种植传统和技术，当地的自然条件适合祁艾的生长。祁艾的叶片形状较为规整，多为卵形，叶片呈掌状深裂，裂片较宽，叶色正面为绿色，背面有灰白色绒毛，质地适中。祁艾香气纯正，略带草药的清苦味。祁艾的韧性较好，艾绒细腻柔软，燃烧时烟雾呈灰白色，火力温和均匀。

辨别真伪时，可从这些典型特征入手。真的四大名艾特征明显，如假冒的蕲艾，叶片可能较小、绒毛稀疏、香气淡薄。同时，可观察艾条或艾绒颜色，优质名艾加工后的艾绒呈土黄色，而劣质品可能颜色过深或过浅。

2. 产地环境影响

（1）蕲艾：蕲春地处北纬30°，土壤中富含多种矿物质和微量元素，气候温暖湿润，雨量充沛，独特的自然条件使蕲艾植株高大，有效成分含量高，如挥发油含量远超其他产地艾草，造就了蕲艾强劲的药力。

（2）北艾：生长于北方地区，气候相对干燥，光照充足，土壤肥沃。这样的环境使北艾生长周期长，纤维含量高，其有效成分在长期积累下，具有独特的温阳散寒作用。

（3）海艾：沿海地区的海洋性气候，空气湿度大，土壤含盐量稍高。这些因素使海艾含有特殊成分，赋予其独特的祛风止痒、消肿散结功效。

（4）祁艾：河北安国土壤肥沃，四季分明，灌溉水源充足。适宜的环境让祁艾生长态势良好，其有效成分比例协调，在温阳通络方面表现出色。了解这些产地环境因素，有助于从源头判断艾草质量，如生长环境不佳的艾草，其有效成分含量和品质都会受到影响。

3. 临床应用

（1）蕲艾：因其药力强劲，在治疗寒湿重证、顽固性痹证方面效果显著。对于妇科疾病中因寒湿凝滞导致的痛经、闭经等，蕲艾艾灸能快速温通经络，散寒止痛。在操作时，常采用温和灸、雀啄灸等手法，选取关元、气海、三阴交等穴位。蕲艾与当归、川芎配伍，可增强温经活血、调经止痛的功效，用于治疗月经不调。

（2）北艾：侧重于温阳散寒，对脾胃虚寒导致的胃脘冷痛、泄泻等有较好疗效。在艾灸手法上，多采用回旋灸，使热力均匀渗透，穴位常选足三里、中脘等。北艾与干姜、白术配伍，温阳健脾，治疗脾胃虚寒。

（3）海艾：在治疗风疹瘙痒、皮肤疮疡等病症上独具优势。针对皮肤问题，可采用艾熏法，让海艾的药力直接作用于皮肤表面。对于寒凝血瘀导致的妇科疾病，也有一定调理作用，穴位选择与蕲艾类似，但手法上刺激强度稍弱。海艾与苦参、地肤子配伍，煎汤外洗，治疗皮肤瘙痒。

（4）祁艾：在安胎止崩、治疗关节屈伸不利方面效果突出。对于胎动不安、崩漏下血等，可采用温和灸，选取神阙、血海等穴位，以达到温阳止血、安胎的目的。祁艾与杜仲、续断配伍，补肾安胎，用于治疗胎动不安。

4. 历史文化

（1）蕲艾：因产于蕲春而得名，在明代《本草纲目》中就有记载："自成化以来，则以蕲州者为胜，用充方物，天下重之，谓之蕲艾。"书中记载蕲艾用于灸治百病，体现了当时对蕲艾药效的高度认可。

（2）北艾：在《本草图经》中就有关于北方艾草药用的记载，当时已认识到其温阳散寒的功效。

（3）海艾：在古代沿海地区，民间就广泛应用于治疗皮肤疾病，虽未在早期经典典籍中专门提及，但在地方医籍中有记录。

（4）祁艾：因产于祁州而闻名，在清代《祁州志》中就有祁艾入药的记载，当时祁州作为药材集散地，祁艾的应用和流通广泛。这些记载反映了古代中医对不同产地艾草功效的认识和应用，体现了中医因地制宜、辨证论治的医学观念。

第二节　艾之功用

一、灸从北来

北方独特的地理环境和气候条件塑造了当地人们的生活方式，也决定了疾病的发生特点。北方地势高，气候寒冷，人们居处多野外，易遭受寒邪侵袭，出现关节疼痛、胃脘冷痛等病症。同时，饮食以乳食为主，这样的生活环境和饮食习惯使得寒邪内生，成为影响健康的主要因素。当时，北方的一些部落居民偶然发现，用点燃的艾草熏烤疼痛部位，能有效缓解症状。随着时间推移，这种用艾草燃烧产生温热刺激来治疗疾病的方法逐渐传播开来，这便是灸法的雏形，所以有"灸从北来"的说法。

北方在五行中属水，气候寒冷，寒邪为患较多。寒邪凝滞，易使人体气血运行不畅，人体阳气易受到抑制而不足，阴寒偏盛，从而引发各种疼痛和脏腑功能失调。而灸法属阳，其温热之力可以补充人体阳气，激发人体的阳气功能，达到阴阳平衡的状态，从而预防和治疗疾病。艾叶具有温阳散寒、疏通经络的功效，正与北方的气候特点和常见病症相契合。正如《素问·异法方宜论》中提到"北方者，天地所闭藏之域也。其地高陵居，风寒冰冽，其民乐野处而乳食，脏寒生满病，其治宜灸焫"，明确指出了北方地域特点与灸法应用的紧密联系，体现了中医因地制宜的治疗理念。

灸法源于北方，也反映了中医"以热治寒"的治疗原则。艾灸借助艾草的纯阳之力和温热刺激，使人体阳气得以振奋，驱散寒邪，让气血重新通畅运行。例如，对于因寒邪导致的痛经，通过艾灸关元、三阴交等穴位，可温暖胞宫，散寒止痛，调节气血，使月经恢复正常。这种治疗方式是中医根据病症性质，运用相反属性的治疗手段来达到平衡和治愈目的的生动体现。

"灸从北来"不仅是灸法起源的一种说法，更是中医文化传承与发展的见证。从北方开始，灸法逐渐传播到全国各地，在不同地域与当地的医学实践和文化相互融合，不断丰富和完善。它承载着古人对自然、生命和疾病的深刻认识，通过一代又一代中医人的传承与创新，延续至今，成为中医外治疗法的重要组成部分，体现了中医文化强大的生命力和传承价值。

二、艾之功用

1. 温经止血 艾叶功能主治的最早记载见于《名医别录》："艾叶，味苦，微温，无毒。主灸百病，可作煎，止下痢，吐血，下部䘌疮，妇人漏血，利阴气，生肌肉，辟风寒，使人有子。又，艾，生寒熟热。主下血、衄血、脓血痢，水煮及丸散任用。"这段记载表明艾叶在当时已被广泛应用于医疗领域，不仅可用于艾灸以治疗多种疾病，还可通过煎服等方式，治疗痢疾、吐血、妇人漏血等病症，并且提到艾叶生用和熟用的不同特性及功效，对后世认识和应用艾叶具有重要的指导意义。该书作者陶弘景在编撰另一部专著《本草经集注》时，除了将上述内容全收载于书中外，还根据自己经验对艾叶的功能主治加上了注文："捣叶以灸百病，亦止伤血。汁，又杀蛔虫，苦酒煎叶，治癣甚良。"《金匮要略》中记载的胶艾汤，以艾叶配合阿胶、地黄等药材，用于治疗妇人冲任虚损，崩中漏下等症。艾性温，能温暖胞宫、经络，使血脉通畅，对于虚寒性的出血证，如女性月经过多、崩漏等，通过艾灸穴位或内服相关方剂，可起到温经止血的功效。

2. 散寒止痛 《本草纲目》称艾“温中，逐冷，除湿”。李时珍首次提出了艾叶的这一功效，并指出：“服之则走三阴，而逐一切寒湿，转肃杀之气为融和。灸之则透诸经，而治百种病邪，起沉疴之人为康泰，其功亦大矣。”亦主“老人丹田气弱，脐腹畏冷……寒湿脚气”。后世将艾叶用于治疗风湿痹痛亦是受到李时珍所述这一功效的启发。当人体遭受寒湿之邪侵袭，出现关节疼痛、脘腹冷痛等症状时，艾灸是常用的治疗方法。比如艾灸足三里、关元、神阙等穴位，借助艾草燃烧产生的温热之力，驱散体内寒湿，达到散寒止痛的目的，广泛应用于寒湿痹痛、脾胃虚寒等病证。

3. 祛湿止痒 《全国中草药汇编》载：“散寒除湿，外用治湿疹、皮肤瘙痒。”配地肤子，治湿疮、癣疥、睾丸湿冷。常将艾草煎汤外洗，利用其祛湿止痒的特性，缓解皮肤不适。这在民间及临床实践中都被广泛应用，是中医外治法的一种体现。

三、灸之功用

1. 调和阴阳 中医认为人体阴阳平衡是健康的基础，《灵枢·根结》中提到“用针之要，在于知调阴与阳，调阴与阳，精气乃光，合形与气，使神内藏”。灸法可通过温热刺激穴位，起到调和阴阳的作用，如艾灸关元、气海等穴位，能扶阳以协调阴阳平衡，用于治疗阴阳失调所致的各种病症。

2. 扶正祛邪 《素问·刺法论》曰：“正气存内，邪不可干。”灸法有扶正祛邪的功效，能激发人体正气，增强抵抗力，以抵御外邪。如艾灸足三里，可补中益气，增强脾胃功能，提高机体免疫力，达到扶正祛邪的目的。

3. 疏通经络 中医理论认为“不通则痛”，经络不通会导致疼痛等各种疾病。《扁鹊心书》中说“人于无病时，常灸关元、气海、命门、中脘，虽未得长生，亦可保百余年寿矣”，艾灸可借助温热之力，使气血畅通，经络调和，缓解疼痛等症状，如艾灸阿是穴可治疗各种痛症。

4. 温经散寒 《伤寒杂病论》中记载了许多用灸法治疗寒证的案例。寒邪凝滞，易导致气血运行不畅，出现疼痛、畏寒等症状。艾灸的温热作用可温通经络，驱散寒邪，如治疗寒凝血瘀所致的痛经，常艾灸三阴交、血海等穴位，以温经散寒、活血止痛。

5. 回阳救逆 对于阳气虚脱、脉微欲绝等危急重症，灸法有回阳救逆的功效。《伤寒论·辨少阴病脉证并治》中提到“少阴病，下利，脉微者，与白通汤；利不止，厥逆无脉，干呕烦者，白通加猪胆汁汤主之。服汤，脉暴出者死，微续者生”，此时配合艾灸关元、神阙等穴位，可回阳固脱，挽救生命。

6. 防病保健 《备急千金要方》中说“凡入吴蜀地游宦，体上常须三两处灸之，勿令疮暂瘥，则瘴疠温疟毒气不能着人也”。艾灸可激发人体正气，增强机体的抗病能力，起到预防疾病、保健强身的作用，如经常艾灸足三里、关元等穴位，可提高人体免疫力，预防感冒等疾病。

四、古今灸具

（一）古代灸具

1. 艾炷类

直接灸用艾炷：将艾绒搓捏成大小不等的圆锥形艾炷，直接放在皮肤上施灸。

间接灸用艾炷：也是用艾绒制成，只是在施灸时会在艾炷与皮肤间隔上姜片、蒜片、盐等介质，如隔姜灸、隔蒜灸、隔盐灸等，借介质的药力和艾火的热力以增强疗效。

2. 艾条类

普通艾条：一般用桑皮纸将艾绒卷成圆柱形长条，直径常为 1.5cm 或 2cm，施灸时点燃一端，对准穴位熏烤。

药艾条：在艾绒中加入肉桂、干姜、木香等多种中药材粉末制成，可在艾灸基础上发挥药物与艾灸的协同作用，增强治疗效果。

3. 其他灸具

灸筒：多为竹制或铜制，呈圆筒状，一端有小孔，施灸时将艾绒或艾条点燃放入筒内，对准穴位固定熏灸，能使热力更集中，且使用时较为方便，可用于多人同时施灸。

灸架：常以金属制成，有不同样式，可将艾条固定在上面，调整高度和角度进行施灸，便于长时间施灸，使施灸过程更稳定，常用于需要较长时间固定施灸的情况。

温灸器：通常有盖有底，内装艾绒或药物，点燃后放在体表穴位上，通过温热刺激发挥作用，有的还可配合药物的渗透，起到温通经络、散寒止痛等效果。

（二）现代灸具

1. 传统改良型

（1）电子艾灸仪：模拟传统艾灸原理，利用电热元件发热，使艾绒或艾饼产生温热效应。有的还可调节温度和时间，具有操作简便、安全、无明火等优点，如一些便携式的电子艾灸盒，可用于家庭自我保健。

（2）随身灸：多由金属或木质材料制成，外形小巧，可固定在身体各部位，内置艾条或艾绒，通过艾热渗透皮肤发挥作用，方便人们在工作、生活中随时进行艾灸。

2. 创新科技型

（1）红外艾灸仪：运用红外线技术，产生与艾灸相似的温热效果和特定波长的红外线，能深入人体组织，促进血液循环和新陈代谢，具有消炎、镇痛等作用，常用于医疗机构的康复治疗。

（2）激光艾灸仪：利用低强度激光照射穴位，模拟艾灸的刺激作用，具有无痛、无菌、操作精准等特点，可调节人体生理功能，适用于一些对热敏感或不宜采用传统艾灸的患者。

3. 辅助类

（1）艾绒床垫、坐垫：将艾绒填充于床垫或坐垫内，人坐在或躺在上面，通过身体与艾绒的接触，持续吸收艾绒散发的药效和热量，起到温养身体、调理脏腑的作用，尤其适合虚寒体质者日常使用。

（2）艾灸贴：将艾叶提取物等成分与热熔胶等混合制成贴片，贴于穴位处，通过药物渗透和自发热原理，产生类似艾灸的效果，使用方便，便于携带和随时更换。

第三节　艾灸疗法

一、分类

1. 直接灸　古代的艾灸多为直接灸，是将艾炷直接放置穴位皮肤上来施灸的一种方法。直接灸因施灸目的和对皮肤刺激程度的不同，又分为无瘢痕灸、发疱灸和瘢痕灸三种。

（1）无瘢痕灸：施灸以温熨为度，不致起疱，不遗留瘢痕。多用小艾炷或艾粒。当患者感到局部发烫时，应迅速移除燃烧的艾炷，换新的艾炷再灸，重复前述过程。临床适用于虚寒病的轻证。

（2）发疱灸：发疱灸多用小艾炷，对皮肤有轻微的灼烫。点燃艾炷，当患者感到局部发烫后再灸3～5秒，此时施灸部位皮肤可出现黄斑，且有汗出，隔1～2小时后会出现水疱。发疱灸适用于慢性虚寒性疾病，如哮喘、眩晕、慢性腹泻等，灸的过程中需要注意温度和灸的时间。

（3）瘢痕灸：瘢痕灸又称化脓灸。灼烫程度相对较重。用黄豆或枣核大小的艾炷，直接置于穴位上施灸，局部组织经烫伤后逐渐结痂，痂脱落后留有瘢痕，故名瘢痕灸。此法适用于哮喘、肺痨、慢性胃肠病、瘰疬等病症。常人施此灸法，能改善体质，增强机体抵抗力，起到防病健身的作用。但因皮肤留有瘢痕，使用时需提前告知并征得同意。

2. 间接灸 间接灸又称隔物灸、间隔灸，在艾炷和皮肤之间放置其他物品进行施灸。间接灸法火力温和，可避免灸伤皮肤，患者易于接受。间接灸法种类繁多，包括隔姜灸、隔蒜灸、隔盐灸、隔附子灸等，广泛使用于内科、外科、伤科、妇科、儿科等各科疾病。

（1）隔姜灸：以姜片或姜绒做间隔物而施灸。生姜辛温无毒，具有温阳祛寒、调和营卫、通经活络的功效。适用于一切寒症，尤其对呕吐、泄泻、腹痛、便秘、寒湿痹阻等症，疗效可靠。

（2）隔蒜灸：以蒜做间隔物而施灸。大蒜味辛，性温，有消肿、消滞、解毒之功。临床上适用于治疗痈、疽、无名肿毒等病症。

（3）隔盐灸：以盐作间隔物而施灸。此法多用于脐窝。盐咸寒，《雷公炮制药性解》：入肾、肺、肝三经。有涌吐、清火、凉血、解毒之功。适用于急性腹痛、痢疾、吐泻、四肢厥冷等病症。

（4）隔附子灸：以附子饼作间隔物施灸。附子味辛、甘，性大热，可回阳救逆，补火助阳，散寒止痛。附子与艾火并用，适宜治疗各种阳虚病症。

3. 艾条灸 将艾条点燃后在局部（穴位）进行熏灸的方法，一般手持施灸，也可用艾灸器施灸。一般分为温和灸、回旋灸和雀啄灸三种。

（1）温和灸：施灸者一手中、示二指放于施灸部位两侧，以感知患者皮肤受热程度；一手持点燃的艾条对准施灸部位，保持一定距离，以患者感到局部温热为度。此法临床运用广泛，可温通经脉、散寒祛邪，多用于慢性病的治疗。

（2）回旋灸：将点燃的艾条，于施灸部位上，距离皮肤3cm左右，绕中心点以一定频率反复旋转，使皮肤有温热感而不至于灼痛；一次灸疗通常在30分钟左右；适用于神经性麻痹、皮肤病等寒湿痹阻证。

（3）雀啄灸：将燃烧的艾条对准施灸部位，以垂直施灸部位所在皮肤平面的方向上下移动，如鸟雀啄米食样施灸，一般一次5～10分钟。多用于灸治昏厥、虚脱等；此法热力较强，注意避免烫伤皮肤。

二、适应证

艾灸疗法的适应证十分广泛，内、外、妇、儿各科疾病都有艾灸疗法的适应证。作为中医的一种疗法，艾灸也讲究辨证施灸，遵从中医虚则补之、实则泻之的原则。

三、禁忌证

艾灸借温热刺激治疗疾病，对于外感温病、内热、实热证一般不宜施灸。另外，高热、抽搐，或极度衰竭之垂危状态，或过饥、过饱、大惊、恐惧者，需根据情况慎用灸法。

四、注意事项

1. 防烫伤 施灸时，必须防止艾炷翻滚、艾火脱落，引发烧烫伤。对于局部痛温觉迟钝或消失的患者，需要时刻注意局部温度和皮肤情况，若灸后皮肤烧烫伤或出现水疱时应予以及时处理。

2. 防晕灸 晕灸指在施灸时因为饥饿、紧张等出现突然的头晕、眼花、恶心，甚至颜面苍白、血压降低、心慌出汗等现象。一旦出现，要立即停灸，平卧，可适当给予温开水，一般无危险。施灸时需注意留心观察，有意外情况早发现、早处理。

3. 灸疗需坚持 除急症用灸法外，其余使用灸法需要坚持。“灸”从“久”，需要有耐心，坚持按疗程进行方可收效。

第四节　灸之经典

一、《灵枢》灸法

自古至今,《黄帝内经》被历代医家奉为典范,《灵枢》作为《黄帝内经》的重要组成,其中论灸 17 篇。《灵枢》对灸法的论述以"调和阴阳、扶正祛邪"为核心,既奠定了灸法的理论基础,又为临床实践提供了"辨证施灸、虚实兼顾"的指导原则。其思想在后世医家(如窦材、张介宾)的发挥下,形成了化脓灸、保健灸等特色疗法,至今仍对中医临床具有重要启示意义。

(一)针之不为,灸之所宜

1. 适应证广　《灵枢·官能》云:"针所不为,灸之所宜",意指不适宜针刺的疾病,均可用灸治,足见其适应证之广。

2. 机制颇丰　一是温经散寒,经脉得温,寒邪得去,则气血可行。正如《灵枢·刺节真邪》所言:"治厥者,必先熨调和其经,掌与腋、肘与脚、项与脊以调之,火气已通,血脉乃行。"二是扶正补虚,以治疗正虚下陷之证。《灵枢·官能》"阴阳皆虚,火自当之,厥而寒甚,骨廉陷下,寒过于膝,下陵三里。"但凡厥逆之症皆可在足三里穴施灸。又如《灵枢·经脉》云:"陷下则灸之",言中气下陷之证宜用灸法以益气举陷。三是调气通经,以治疗经气逆乱之证。《灵枢·癫狂》曰:"治癫疾者……灸穷骨二十壮。穷骨者,骶骨也。""脉癫疾者,暴仆,四肢之脉皆胀而纵……灸之挟项太阳,灸带脉于腰相去三寸,诸分肉本输。"

(二)灸分补泻,盛泻虚补

《灵枢·通天》云:"古人善用针艾者,视人五态乃治之,盛则泻之,虚则补之。"指人有不同体质禀赋,其阴阳、气血、脏腑的生理病理状态也各有不同,施灸时应根据这些特点及疾病的性质、部位而采用不同的补泻方法。《灵枢·背腧》云:"气盛则泻之,虚则补之,以火补者,毋吹其火,须自灭也;以火泻之,疾吹其火,传其艾,须其火灭也。"根据艾燃烧的速度和火力的缓急来区分补泻。这种方法对后世灸法补泻的应用和发展产生了重要影响。

（三）灸之禁忌

《灵枢》指出艾灸有三种禁忌证。一是阴阳两虚者禁灸。如《灵枢·终始》云："阴阳俱不足，补阳则阴竭，泻阴则阳脱。如是者，可将以甘药，不可饮以至剂，如此者弗灸。"即久病不愈，阴阳俱虚的患者不宜用灸法，只能甘药缓缓图之。二是阴阳俱盛、五脏内伤者不宜灸。如《灵枢·终始》云："人迎与脉口俱盛三倍以上，命曰阴阳俱溢。如是者不开，则血脉闭塞，气无所行，流淫于中，五脏内伤。如此者，因而灸之，则变易而为他病矣。"阴阳俱盛伤及五脏时用艾灸又容易变生他病。三是毒邪发于胸胁部时不宜灸。如《灵枢·痈疽》曰"发于胁，名曰败疵……灸之，其病大痈脓"，即发于胁部的败疵，误用灸法，可变成痈脓。

（四）灸之壮数

施灸数量，原则上要足，以火足气至适度而止。灸量不足，火候不到，就达不到治疗目的。《灵枢·经水》曰："刺之深浅，灸之壮数，可得闻乎……其少长大小肥瘦，以心撩之，命曰法天之常。灸之亦然。灸而过此者得恶火，则骨枯脉涩；刺而过此者，则脱气。"指出灸量的确定，还应考虑患者的体质与年龄、施灸部位、所患病情等因素。

二、《针灸大成》灸法

杨继洲认为，研医"不溯其源，则无以得古人立法之意，不穷其流，则何以知后世变法之弊"。所以，杨氏博览群书，以《灵枢》《素问》和《难经》为理论基础，搜集整理了历代针灸医著中关于灸法的内容，集中而系统地概括了明代以前灸法的主要成就。

灸法是我国劳动人民较早的用来治疗疾病的主要方法之一，其早期治疗的病证，主要以外感六淫侵袭人体所致的表证为主，但随着历史的发展，人们所患疾病的种类日益繁多，灸法的运用日益广泛，时至明代，《针灸大成》整理历代灸法成就之时，灸法已广泛应用于内、外、妇、儿各科的治疗。《针灸大成》中亦记录从施灸材料到点火方法，从施灸穴位的选取到患者体位的摆放，从具体的施灸方法（温和灸、瘢痕灸、隔物灸、天灸等）到灸后的调护，从施灸病症的禁忌到穴位的禁忌等诸多方面内容。

《针灸大成》原文中论灸法数篇，详细记载了艾灸补泻、艾灸寒热、施灸顺序、灸后调摄以及灸法种类等内容。在收集整理历代医家针灸学成就的过程中，杨氏并非简单地罗列条陈，而是根据自己的临床经验，一方面，增补了灸法在历代医籍中一些病症上的选穴及应用；另一方面，对于所引文献中阐述不详或有争议的地方，则客观地提出了自己的见解和认识。

1. 辨证施灸 杨继洲认为“离娄之明、公输子之巧，不以规矩，不能成方圆；师旷之聪，不以六律，不能正五音”。同时也倡导“病以人殊，治以疾异”的辨证论治思想。在临床上遵循“施灸宜别”“随时变化，而不泥于成数者”的原则。

2. 艾灸补泻 坚持气盛则泻之，虚则补之的原则。络满经虚，灸阴刺阳；经满络虚，刺阴灸阳。以火补者，毋吹其火，须待自灭，即按其穴。以火泻者，速吹其火，开其穴也。在灸的壮数方面，认为：“皆视其病之轻重而用之，不可泥一说，而不通其变也。”

3. 施灸顺序 先灸上，后灸下，先灸少，后灸多，旨宜审之。

4. 多种灸法 灸劳穴法、取灸心气法、取灸痔漏法、灸小肠疝气穴法、灸肠风下血法、灸结胸伤寒法、灸阴毒结胸法等。

5. 灸后调摄 杨氏非常注重灸后的调摄，认为灸后调摄对疗效有很大的影响。书中言“灸后不可就饮茶，恐解火气；及食，恐滞经气，须少停一二时，即宜入室静卧，远人事，远色欲，平心定气，凡百俱要宽解。尤忌大怒、大饥、大饱、受热、冒寒。至于生冷瓜果，亦宜忌之。惟食茹淡养胃之物，使气血通流，艾火逐出病气。若过厚毒味，酗醉，致生痰涎，阻滞病气矣。鲜鱼鸡羊，虽能发火，只可施于初灸，十数日之内，不可加于半月之后。”

三、《针灸聚英》灸法

《针灸聚英》中的灸法内容主要集中在卷三，同时散见于其他各卷的腧穴主治、禁忌及临床案例中。

1. 施灸讲究辨证与灵活并重 高武强调施灸需因人、因病、因时、因位制宜，反对机械套用固定模式。其核心思想是“皆视其病之轻重而用之，不可泥一说”，主张根据患者体质、病情轻重及部位差异，灵活调整艾炷大小、壮数及体位。

2. 重发灸疮：疗效与护理的关键 高武将灸疮的发与不发视为疗效核心，认为“灸之不发，如针之气不至”，并详细论述灸疮的处理方法。

（1）促发灸疮：通过药物（如大蒜、附子）或艾灸刺激，促使灸疮发透，以达到“引邪外出”的效果。发灸疮与个体气血状态相关，气血充盈者易发，虚弱者需辅以药物调理。

（2）灸疮护理：灸后疮面需分阶段处理：初发时用白芷、乳香调香油外敷；溃烂时以柳絮或竹膜覆盖，避免感染。

现代铺灸或冬病夏治的发疱疗法，与高武的灸疮理论有相通之处。

3. 禁忌严明：安全施灸的规范 高武对灸法禁忌的论述极为严格，涵盖穴位、人群、饮食等方面，确保临床安全性。

（1）穴位禁忌：《禁灸穴歌》列出 45 个禁灸穴，如睛明、中府等，并批判王冰“睛明可灸”的观点，强调病势危急时需权衡利弊。

（2）小儿逆灸：反对无病施灸（逆灸），认为小儿忍痛易致脏腑失调，诱发痫病，与现代儿科保健理念相呼应。

4. 学术贡献与影响

（1）整合各家学说：高武引用了《黄帝内经》《难经》及唐宋医家的灸法理论，形成系统化的灸法体系。强调辨证施灸，反对滥用灸法，主张根据体质、病性、季节调整灸疗方案。

（2）临床实用性强：书中记载了大量灸法验案，如灸命门治五更泻、灸至阴穴矫正胎位等，至今仍具指导意义。

（3）文献价值：书中保存了大量散佚的针灸歌赋（如《标幽赋》《通玄指要赋》），系统整理腧穴主治，推动针灸理论规范化。

第五节 应用举隅

一、艾灸关元补元气

艾灸关元穴是中医传统疗法中补益元气的重要方法。关元穴位于人体下腹部，脐下 3 寸（约四横指），属任脉，是“元气之根”所在。艾灸此穴可通过温通经络、激发阳气来调补元气，增强体质，改善气虚乏力、畏寒肢冷等问题；调理下焦，对生殖系统、泌尿系统疾病（如月经不调、遗尿、前列腺问题）有辅助调理作用；增强免疫力，延缓衰老。

（一）操作方法

1. 艾条悬灸 点燃艾条，距离皮肤2～3cm，以温热不烫为度。每次灸15～30分钟，每周2～3次，体质虚寒者可适当增加频率。

2. 隔姜灸 切姜片置于关元穴，上置艾炷点燃，增强温补效果。

3. 温灸盒灸 使用艾灸盒固定于关元穴，方便居家操作。

（二）注意事项

1. 禁忌人群 孕妇（可能引发宫缩）、经期女性（除非痛经需温经）、阴虚火旺（口干舌燥、潮热）、实热证（如发热、便秘）患者，皮肤破损、过敏或局部感染者。

2. 避免烫伤 艾灸后可适当饮用温水，2小时内勿受寒或接触冷水。

二、艾灸神阙助睡眠

神阙为经穴名，属任脉。此穴在脐中，脐为胎儿气血运行之要道，如神气出入之宫门，故名神阙。艾灸神阙穴对改善睡眠有一定帮助，主要通过以下机制发挥作用：一是调节神经系统。艾灸神阙穴可以通过温热的刺激调节神经系统功能，起到宁心安神的效果，从而缓解失眠、多梦、焦虑等问题。二是促进血液循环。艾灸神阙穴能够通过热力作用促进局部血液循环，改善身体的内部环境，进而改善睡眠质量。三是调节内分泌。艾灸神阙穴可以通过刺激神经末梢，调节内分泌系统，进而改善睡眠。

（一）操作方法

采用温和灸，点燃艾条后，将艾条置于神阙穴上方约2～3cm处，以感觉温热但不烫为宜。

（二）注意事项

艾灸时避免烫伤皮肤，艾灸后半小时内不宜用冷水洗澡，最好喝温开水帮助排出体内毒素。

三、艾灸身柱长身高

艾灸身柱穴对促进身高有一定的辅助作用，但效果因人而异，且需要在骨骺线未闭合的情况下才可能有效。

身柱穴位于背部，后正中线第3胸椎棘突下凹陷中，属于督脉。艾灸身柱穴，一是可以温补元阳，调和气血，促进全身气血流通，从而调节内分泌系统，刺激生长激素的分泌。二是能够增强脾胃功能，改善营养吸收，为骨骼生长提供充足的能量和营养物质。三是通过调节身体的气血和经络，增强免疫力，减少疾病对生长发育的干扰。

适用人群：艾灸身柱穴助长高主要适用于骨骺线未闭合的青少年。如果骨骺线已经闭合，艾灸通常无法再促进身高增长。同时仅依靠艾灸可能效果有限，建议结合均衡饮食、适当运动（如跳绳、游泳等）和充足睡眠，以更好地促进生长。

四、艾灸膏肓治虚劳

艾灸膏肓穴在中医中被视为调理虚劳重症、扶正祛邪的重要手段。膏肓穴位于背部第4胸椎棘突下旁开3寸，属足太阳膀胱经，是调理重度虚损、慢性病的关键穴位。现代研究发现，艾灸膏肓穴可调节免疫功能，促进T淋巴细胞增殖，改善慢性炎症状态。

（一）膏肓穴的独特作用

1. 治疗虚损，扶助正气 膏肓穴对长期体虚、气血亏耗（如慢性疲劳、术后体弱、久咳不愈）有显著补益作用，尤其适合虚劳羸瘦、免疫力低下者。

2. 宣通肺气，止咳定喘 对慢性支气管炎、哮喘、肺气肿等呼吸系统疾病有辅助调理效果。

3. 调和阴阳，平衡脏腑 通过激发阳气，改善失眠、盗汗、五心烦热等阴阳失调症状。

（二）适用人群

1. 长期亚健康、体弱多病、易感冒者。

2. 慢性呼吸系统疾病（如哮喘、慢性支气管炎）。

3. 术后 / 产后气血大亏、元气未复者。

4. 情绪抑郁、心神不宁者。

（三）注意事项与禁忌

1. 禁忌证 高热、实热证（如急性肺炎、咯血），严重高血压患者；皮肤破损、过敏或背部有痈疽疮疡者；过度虚弱者需从小灸量开始，避免“虚不受补”。

2. 操作要点 艾灸后避免吹风受寒，建议饮用红糖姜枣茶温补气血。部分人艾灸后可能出现排病反应（如疲乏、痰多、情绪波动），属正常现象，可减少灸量观察。

3. 疗程建议 慢性病需长期调理，建议连续艾灸1个月后休息1周，配合饮食调养（如山药、莲子补脾益肺）。

（四）经典配伍增强疗效

膏肓＋肺俞：强化宣肺化痰，针对咳喘、肺虚等；膏肓＋足三里：补后天之本，增强气血生化；膏肓＋关元：先后天同补，治疗虚劳重证。

第五章
药食疗法

第一节　民以食为天

饮食养生是按照中医理论，调整饮食，注意饮食宜忌，合理地摄取食物，以增进健康、益寿延年的养生方法。

饮食是供给机体营养物质的源泉，是维持人体生长、发育，完成各种生理功能，保证生命生存的不可缺少的条件。《汉书·郦食其传》所说："民以食为天"，就是这个意思。古人早就认识到了饮食与生命的重要关系。他们在长期实践中积累了丰富的知识和宝贵经验，逐渐形成了一套具有中华民族特色的饮食养生理论，在保障人民健康方面发挥了重大作用。

饮食养生的目的在于通过合理而适度地补充营养，以补益精气，并通过饮食调配，纠正脏腑阴阳之偏颇，从而增进机体健康。由于饮食为人所必需，而饮食不当，又最易影响健康，故食养是中医养生中的重要组成部分。

1. 开门七事有讲究　常言道，"开门七件事：柴、米、油、盐、酱、醋、茶"，说的似乎都是吃喝琐事，但细想起来，件件都与人们的生活息息相关。自古以来，我国劳动人民就十分重视饮食对人体健康的重要作用，将其当作预防和治疗疾病的重要手段。例如：醋，又称作苦酒，除了在烹饪中能调味增色外，还具有软化血管、降低血脂、帮助消化等许多作用。食醋的药用功效在我国古代就被众医家所认识。《本草备要》中说醋"酸温。散瘀解毒，下气消食，开胃气，散水气。治心腹血气痛，产后血晕，症结痰癖，黄疸痈肿，口舌生疮，损伤积血，谷鱼肉菜蕈诸虫毒。"李时珍在《本草纲目》中也认为"醋能消肿，散水气，杀邪毒，理诸药"。随着中医养生保健知识的推广和普及，人们对健康生活方式有了更进一步的认识和了解。

2. 饮食洁净亦有节 饮食养生，并非无限度地补充营养，而是必须遵循一定的原则和法度。一是要“有节制”，即不可过饱，亦不可过饥，食量适中，方能收到养生效果；二要注意饮食卫生，防止病从口入。

（1）饮食有节：就是指饮食要有节制。这里所说的节制，包含两层意思，一是指进食的量，一是指进食的时间，即进食要定量、定时。《吕氏春秋·季春纪》说：“食能以时，身必无灾，凡食之道，无饥无饱，是之谓五脏之葆”，说的就是这个意思。

1）定量：定量是指进食宜饥饱适中。人体对饮食的消化、吸收、输布，主要靠脾胃来完成。进食定量，饥饱适中，恰到好处，则脾胃足以承受。消化、吸收功能运转正常，人便可及时得到营养供应，以保证各种生理功能活动。反之，过饥或过饱，都对人体健康不利。过分饥饿，则机体营养来源不足，无以保证营养供给。消耗大于补充，就会使机体逐渐衰弱，势必影响健康。反之，饮食过量，在短时间内突然进食大量食物，势必加重胃肠负担，食物停滞于肠胃，不能及时消化，就会影响营养的吸收和输布，脾胃功能因承受过重，亦会受到损伤。其结果，都难以供给人体生命所需要的足够营养。

2）定时：定时是指进食宜有较为固定的时间，早在《尚书》中就有“食哉惟时”之论。有规律地定时进食，可以保证消化、吸收功能有节奏地进行活动，脾胃则可协调配合，有张有弛。我国传统的进食习惯是一日三餐。若能按时进餐，养成良好的饮食习惯，则消化功能健旺，对身体是大有好处的。

饮食定量、定时是保护脾胃、保证消化功能健旺的调养方法，也是饮食养生的一个重要原则和具体措施，历代养生家都十分重视这个问题。如《备急千金要方·道林养性》指出“食欲数而少，不欲顿而多”，表达了饮食定量、进食适度的意思。清代曹廷栋《老老恒言》曾说：“《内经》曰：日中而阳气隆，日西而阳气虚，故早饭可饱，午后即宜食少，至晚更必空虚。”阐明了饮食定时、三餐有别的机制。一日之内，人体阴阳气血的昼夜变化、盛衰起落各有不同。白天阳气盛，故新陈代谢旺盛，需要的营养供给也必然多，故饮食量可略大；夜晚阳衰而阴盛，多为静息入寝，故需要的营养供给也相对少些。所以，自古以来，就有“早饭宜好，午饭宜饱，晚饭宜少”之说。

（2）饮食卫生：自古以来，饮食卫生一直为人们所重视，将其看作养生防病的重要内容之一。

1）饮食宜新鲜：日常生活中要选择新鲜、清洁的食品，可以补充机体所需的营养，饮食新鲜而不变质，其营养成分很容易被消化、吸收，对人体有益无害。食品清洁，可以防止病从口入，避免被细菌或毒素污染的食物进入机体而发病。

2）宜熟食为主：大部分食品不宜生吃，需要经过烹调加热后变成熟食，方可食用，其目的在于使食物更容易被机体消化吸收。同时，也使食物在加工变热的过程中，得到清洁、消毒，除掉一些致病因素。《备急千金要方·养性序》记载："勿食生肉，伤胃，一切肉惟须煮烂。"这对老年人和幼儿尤为重要。

3）注意饮食禁忌：在长期的实践过程中，人们逐渐认识到，有些动、植物于人体有害，吃入后会发生食物中毒，如河豚、有毒的蘑菇、发芽的土豆等，误食会影响健康，危及生命。因而，在饮食中应多加小心，仔细辨认。早在两千多年前，汉代医家张仲景就提出了有关食品禁忌的问题。

第二节　寓医于食

中医药文化长河中，中医与食疗紧密相连，药食同源不仅体现了古人对自然的深刻理解，还蕴含了预防疾病、促进身体健康的智慧。"寓医于食"的理念源自中医文化，《黄帝内经》曾提出"药以祛之，食以随之"的思想。这种理念认为食物和药物可以相互配合，形成有效的治疗方法。

一、说"食"解"药"

古代医家十分推崇食养，唐代的孙思邈在《备急千金要方》中指出："安身之本，必资于食"，"不知食宜者，不足以存生也"，"食能祛邪而安脏腑，悦神，爽志，以资气血"，"若能用食平疴，适性遣疾，可谓良工"。

（一）食物的性能

食物之所以能防治疾病，是由于它们本身具有一定的性能。这些性能是前人在长期实践中，对食物的认识逐渐积累并加以概括和总结得出来的，它与阴阳、脏腑、经络等中医基础理论紧密地结合在一起。食物的性能主要有性、味、归经、升降浮沉等几方面内容。

1. 食物的“性” “性”是指食物具有寒、凉、温、热四种性质，中医称为“四性”或“四气”。其中，温热与寒凉性质相反。温与热，寒与凉又具有一定的共同性，温次之于热，凉次之于寒，即在共同性质中又有程度上的差异。

常用食物四性归类如下：

寒性食物：马齿苋、苦瓜、莲藕、食盐、海带、紫菜、鸭梨、西瓜、冬瓜等。

凉性食物：茄子、白萝卜、丝瓜、苋菜、芹菜、大麦、绿豆、茶叶等。

热性食物：芥子、肉桂、辣椒、花椒、干姜等。

温性食物：韭菜、茴香、葱白、香菜、糯米、胡桃仁、雀肉、羊肉、羊奶等。

平性食物：粳米、小米、圆白菜、黄豆、扁豆、莲子、牛肉、牛奶等。

从生活和临床食用食物的经验来看，寒凉食物多有滋阴、清热、泻火、凉血解毒的作用；温热食物有温经、散寒、助阳、活血、通络等作用；平性食物大都具有补益滋养的功效。

2. 食物的“味” 食物主要有五种味：辛、苦、甘、酸、咸。它们各有特点：

辛味的食物，有发散、行气的作用。如干姜、葱白发散风寒，适用于外感表证；陈皮、香橼、佛手行气解郁，适用于肝脾气郁，胃脘疼痛等症。

苦味的食物，能清热、泻火、除湿、泻下。如苦瓜清热解毒，用于火热实证；杏仁润肺降气，化痰止咳，适用于外感咳嗽、气喘等症。

酸味的食物，有收敛、固涩等作用。如乌梅安蛔止痛，用于蛔虫症；石榴涩肠、止血、止咳，可治疗泻痢、下血、脱肛等。

咸味的食物，能软坚散结，泻下通便。如海藻、海带等，适用于甲状腺肿大；食盐用于习惯性便秘等。

食物除五味外，还有淡味、芳香味。淡味有渗湿、利尿作用，多用于治疗水肿，小便不利等证，如玉米须、冬瓜、黄瓜等。芳香味食物一般具有醒脾开胃、行气化湿、开窍爽神等作用，以水果、蔬菜和调味佐料居多，如柑橘、苹果、香菜等。

3. 食物的“归经” 归经是指食物对于机体某部分的选择性作用，即主要对于某脏腑及其经络发生明显的作用，而对其他经作用较小或没有作用。在食用食物的时候，要将其多种性能结合起来，综合考虑，才能收到预期效果。根据《本草纲目》《备急千金要方》《饮膳正要》《随息居饮食谱》等著作记载，按其主要归经，常见食物可分为：

归心经的食物：百合、龙眼肉、莲子、酸枣、小麦等。

归肺经的食物：梨、甘蔗、荸荠、枇杷、白果、罗汉果等。

归脾经的食物：粳米、小米、大豆、大枣、猪肉、莲藕等。

归肝经的食物：马齿苋、芹菜、胡萝卜、佛手、黑芝麻等。

归肾经的食物：猪肾、羊肾、海参、海马、火腿、桑椹等。

归胃经的食物：粳米、小米、糯米、扁豆、土豆、萝卜、牛肉等。

归膀胱经的食物：刀豆、玉米、冬瓜、肉桂、茴香等。

归小肠经的食物：食盐、赤小豆、冬瓜、苋菜等。

归大肠经的食物：马齿苋、茄子、苦瓜、荞麦、木耳等。

（二）食物的作用

1. 预防疾病 膳食全面可以使五脏功能旺盛，气血充实。“正气存内，邪不可干。”合理的饮食是预防疾病的基础。在疾病未发生之前，可选择适当的膳食预防疾病的发生。例如《本草纲目》中记载“扁鹊三豆饮”用于天行痘疾。

2. 辅助治疗 根据古代食物本草和医书的记载，以及临床经验，食疗的应用范围很广，以内科、妇产科、儿科的病证为多。例如肺炎高烧不退、口干烦渴、咳嗽、吐黄痰，此时除了用药物治疗外，可以适当饮用西瓜汁、梨汁、罗汉果汁、枇杷汁以清热化痰止咳，有利于疾病的痊愈。

3. 促进康复 患病之后，机体康复不是一朝一夕之事。一般慢性病病程较长，饮食是调养的重要一环。其养生保健讲究补气血、安脏腑、调神志，平衡阴阳。

二、五谷为养

食物的种类丰富，所含营养成分各不相同，只有做到合理调配，才能保证人体正常生命活动所需要的各种营养。《黄帝内经》中载：“五谷为养，五果为助，五畜为益，五菜为充，气味合而服之，以补精益气”，概述了膳食的主要组成内容。传统的五谷即水稻、黍、粟、麦、菽，现在泛指各种谷类食物。

（一）稻米

李时珍：“稻稌者，粳、糯之通称。”稻米的药用功效很广，具有“暖脾胃，止虚寒泄痢，缩小便，收自汗”的功能。

1. 粳米

【异名】粳米。

【性味】甘，平。

【功效】补脾和胃，益精强志。

【应用】对脾虚烦闷，消渴不思饮食，泄泻，下痢，肌肉消瘦等症，食用有和胃气、消烦渴、止泻痢之功。

2. 糯米

【性味】甘，温。

【功效】补中益气，和胃止泻。

【应用】对脾胃虚弱，食后不能健运，消化不良，乏力自汗，小便多等症宜食。由于脾胃虚寒而发生食后即吐逆、霍乱、泻痢等症，食用有和胃、平逆止泻之功。

（二）黄米

【性味】甘，平。

【功效】补脾益肺，除热愈疮。

【应用】黄米熟食或煎汤饮，有补气健中、益肺止咳的作用，凡脾胃虚弱，呃逆烦渴，或肺虚咳嗽，皆可为补益食疗之品。

（三）小米

【性味】甘咸，微寒。

【功效】补中益气，和脾益肾。

【应用】适用于脾胃虚弱导致的不思饮食，消化不良，反胃呕吐，或热利、形身消瘦，虚汗乏力等症。

（四）小麦

麦主要有小麦、大麦、燕麦等。在我国，南方人爱吃大米，北方人喜食面食。小麦是我国北方人的主要粮食之一。

【性味】甘，平。

【功效】补心养肝，除热止渴。

【应用】小麦米或面熟食，能补心气，养肝血，益气力，宜常人久食。并可补五脏，厚肠胃。凡泄泻，虚寒痢，气短乏力者可为辅助食疗之品。小麦二两煎汤或入药，有滋阴生津止渴之效，可治骨蒸潮热、盗汗、咽干舌燥、心烦口渴等阴虚有热证。对身体壮热，小便不利，或淋浊不止者，也可应用。

（五）黄豆

【性味】甘，平。

【功效】补脾益气，清热解毒。

【应用】黄豆熟食或磨豆成浆煮沸饮，有补益脾胃，健身宁心的作用，为常人的理想补益品。对于久病体虚，羸瘦乏力，心悸痨咳，乳汁不下，可为补益食疗之品。生黄豆食之，有清湿热、消痈肿的功效。生豆浆饮之催吐，治食物中毒；煎水饮，治小儿疳积泻痢，消水胀，治肿毒。

三、五果为助

《黄帝内经》中言“五果为助”，传统的五果即枣、李、杏、栗、桃，现在泛指各种水果和干果。某些水果和干果还具有补益心肾脾胃和润肺润肠之功，对身体益处颇多。

（一）桃

【性味】甘酸，温。

【功效】补气生津，活血消积。

【应用】鲜桃洗净生食，具有益气血、生津液的作用。是老年体虚、津伤肠燥便秘者的理想滋补果品。

桃子鲜食或作脯食，还具有活瘀血、消积块的功效。凡内有瘀血肿块，肝脾肿大者，可为辅助医疗果品。

（二）李子

【性味】甘酸，平。

【功效】清热生津，泻肝利水。

【应用】鲜李子洗净生食，有清虚热、生津液的作用。凡阴虚内热，骨蒸痨热，消渴引饮者，宜为辅助医疗果品。

李肉食之有泄肝胆湿热，利水破瘀的功效。凡湿热蕴于肝胆，腹水，小便不利者，可为辅助食疗。

（三）杏

【性味】酸甘，温。

【功效】生津止渴，润肺定喘。

【应用】鲜杏生食或曝干后含食，有生津液、止烦渴的作用。凡津液不布于口，口干烦渴者宜食之。

煮杏加蜜作脯，有润肺、止咳、定喘的功效，为咳喘病者的辅助医疗果品。

（四）栗子

【性味】甘，温。

【功效】补脾健胃，补肾强筋，活血止血。

【应用】栗子熟食，有益气补脾，健胃厚肠的作用。凡脾胃虚弱，羸瘦乏力，气怯食少，反胃，泄泻者，均可为辅助医疗食品。本品熟食有补肾气、强筋骨的作用。凡老年体虚，腰酸腿软，气喘咳嗽，可为滋补食品。

栗子生食有止血功效，可治吐血、衄血、便血等一切血证；生栗子捣研涂敷，可治瘰疬肿毒，筋骨肿痛及刀伤。

（五）大枣

【性味】甘，温。

【功效】养脾和胃，益气生津。

【应用】本品熟食补中益气而缓中，补五脏，疗肠澼，治虚损。本品与它药相伍，又能和百药。

久食有益于身体。凡气少津亏，症见心中烦闷，惊悸不眠，以及脏躁者，用本品可以益气生津，补虚润燥。

四、五畜为益

传统的五畜即牛、羊、猪、犬、鸡五种动物，现在泛指各种家养动物。五畜对人体有补益作用，能增补五谷主食营养之不足，是平衡饮食的主要辅食。动物性食物多为高蛋白、高脂肪、高热量，而且含有人体必需的氨基酸，是人体正常生理代谢及增强机体免疫力的重要营养物质。

（一）牛肉

【性味】甘、平。

【功效】补脾益气，化痰息风。

【应用】牛肉熟食，能补脾胃、益气血，凡病后虚劳羸瘦，食少气怯，腰膝酸软，及消渴、水肿等症，皆宜为补益食疗之品。

净牛肉文火煮一日，榨取肉汁，滤去渣，浓缩入少量黄酒收膏，冷后切小块，晾干备用，此为“霞天膏”。能治一切沉疴痼疾、中风偏枯、痰涎壅塞、停痰宿饮及痰核癖块。

（二）羊肉

【性味】甘、温。

【功效】补气养血，温中暖下。

【应用】羊肉熟食，有补益气血的功效。凡久病体弱，虚劳羸瘦，骨蒸眩晕，崩漏失血等症，皆可做营养食疗之用。

羊肉煎汤服用，有散寒温中暖下的功效，可治疗虚寒吐利，产后受寒腹中疞痛，以及寒疝腹痛。

（三）猪肉

【性味】甘咸，平。

【功效】补肾养血，滋阴润燥。

【应用】猪肉熟食，有补肾益精，滋肝养血的作用。凡肾虚精亏，病后体弱，产后血虚，皆可为补益食疗之品。

瘦猪肉煮汤，去浮油凉饮，能救温热病后，津液大伤者。也可用于液干血枯，难产不下，及消渴、干咳、便秘等症。

（四）狗肉

【性味】甘咸，温。

【功效】补中益气，温肾助阳。

【应用】狗肉熟食，有补脾胃、养气血的作用。凡久病气虚，脾胃虚寒，气怯食少，胸腹胀满，水臌浮肿及寒疟，疮溃不收者，皆可为补益食疗佳品。平人食之，增力健身。

本品熟食或煮汤饮，具有补肾气、强腰膝、暖下元的功效，凡肾虚下寒，腰膝酸软，少腹积冷，阳痿滑精者宜食。

（五）鸡肉

【性味】甘，温。

【功效】温中，益气，补精，添髓。

【应用】本品煮食炖汁，有温养补益作用，凡虚劳羸瘦，中虚胃呆食少，泄泻，下痢，消渴，水肿，小便频数，崩漏，带下，产后乳少，病后体弱者，宜为补益食疗佳品。平人食之益力健身，老幼尤宜。

五、五菜为充

传统的五菜即葵、藿、薤、葱、韭五种蔬菜，现在泛指各种蔬菜。蔬菜含有多种微量元素、维生素、纤维素等营养物质，有增食欲、充饥腹、助消化、补营养、防便秘、降血脂、降血糖、防肠癌等作用，对人体健康十分有益。

（一）葵

【性味】甘，寒。

【功效】清热，和中，解毒。

【应用】葵菜熟食或煎汤饮，对热毒盛于胃肠，症见发热狂痫，大腹痞满，身面气肿者，服之宜。

（二）藿

藿为嫩豆叶，来源几乎不可考证，一般认为是大豆、黑豆、豇豆的嫩叶片；现在很少食用。

【性味】甘，平。

【功效】具有凉血解毒、利尿通淋的功效。

【应用】一般用于治疗小便量少不通，淋沥不尽。

（三）薤

【性味】辛、苦，温，归肺、胃、大肠经。

【功效】通阳散结，行气导滞。

【应用】用于阴寒胸痹、心痛，以及奔豚气痛、痰饮咳喘。可单用煮食，或配伍白酒等。

（四）大葱

【性味】辛，温。

【功效】通阳宣痹，发汗，解毒。

【应用】葱白生或熟食能通上下阳气。凡因痰浊阴寒闭阻，阳气不通所致眩晕，胸膈闷满，鼻塞，喉痹，心腹疼痛，泄泻痢疾，乳汁不通，大小便不利，皆可食葱做辅助治疗。葱白煎水可治风寒感冒。葱白煎汁可杀蛔虫、蛲虫；鲜葱捣泥外敷，能治疗疮恶肿、跌打损伤。

（五）韭菜

【性味】辛，温。

【功效】温阳补虚，行气理血。

【应用】韭菜熟食有温肾散寒、补虚壮阳的作用。凡脾肾阳虚，下焦虚寒，症见腰酸膝冷，小腹冷痛，遗精阳痿，上气喘急者宜食。凡气血瘀阻，血不循经，见有吐血、唾血、衄血、尿血及外伤出血，可做辅助食疗。鲜韭捣泥，外敷治跌打损伤。

第三节　药食功用

一、药食同源，亦食亦药

“药食同源”是中医文化中的一颗璀璨明珠，它揭示了食物与药物之间的内在联系。在中医理论中，许多食材本身就具有药用价值，如枸杞能滋补肝肾、益精明目，山药可健脾养胃、补肾涩精。这些食材在日常生活中随处可见，通过合理的搭配与烹调，既能满足口腹之欲，又能调理身体、防病治病。这种将食物与药物相结合的理念，不仅体现了中医“治未病”的预防思想，也符合现代人追求自然、健康生活方式的趋势。

实践证明，合理的饮食调整对于维护身体健康至关重要。比如，高血压患者通过减少盐分摄入、增加钾含量高的食物（如香蕉、土豆）的摄入，可以有效控制血压；糖尿病患者则需控制碳水化合物的摄入量，选择低升糖指数的食物（如糙米、绿叶蔬菜），以稳定血糖水平。此外，一些具有抗氧化、抗炎作用的食物（如蓝莓、核桃等），也被证实对延缓衰老、预防慢性疾病有积极作用。这些例子无不说明，食物在提供能量与营养的同时，也是预防疾病、促进健康的重要手段。

附：药食两用名单

丁香、八角茴香、刀豆、小茴香、小蓟、山药、山楂、马齿苋、乌梢蛇、乌梅、木瓜、火麻仁、代代花、玉竹、甘草、白芷、白果、白扁豆、白扁豆花、龙眼肉（桂圆）、决明子、百合、肉豆蔻、肉桂、余甘子、佛手、杏仁（甜、苦）、沙棘、牡蛎、芡实、花椒、赤小豆、阿胶、鸡内金、麦芽、昆布、枣（大枣、酸枣、黑枣）、罗汉果、郁李仁、金银花、青果、鱼腥草、姜（生姜、干姜）、枳椇子、枸杞子、栀子、砂仁、胖大海、茯苓、香橼、香薷、桃仁、桑叶、桑椹、橘红、桔梗、益智仁、荷叶、莱菔子、莲子、高良姜、淡竹叶、淡豆豉、菊花、菊苣、黄芥子、黄精、紫苏、紫苏籽、葛根、黑芝麻、黑胡椒、槐米、槐花、蒲公英、蜂蜜、榧子、酸枣仁、鲜白茅根、鲜芦根、蝮蛇、橘皮、薄荷、薏苡仁、薤白、覆盆子、藿香。

二、药食有异，谨慎选用

虽然药食同源，但药物与食物在性质、作用及使用方法上仍存在显著差异。药物通常具有较强的针对性和治疗作用，用于纠正机体的失衡状态；而食物则更侧重于提供营养、维持生命活动。因此，在选用药食时，必须明确其属性与目的，避免盲目跟风或误用。

一方面，我们要认识到食物并非万能药，对于某些严重疾病或急性发作期的患者来说，单纯依靠食疗往往难以奏效，此时应及时就医，遵循医嘱使用药物治疗。另一方面，即使是被认为具有药用价值的食材，也不应过量食用或随意搭配，以免引起不良反应或影响药效。例如，人参虽能大补元气，但对于体质偏热、阴虚火旺的人群而言，过量食用反而可能导致上火、失眠等症状；又如海鲜与富含维生素 C 的食物同食，可能增加砷中毒的风险。

总之，药与食在人类健康领域中各司其职，相互补充。我们应该根据个人体质、季节变化及健康状况等因素，合理选择与搭配药食，做到既享受美食的乐趣，又能有效维护身体健康。同时，面对市场上琳琅满目的保健品与药品宣传，我们应保持理性态度，不轻信夸大其词的广告语，必要时咨询专业医生或营养师的意见，确保安全有效地利用药食资源，为健康保驾护航。

附：可用于保健食品的中药名单

人参、人参叶、人参果、三七、土茯苓、大蓟、女贞子、山茱萸、川牛膝、川贝母、川芎、马鹿胎、马鹿茸、马鹿骨、丹参、五加皮、五味子、升麻、天门冬、天麻、太子参、巴戟天、木香、木贼、牛蒡子、牛蒡根、车前子、车前草、北沙参、平贝母、玄参、生地黄、生何首乌、白及、白术、白芍、白豆蔻、石决明、石斛、地骨皮、当归、竹茹、红花、红景天、西洋参、吴茱萸、怀牛膝、杜仲、杜仲叶、沙苑子、牡丹皮、芦荟、苍术、补骨脂、诃子、赤芍、远志、麦门冬、龟甲、佩兰、侧柏叶、制大黄、制何首乌、刺五加、刺玫果、泽兰、泽泻、玫瑰花、玫瑰茄、知母、罗布麻、苦丁茶、金荞麦、金缨子、青皮、厚朴花、姜黄、枳壳、枳实、柏子仁、珍珠、绞股蓝、胡芦巴、茜草、荜茇、韭菜子、首乌藤、香附、骨碎补、党参、桑白皮、桑枝、浙贝母、益母草、积雪草、淫羊藿、菟丝子、野菊花、银杏叶、黄芪、湖北贝母、番泻叶、蛤蚧、越橘、槐实、蒲黄、蒺藜、蜂胶、酸角、墨旱莲、熟大黄、熟地黄、鳖甲。

附：保健食品禁用的中药名单

八角莲、八里麻、千金子、土青木香、山莨菪、川乌、广防己、马桑叶、马钱子、六角莲、天仙子、巴豆、水银、长春花、甘遂、生天南星、生半夏、生白附子、生狼毒、白降丹、石蒜、关木通、农吉痢、夹竹桃、朱砂、米壳(罂粟壳)、红升丹、红豆杉、红茴香、红粉、羊角拗、羊踯躅、丽江山慈姑、京大戟、昆明山海棠、河豚、闹羊花、青娘虫、鱼藤、洋地黄、洋金花、牵牛子、砒石(白砒、红砒、砒霜)、草乌、香加皮(杠柳皮)、骆驼蓬、鬼臼、莽草、铁棒槌、铃兰、雪上一枝蒿、黄花夹竹桃、斑蝥、硫黄、雄黄、雷公藤、颠茄、藜芦、蟾酥。

第四节 药食有方

一、药膳疗法及常用药膳制作

（一）何谓药膳

药膳是在中医学、烹饪学和营养学理论的指导下，在膳食中添加药物，借助中国传统的烹调方法，根据患者身体的需要，精制而成的一种兼有药物功效和食品美味的特殊膳食。

药膳食品，不是一般的营养食品，而是现代所称的功能性食品。既能充饥饱腹，又可防病治病、保健强身。中药与食物科学地搭配，既将药物赋予了传统食物的观念，又将食物赋以药用的作用，药借食力，食助药威，变“良药苦口”为“良药可口”。因此，药膳是充分发挥中药效能的美味佳肴，能够很好地满足人们“厌于药，喜于食”的天性，且取材广泛，易于普及，可在家庭自制。

（二）药膳分类

由于人体有脏腑气血之别，药食有四性五味之异，制膳有煎炒浸炸之殊，药膳也根据人体的不同需要、原料的不同性质、药膳的不同功效，区分为不同类别。药膳的分类方法很多，古代有关药膳的文献中有多种不同的分类方法。根据不同需要，通常分为两类。

1. 按药膳功效分类

（1）养生保健药膳：主要包括延年益寿药膳、益智补脑药膳、增强记忆力药膳、明目聪耳药膳、调理五脏药膳、调补阴阳药膳等。

（2）治病或辅助治疗药膳：此类药膳不是简单的几种食物和药材的相加，而是要按照一定的原则进行科学组合，遵循辨证施膳的原则。包括温里类药膳、解表药膳、化痰止咳平喘药膳、消食类药膳、清热类药膳、收涩类药膳、泻下通便药膳、理气止痛药膳、祛湿类药膳、安神助眠药膳等。

（3）美容美体类药膳：包括增白祛斑药膳、抗衰老药膳、排毒养颜药膳、瘦身塑形药膳、乌发生发药膳、固齿药膳等。

2. 按药膳形态分类 常见的药膳形态为粥、菜肴、汤液、饮、酒、膏滋等。

（三）药膳的应用原则

药膳具有养生保健、防病治病等多方面的作用，它并不是几种食物及药物简单的相加，而是需要按照一定的原则制作。药物的作用在于祛除病邪，见效快，意在治病；药膳则多用于保健、防病，见效比药物慢，重在养与防，因此药膳并不能取代药物。应视具体人与病症而选择适合的方法，不可滥用。

使用药膳疗法时要注意，饮食要适量而有节制，不能因急于求成而在短期内大量进食药膳。要根据食用者自身的状况，持之以恒，适量服食，才能有良好的效果。

（四）药膳制作方法

药膳的品类繁多，根据不同方法可制作出不同的药膳，以适应人们的不同嗜好及变换口味。

1. 热菜类 热菜类是药膳运用最多的品种，热菜的制作主要有炖、蒸、煨、煮、熬、炒等法。

2. 凉菜类 凉菜类是将药膳原料或经制熟处理，或生用原料，经加工后冷食的药膳菜类。有拌、炝、腌、卤、蒸、冻等方法。

3. 药粥 药粥是药物与米谷类食物共同煮熬而成。具有制法简单，服用方便，易于消化吸收的特点。

4. 饮品类 药膳饮料包括药酒、保健饮料、药茶等。它们以药物、水或酒为主要原料加工制作而成，具有保健或治疗作用。

5. 药膳面点 指将药物加入面点中制成的保健食品。这类食品可做主食，也可作点心类零食。多是将药物制成粉末，或药物提取液与面点共同合揉，按面点制作方法加工而成。

二、药酒疗法及常用药酒制备

（一）何谓药酒

药酒是选配适当中药材，用度数适宜的白酒或黄酒为溶媒，经过必要的加工，浸出其有效成分而制成的澄明液体。在传统工艺中，也有在酿酒过程加入适宜的中药材酿制药酒的方法。药酒应用于防治疾病，在我国医药史上具有重要地位。

（二）药酒分类

1. 按给药途径分类 主要分为内服和外用两类。内服药酒是中药药酒的主要产品；外用药酒主要作用于皮肤、穴道、黏膜，以产生局部药理效应和治疗作用。

2. 按功能分类 可分为滋补保健药酒、治疗性药酒、美容类药酒等。

3. 按使用基质酒分类 中药药酒按制作药酒时使用的原料酒（基质酒）的不同，可分为白酒类及其他酒类，包括黄酒类、米酒类、果酒类等。

（三）药酒的制备方法

传统的中药药酒制备方法，主要以浸渍法、渗漉法和煎煮法为主。浸渍法又分为冷浸法和热浸法。具体采用何法，应视药物性能而定。

1. 冷浸法 即将中药材切制后，以其粗末置于容器内（以陶瓷和玻璃等制品为宜），加入适量白酒，在常温下密封浸泡的方法。通常每日搅拌 1 次，浸泡 7～15 天即成。然后取上清液，压榨药渣，压榨液与上清液合并，静置过滤即得。亦可用纱布包药置酒中浸泡，便于取出药渣。此法适用于有效成分遇热易破坏和含挥发油成分的中药材。

2. 热浸法 是将中药材切制后，置于容器内，加入适量白酒，密封容器，在一定温度下浸渍提取有效成分的方法。通常是隔水加热容器，至沸腾后取下，换注到另一容器内，继续浸泡至规定时间，然后取上清液，榨取药渣中的药汁，与上清液合并，静置沉淀，过滤即得。或将药酒容器放在火边，使缓缓加热，数日可成。此法适用于花、叶和质地松软的中药材。

3. 渗漉法 将切制后的中药材用白酒等润湿膨胀后，装入渗漉柱中，然后不断添加白酒，酒自上口流入，缓缓渗过药材，从下口渗流而出，收集渗出液，并榨取药渣中的汁液，与渗漉液合并静置沉淀，过滤即得。此法操作相应比较复杂，从自制药酒角度，不如浸渍法简便易行。

4. 煎煮法 是将中药材细切，入酒适量或水、酒合并煎煮，当即滤得药液而成。古代医家认为，酒能使药力尽快抵达病所，迅速发挥治疗作用，因而对一些急性病变，多半采用此法。可视为酒剂的一种速成法。

药酒的服用，应根据中医理论，明确药剂的功能主治，辨证或辨病服用。还应根据年龄、性别、体质强弱、嗜好、季节等方面情况，合理选择服用。

三、药茶疗法及常用药茶制作

（一）何谓药茶

"药茶"顾名思义，是以茶或与茶配伍的药物为原料制成，可供饮用，兼具防治疾病功效的茶方。其制剂原为含有茶叶或不含茶叶的中草药经晒干或经粉碎混合而成的粗末制品，或加入黏合剂制成的块状制品，在应用时仅以沸水冲泡或稍加煎煮即可饮用，因其饮服的方式与日常饮茶相同，故名。

（二）药茶的种类

传统的分类方法将药茶分为药茶和药露等；从有无茶叶来分，可分为有茶药茶与无茶药茶；从药味组成的多少来分，可分为单味方与复方；从煎煮方法来分，可分为煎煮茶与冲泡茶；从服用方法来分，可分为饮用茶汁、以药代茶或以茶汁送药等；从药茶的功效来分，可分为治病茶与补益茶，又可具体分为清热茶、止咳茶、养血茶，或保健茶、减肥茶、养颜茶等。

（三）药茶制作

1. 粉末茶 先将处方中的药物烘干后，粉碎成粗末，过14～20目筛，置容器中充分搅拌，或用机器搅拌，至色泽均匀后反复过筛1～2次，制成粉末茶。最后贮于阴凉干燥处，注意防潮。

2. 块状茶 将处方中的药物晒干或烘干，研成粗粉，称取一定数量粗粉，用占粗粉量的10%～15%面粉，调成稀糊作黏合剂，搅拌搓揉均匀，用铜模压成块状，置无风处阴干半天，再晒干即得。如遇阴雨天，可用烘箱烘干。也可将处方中无挥发性成分的药物煎取浓膏以代替黏合剂，再和其他部分药粉做成块状即得。此法可缩小体积，减少服用量。最后用防潮性能较好的纸分块包装，置密闭容器内贮存。制成的块茶，要求表面完整，不散不碎，干燥无霉蛀，无结串现象，每块重量基本上符合处方规定的剂量，块与块之间差异为 ±5%。制作药茶时，应尽量缩短制作时间，以防止败坏。夏天更应多留心。

3. 颗粒茶 分浸出、制粒、干燥、分装四个步骤。先将处方中 10%～20% 药料研成细末，过筛备用。其余药材水煎一次或数次，过滤，滤液浓缩成稠浸膏。然后把稠浸膏与药粉充分混合，搅拌至“捏之成团，轻丢能散”，并通过 12～14 目筛制成颗粒。颗粒在 60～80℃进行干燥，过 12 目筛。最后分装，每袋 10g，于阴凉干燥处贮存。制成的颗粒茶要求无吸潮、结块现象。

制作出的药茶，如果贮存不当，便会失去药效，或根本不能饮用。要贮存好药茶，首先要了解茶叶有很强的吸湿性、陈化性和吸收异味性。掌握这一特性，才能保存好药茶。药茶必须贮存于干燥通风处，以免吸水，发生霉变。药茶还不宜存放过久，存放久了，其芳香物逐渐挥发，叶绿素和鞣质被氧化，使香味降低，汤色变混浊。如果存放较长，还要注意密封、避光，防止陈化。而且还要严格将异味隔开，特别要与香皂、煤油、酒类、花椒等物隔开。装茶最好是以陶制的罐最好，尽量不用铁和木制的茶罐。

第五节 经典药食

食疗中药是指具有防治疾病或保健作用的食物。又称“食用中药”“食疗本草”。这类食疗中药包括谷物、水果、蔬菜、调料、肉类、水产等。

一、具有治疗作用的食物

1. 宣散风寒的食物 生姜、香菜、葱等，用于外感风寒感冒者。

2. 疏散风热的食物 豆豉、金银花、菊花、杨桃等，用于外感风热感冒患者。

3. 清热泻火的食物 苦瓜、竹笋、茭白、蕨菜、白菜、菠菜、丝瓜、茄子、西瓜、黄瓜、百合、茶叶等，用于内火热证者。

4. 清热解毒的食物 绿豆、赤小豆、豌豆、萝卜、空心菜、苦瓜、丝瓜、黄瓜、南瓜、鱼腥草、苋菜、蕨菜等，用于热毒证者。

5. 温中散寒的食物 大蒜、辣椒、花椒、胡椒、生姜、茴香、桂皮、韭菜、羊肉等，可用于脾胃寒证之脘腹疼痛、腹泻、食欲不振者。

6. 健胃助消化的食物 韭菜、洋葱、大蒜、胡荽、芥菜、萝卜、茼蒿、生姜、辣椒、胡椒、八角茴香、桂皮等。可用于食欲不振、消化不良者。

7. 疏肝理气的食物 玫瑰花、绿萼梅、月季花等，用于肝郁气滞之抑郁不乐、胁胀、乳房胀痛、月经不调者。

8. 化痰止咳平喘的食物 芥菜、茼蒿、白萝卜、胡萝卜、竹笋、甜杏仁、枇杷、梨、橘、罗汉果、柠檬、荸荠、山慈姑、桂花、海藻、紫菜、生姜等，用于痰多咳嗽气喘者。

9. 活血化瘀的食物 山楂、桂花、韭菜、油菜苔、鸡血、螃蟹、酒、槐花、桂皮、银杏叶等。用于瘀血阻滞之疼痛、皮下瘀斑、舌紫黯及血管硬化、心脑疾病患者。

10. 安定神志的食物 猪心、鸡蛋、牡蛎肉、黄花菜、百合、小麦、莲子、大枣、龙眼肉等，用于心悸、失眠、多梦、健忘者。

11. 补肺、润肺的食物 百合、柿子、枇杷、核桃仁、甜杏仁、香蕉、无花果、甘蔗、糯米、豆浆、豆腐、蛤蜊、羊乳、牛乳、冬虫夏草、饴糖、蜂蜜等，可用于肺虚久咳、肺热燥咳者。

12. 补益脾胃的食物 芋头、番薯、山药、萝卜、胡萝卜、甘蓝、藕、南瓜、木耳、蘑菇、燕麦、大麦、荞麦、粳米、赤小豆、黑豆、黄豆、扁豆、刀豆、芡实、莲子、花生、柿饼、大枣、无花果、龙眼肉、荔枝、鸡肉、鸡蛋、鹌鹑蛋、鹅肉、燕窝、猪肚、牛肉、羊乳、狗肉、兔肉、蚕蛹、鲢鱼、鲤鱼、带鱼、泥鳅、蚶肉、蜂蜜、红糖、饴糖等，可用于脾胃气虚之倦怠乏力、食少便溏者。

13. 补血的食物 黄豆、大枣、枸杞子、鸡蛋、羊肉、羊肝、牛肉、牛肝、猪肉、猪肝、海参、墨鱼、龟肉、淡菜、牡蛎肉、蚶肉等。可用于血虚之面黄、头晕者。

14. 滋补肝肾的食物 黑豆、芝麻、樱桃、枸杞子、桑椹、葡萄、山茱萸、五味子、乌骨鸡、猪脊髓、牛肉、龟肉、牡蛎肉、鲍鱼、鲈鱼、黄鳝、墨鱼、蚌肉、蛤蜊、淡菜、文蛤肉、泥螺等，可用于肝肾不足之头晕眼花、腰酸耳鸣者。

15. 补肾助阳的食物 韭菜、核桃仁、板栗、狗肉、羊肉、羊肾、蛤蜊、泥鳅、鲶鱼、海虾、河虾、海参等。可用于肾阳不足之畏寒肢冷、宫冷不孕、阳痿滑精、尿频遗尿者。

二、具有保健作用的食物

1. 明目的食物 猪肝、羊肝、鸡肝、青鱼、蚌、鲍鱼、田螺、螺蛳、蒲菜、胡萝卜、菊花、枸杞子、山药、茶叶等，能增强或改善视力。

2. 生发的食物 白芝麻、韭菜子、核桃仁等，能促进头发的生长。

3. 乌发的食物 黑芝麻、大麦、核桃仁等，能使头发乌黑。

4. 美容养颜的食物 樱桃、荔枝、黑芝麻、百合、牛奶、松子、山药、枸杞子等，能滋润肌肤、美颜。

5. 益智的食物 核桃、龙眼、荔枝、大枣、百合、山药、葡萄、菠萝、黑芝麻、荞麦、黑木耳、粳米、茶叶等。能健脑益智。

6. 安神的食物 山药、鹌鹑、牡蛎肉、百合、莲子、龙眼、荔枝、梅子等，能安定神志，利于睡眠。

7. 壮肾阳的食物 狗肉、羊肉、海参、鳗鱼、海虾、燕窝、蚕蛹、核桃仁、菠萝、樱桃、板栗、刀豆、韭菜、花椒等，可补肾阳，改善阳痿、早泄、遗精等。

8. 轻身的食物 菱角、燕麦、大枣、荷叶、龙眼等，可减肥。

三、经典药膳

（一）养血温经菜肴药膳

养血温经菜肴药膳由养血温经的药物与食物烹制而成，具有补血养血、温通经脉、散寒止痛的作用。适宜于面色苍白、手脚冰凉、月经不调者服用，亦可作为虚寒体质、寒凝血瘀者的食疗之品。

◎ 当归生姜羊肉汤

【方源】汉代张仲景《金匮要略》。

【原料】羊肉 500g，当归 15g，生姜 15g，调料适量。

【制作】①将羊肉去筋去骨，切成小块，入沸水焯去血水后撇去浮沫漂净；②当归洗净后装入纱布袋中扎口待用；③生姜切片；④将羊肉、药袋、生姜均放入砂锅中，加清水适量同煮，用小火煎1小时，弃药袋，再用旺火烧沸，加酱油、黄酒、盐适量，移至小火煮至肉熟烂，然后再移至旺火加糖略收汁即成。

【服法】食肉喝汤，早晚温热食用。

【功效】养血散寒，温经止痛，补虚健脾。

【适用范围】①妇女月经期出血过多，功能失调性子宫出血，血虚之闭经或痛经；②病后或产后体虚消瘦；③脘腹部怕冷，经常隐隐作痛者；④体质虚寒者平时保健服用。

【注意事项】感冒发热、大便干结、呼吸道感染、消化不良以及热性体质的人忌用。

（二）健脾开胃菜肴药膳

健脾开胃菜肴药膳由健脾胃、助消化的药物与食物烹制而成，有健脾开胃、增进食欲的作用。

◎ 健脾汤

【方源】唐代孙思邈《备急千金要方》。

【原料】猪肚1个，芡实30g，黄芪25g，白果30g，豆腐皮30g。

【制作】①将猪肚用粗盐洗净；②白果去壳，去心；③猪肚、芡实、黄芪、白果放入砂锅内，加水适量，共煮30分钟；④放入豆腐皮，小火熬至汤变成奶白色即可。

【服法】每日3次，食猪肚，饮汤。

【适用范围】①脾胃虚弱之久泻不愈、脘腹胀痛等；②体质虚弱引起的自汗、白带清稀过多、小便清长频数等；③常人保健服用。

【注意事项】食欲不振者可加入陈皮、砂仁等开胃药物。

（三）润肺止咳菜肴药膳

润肺止咳菜肴药膳由润肺化痰的药物与食物烹制而成，有宣肺化痰、润燥止咳、降气平喘的作用。适宜于咽喉干燥、声音嘶哑、咳嗽咳痰者服用，亦可作为慢性肺部疾患、久咳不愈者的食疗之品。

◎ 白果炖乌骨鸡

【方源】明代李时珍《本草纲目》。

【原料】乌骨鸡1只，白果15g，莲肉15g，糯米15g，调料适量。

【制作】①将乌骨鸡宰杀，开水去毛，腹部开小孔，取出肠杂，洗净备用；

②白果去壳取仁去心，莲肉、糯米用温开水泡发，洗净，根据自己口味调好味，装入鸡腹内；③锅内加水适量煮鸡，先用旺火烧沸，除去汤面上的浮沫，改用小火炖至极烂即成。

【服法】早、晚空腹时食肉喝汤。

【功效】补肾固肺，止咳平喘，健脾和胃，平肝祛风。

【适用范围】①肺肾气虚之咳嗽气喘、肺结核咳嗽、老年慢性支气管炎咳喘等；②脾虚之白带清稀量多、遗精等；③阴虚之人平时保健服食。

【注意事项】白果含白果酸，多食可引起中毒，所以不可以生食，也不宜多食。

（四）补肝养血菜肴药膳

补肝养血菜肴药膳由富含维生素A、铁元素的药物与食物烹制而成，有养肝明目、补血养颜的作用。适宜于面色萎黄、面容憔悴、头晕眼花、视物不清、精神疲倦者服用，对于贫血、夜盲症、神经衰弱、月经不调等患者有较好的保健作用。

◎ 枸杞羊脊骨方

【方源】宋代陈直《养老奉亲书》。

【原料】生枸杞根1000g，白羊脊骨1具，调料适量。

【制作】①将生枸杞根切成薄片，放入锅中，加水5000ml，煮取1500ml，去渣；②将羊脊骨敲碎，放入砂锅内，加入熬成的枸杞根液，以微火煨炖，浓缩至500ml，入瓶中密封备用。

【服法】每日早、晚空腹用绍兴黄酒兑服浓缩药液30ml。

【功效】补肝养血，补肾壮骨。

【适用范围】①肝血亏损、肾精不足、造血功能障碍所致的贫血；②老人身体虚弱，频遭重病、虚羸不可平复者；③阴血不足所致面色萎黄、月经不调、皮肤干燥者保健服用。

【注意事项】此方亦可用枸杞子代替枸杞根，或增加适量枸杞子。

四、经典药酒

药酒是含有治疗或保健成分的酒，饮用时要根据个人情况有所选择。

（一）补益气血药酒

补益气血药酒适宜于缓补，长期服用。

◎ 枸杞酒

【方源】唐代孙思邈《备急千金要方》。

【原料】枸杞子500g，白酒1500ml。

【制作】①枸杞子装瓶，酒浸；②密封瓶口，每日振摇一次，浸7日可饮。

【服法】日饮50～100ml。

【功效】补虚明目。

【适用范围】①日常养生需求者，适用于注重日常保健，期望借饮酒实现一定滋补功效的人群；②肝肾阴虚所致头晕目眩、视力减退、腰膝酸软者；③用眼过度群体，易产生眼睛疲劳、干涩、视物模糊者。

【注意事项】饮本酒忌醋。

（二）温肾壮阳药酒

温肾壮阳药酒就是针对各种功能低下的疾病，祛散阴冷寒湿之邪，温化痰饮瘀积，提高脏腑功能和机体免疫力。

◎ 鹿茸酒

【方源】明代朱橚《普济方》。

【原料】鹿茸15～30g，山药粉30g，白酒500ml。

【制作】①鹿茸去毛，切为薄片，同山药粉以布袋盛之；②酒浸，密封瓶口；③每日振摇一次，浸7日即可。

【服法】每日2次，每饮30ml。酒尽，将鹿茸焙干为粉，留作补药用。

【功效】温肾助阳，益精强筋。

【适用范围】①用治脾肾两虚，症见阳事不举，面色不华、小便频数、饮食不思、腰酸肢冷、遗精腹泻等；②女性白带量多清稀、面色黧黑、腰膝酸痛、肢冷神疲等；③疮疡久溃不愈，脓水清稀，疮面不知痛痒，神疲食少，肢冷便溏。

【注意事项】本方为强壮药酒，药性偏热，故阴虚有热者不宜饮用。

（三）活血化瘀药酒

活血化瘀药酒善于走散，具有行血、散瘀、通经、利痹、消肿及定痛等功效，适用于血行失畅，瘀血阻滞之证。

◎ 桃花酒

【方源】唐代孙思邈《备急千金要方》。

【原料】桃花蕾 30g，黄酒 500ml。

【制法】①桃花蕾研碎，放入坛中；②坛中倒入黄酒，密封坛口，浸 7 日，启封即成。

【服法】每日 2 次，每服 30ml。

【功效】活血祛瘀，润肠通便。

【适用范围】①大便干结；②跌打损伤，局部疼痛；③经闭、痛经等妇科瘀滞病证。

【注意事项】此药酒活血祛瘀功效较强，故孕妇、有出血性疾病者禁用。

（四）祛风除湿药酒

祛风除湿药酒不仅适用于风湿病，而且对于关节疼痛、屈伸不利、肢体麻木等症候也有一定疗效，可以选择服用。

◎ 椒柏酒

【方源】明代李时珍《本草纲目》。

【原料】川椒 20g，侧柏叶 30g，白酒 750ml。

【制法】将川椒、侧柏叶放入酒瓶内，加酒浸泡 1 日即可。

【服法】平时饮用，以不醉为度。

【功效】温中散寒，祛风除湿，凉血止血。

【适用范围】①风寒湿邪所致的关节疼痛、肿胀，肢体麻木、屈伸不利；②因寒邪入侵所致的腹部冷痛、泄泻。

【注意事项】阴虚火旺者不宜饮用。

五、经典药茶

以药茶防病治病，最早出自民间。目前，药茶除作为平时保健服用外，还涉及临床许多疾病的治疗。每种药茶都有其特定功效及适用范围，使用者应根据自身状况正确选择。

（一）补益健身药茶

凡具有补益身体、增强体质作用的药茶称为补益健身药茶。

◎ 人参固本茶

【方源】清代张璐《张氏医通》。

【原料】人参 6g，天门冬 12g，麦门冬 12g，生地黄 12g，熟地黄 12g。

【制作】①将后四味药捣碎，纳入热水瓶中，用沸水适量冲泡，盖闷20分钟；②人参切片，另以保温杯冲泡，与前药汁对服。

【服法】每日1剂，代茶频服。人参渣亦频频嚼咽。

【功效】益气养阴，扶正固本。

【适用范围】①老年人气阴两亏，症见津血不足、体瘦乏力、皮肤干燥、面色不华等；②慢性支气管炎、肺气肿等引起的久咳不愈，动则气喘吁吁，精神不振，时有咽燥。

【注意事项】咳喘有火气者不宜服用。

（二）健脾益胃药茶

具有健脾补气、和胃理气、开胃消食作用的药茶称为健脾益胃药茶。

◎ 山楂茶

【方源】清代方肇权《方氏脉症正宗》。

【原料】山楂适量。

【制作】①将山楂洗净，切细，晒干；②每次取20g，沸水冲泡即可。

【服法】每日3～4次，代茶频饮。

【功效】消食化积，活血散瘀。

【适用范围】①作为高血压、高脂血症、脂肪肝患者的保健饮料；②萎缩性胃炎、胆囊切除综合征等消化不良者；③小儿、老人脾胃功能低下，尤其是吃油腻肉食之后消化不良者。

【注意事项】胃酸过多者慎用。

（三）清热解毒药茶

具有清热泻火作用的药茶称为清热解毒药茶。

◎ 竹叶茶

【方源】宋代赵佶《圣济总录》。

【原料】淡竹叶适量。

【制作】①将竹叶晒干，制成粗末；②每次取10g，用开水冲泡，并可反复加水。

【服法】代茶频饮，每日1剂。

【功效】清凉解暑，利尿除烦。

【适用范围】①夏季解暑热之用；②作为口腔溃疡、疖痈疮肿的辅助治疗；③内热重，口苦口渴，小便短少者。

【注意事项】①若有新鲜竹叶，可取20～30g，洗净切碎直接泡茶饮用；②脾胃虚寒之大便溏泄，胃脘隐痛者不宜服用；③现代研究证明，本品能增高血糖，所以糖尿病患者慎用。

（四）活血止痛药茶

凡具有活血祛瘀、疏通经脉、解除疼痛作用的药茶称为活血止痛药茶。

◎ 蔷薇根茶

【方源】唐代孙思邈《备急千金要方》。

【原料】蔷薇根30g。

【制作】蔷薇根洗净，晒干，切碎，制成粗末，加水煎，取汁即可。

【服法】每日1～2剂，代茶频饮，以愈为度。

【功效】活血解毒，清热利湿。

【适用范围】①瘀血之证，如月经不调，血色紫黯，有血块；跌打损伤，瘀滞疼痛。②湿热之证，如湿热下痢，便溏不爽；膀胱湿热，小便短赤涩痛；湿热流注关节之疼痛等。③治疗夏季疮疖。

【注意事项】体质虚弱者慎用。

第六节　应用举隅

1. 干黄花菜煮汤以解郁　黄花菜，百合科萱草属多年生草本植物，又名萱草、金针菜、忘忧草等。湖南省祁东县被誉为“中国黄花菜之乡”，拥有500多年种植历史。黄花菜不仅是厨房常见食材，还是一味中药。《本草纲目》记载萱草苗花主治：“身体烦热，除酒疸。消食，利湿热。作菹，利胸膈，安五脏，令人好欢乐，无忧，轻身明目。”现代研究证实，萱草提取物中含有丰富的生物碱、蒽醌、多酚、橙皮苷等类黄酮物质，可镇静安眠、抗抑郁、抗氧化、保肝、抗炎。

黄花菜煮汤方法：将干黄花菜用清水浸泡30分钟，泡发至变软，洗净杂质。水开后下锅，保持大火，烫煮5分钟左右，见菜体变软、颜色变鲜亮即可，避免久煮导致过烂。将煮好的汤液盛入瓷制容器内，分早晚各一次，或睡前1时服用，每日服用150ml，7天为一疗程。

干黄花菜为药食两用产品，除单独煮汤服用外，还可制作成可口的药膳美食。举例一则：准备一把干黄花菜，洗净浸泡30分钟。再将黄花菜放入砂锅中，接着加入一根怀山药，3片老姜，7枚红枣，30g百合，30g莲子，30g枸杞，最后倒入清水没过食材，大火煮开后，改小火慢炖15分钟。再加一把红糖，中小火煮5分钟，关火放凉，一款简单的养生药膳就做好了。

2. 花椒磨粉外擦能止痒 花椒，又称巴椒、川椒、蜀椒，为芸香科植物青椒或花椒的干燥成熟果皮，主产于四川、陕西、河北等地。是我们厨房常见的调味料，同时也是一味内服、外用皆可的药材。《本草新编》记载："蜀椒，味辛，气温、大热……杀鬼疰蛊毒并虫鱼毒蛇，除皮肤骨节死肌。"现代药理研究证明，花椒对多种革兰氏阳性菌及革兰氏阴性菌均有抑制作用，能消炎镇痛、驱蛔、杀疥螨。花椒磨粉外擦对各型皮肤病引起的瘙痒具有良好的治疗作用。

3. 秋梨蒸贝母润肺止咳 梨，《新修本草》曰："主热嗽，止渴"，《本草纲目》说："润肺凉心，消痰降火，解酒毒"。贝母也是治疗咳嗽常用中药之一，主要分为川贝母和浙贝母两类。川贝母性微寒，具有清热润肺止咳，缓解咽喉肿痛，消散肺部炎症的作用，更适用于阴虚肺燥引起的干咳少痰、久咳咽干。因而制作秋梨蒸贝母宜选择川贝母。

制作方法：秋梨1个洗净、去皮，顶部的三分之一切开，挖去梨核，加入适量川贝母（约10g），再加少许红糖或冰糖，盖上梨盖，放入锅中蒸30分钟即可。因秋梨和川贝属寒凉之品，脾胃虚寒、风寒感冒、痰湿壅肺者慎用。

4. 生姜煮红糖温胃散寒 生姜，为姜科植物姜的鲜根茎，主产四川、广东、山东、陕西等地。姜不仅作为调味品，而且具有很高的药用价值，自古就被养生家视为保健养生和治疗疾病的良药。生姜性温，味辛，入肺、胃、脾经，具有发表、散寒、止呕、解毒的功效，现代药理研究认为，生姜有抗菌、抗炎、抗氧化、促消化、止吐等多重功效。红糖，具有补血益气、驱寒暖胃、缓解痛经、辅助恢复体力等功效，适用于体虚、怕冷、腹泻、痛经、失血等特殊人群。因此，生姜煮红糖不仅具有温胃散寒的功效，还可发汗解表、缓解疲劳、调补气血。

制作方法：将20g生姜洗净，切成薄片。锅中加入500ml水，将切好的生姜片放入锅中，大火加热至水沸腾，再加入30g红糖，搅拌均匀，使红糖完全融化，调整为小火煮3～5分钟，使所有成分充分融合即可。

第六章
推拿疗法

第一节 “手”护健康

推拿疗法，这一传承千年的中医智慧，以双手为媒介，守护着现代人的健康。通过疏通经络、调和气血，不仅能缓解肩颈酸痛、腰椎僵直等现代疾病，更在亚健康调理中发挥重要作用。推拿医师以揉、按、捏等手法，刺激穴位，激活身体自愈潜能，促进循环代谢，实现“未病先防”。推拿以其实效性与舒适性，成为健康管理不可或缺的选择。

一、导引按乔（跷）

导引按跷是中国传统医学的重要疗法，起源于《黄帝内经》。

（一）定义与起源

1. 概念 导引按跷是结合导引（肢体运动与呼吸调息）与按跷（穴位点按）的综合疗法，旨在通过经络调理气血、平衡阴阳，达到治疗疾病与养生保健的目的。

导引：导气令和，引体令柔，通过模仿动物姿态或特定动作疏通经络，如五禽戏、八段锦。

按跷：按为手按，跷为足踩或穴位点按，通过轻柔手法刺激经络穴位，调整气血运行。

2. 历史渊源 首见于《素问·异法方宜论》：“中央者，其地平以湿，天地所以生万物也众。其民食杂而不劳，故其病多痿厥寒热，其治宜导引按跷。”指出中原地区因饮食丰富、劳作较少，易患痿厥寒热之病，故以导引按跷治疗。战国时期已形成系统，汉代马王堆《导引图》记载了 44 种导引动作，唐代《按摩经》进一步发展按跷技术。

（二）按跷与推拿的区别

1. 理论差异

按跷：以《黄帝内经》“筋骨理论”为基础，强调“骨正筋柔，气血以流”。注重解剖位置和力学平衡，与现代康复医学的关节调整技术有相通之处。

推拿：以经络学说、脏腑理论为核心，强调“通经活络、调和气血”。结合中医辨证论治，如通过手法刺激特定穴位调理脏腑功能（如按揉足三里健脾胃）。

2. 应用范围

按跷：主要用于关节错位、筋骨损伤、活动受限等问题（如落枕、腰椎间盘突出）。需医师主导操作，患者配合（如关节复位）。

推拿：治疗急慢性疼痛（颈肩腰腿痛）、内科病（消化不良、失眠）、儿科病（小儿疳积、夜啼）等；放松肌肉、调理亚健康状态。既可被动治疗，也可指导患者自我推拿（如穴位按摩）。

3. 手法分类

按跷：按法，静态按压穴位或痛点（如点按、指压）。跷法，动态的关节调整技术（如扳法、拔伸法），类似现代“正骨”或“关节松动术”。如颈椎扳法、腰椎牵引等。

推拿：基础手法有推、拿、揉、捏、按、摩、搓、滚、拍、抖等十余种；复合手法常将多种手法结合，如“一指禅推法”“㨰法”等。流派差异：如“一指禅推拿”“内功推拿”“脏腑推拿”等，不同流派手法侧重不同。

“按跷”与“推拿”均为中医传统外治疗法，二者在手法、应用范围和理论基础上既有联系又有区别。

二、说“按”解“跷”

（一）“按”法：基础手法，以静制动

1. 定义与操作　“按”是推拿中最基础的手法之一，指用手指、手掌或肘部在体表特定部位（穴位或痛点）施加垂直向下的压力，保持一定力度和时间，以达到“渗透”效果。手法要求“稳、准、缓”，力度由轻渐重。

2. 作用与适应证　通经活络：刺激穴位，调节气血运行，如按揉足三里

调理脾胃。松解粘连：深层按压可缓解肌肉痉挛，如腰肌劳损时按揉腰眼穴。镇痛：通过抑制痛觉信号（闸门控制理论），如头痛按太阳穴。

3. 注意事项 避免暴力按压，尤其对骨质疏松、肿瘤患者需谨慎。

（二）“跷”法：杠杆发力，以动调形

1. 定义与操作 “跷”法属于推拿中的特殊手法，利用杠杆原理，通过肢体远端（如脚、手掌根）施加有节奏的起伏力，常见于踩跷法或腰部扳法。例如，传统“踩跷术”以脚为工具，配合患者呼吸进行腰部按压。

2. 作用与适应证 松解深层筋膜：针对腰背肌筋膜炎、腰椎间盘突出；调整关节错位：如腰椎小关节紊乱时配合旋转扳法；增强代谢：通过大范围刺激促进局部血液循环。

3. 注意事项 需严格掌握力度和角度，禁忌用于急性损伤、孕妇及脊柱严重病变者。

（三）“按”与“跷”的协同应用

“按”法侧重静态渗透，适合局部精准治疗；“跷”法动态施力，适合大面积松解。“按”与“跷”一静一动、一点一面，体现了推拿疗法“刚柔并济”的核心思想。二者结合可先“按”松解关键点，再以“跷”法整体调理。如腰椎间盘突出：先按揉肾俞、大肠俞等穴位，再配合踩跷法拉伸脊柱间隙。

（四）现代研究与拓展

研究显示，“按”法的垂直压力可刺激筋膜中的机械感受器，而“跷”法的剪切力更易影响深层结缔组织；现代推拿床、踩跷工具的应用，使“跷”法更安全可控，例如电动升降床辅助踩跷调节力度。临床需根据患者体质、病位深浅灵活运用，结合西医学评估如影像学检查，方能实现疗效最大化并规避风险。

第二节 推拿功用

按摩是在我国古代“导引”“按跷”疗法的基础上发展而来，起源甚早，有悠久的历史。《汉书·艺文志》中载《黄帝岐伯按摩》十卷的篇目。《周礼注疏》及《史记·扁鹊仓公列传》皆有关于扁鹊应用按摩的记载。《素问·血气形

志》对按摩也有记载，如“形数惊恐，经络不通，病生于不仁，治之以按摩醪药。”我国按摩疗法历史悠久，深受广大人民的欢迎。

一、摩从中来，“手”护健康

中医推拿，这门始于《黄帝内经》的古老技艺，将阴阳五行化为掌心的温度，把经络脏腑揉进指尖的力道。从宫廷御医的秘方到市井百姓的日常，推拿始终以最质朴的方式诠释着中医精髓：气血通则百病消，阴阳和则生机旺。

推拿的理论基础根植于中医的经络学说和脏腑理论。中医认为，人体内部遍布着纵横交错的经络，经络是气血运行的通道，连接着人体的各个脏腑器官。当经络畅通，气血调和时，人体便能保持健康；而当经络受阻，气血不畅时，疾病便会随之而来。推拿正是通过手法作用于体表的经络穴位，疏通经络，调和气血，使脏腑功能恢复正常，从而实现防病治病的效果。

在推拿的众多手法中，搓法是一种简单易行且效果显著的方法。中医认为，经常搓揉身体的特定部位，可以促进血液循环，增强脏腑功能，提高机体免疫力。例如，搓手可以护心抗衰老。手上分布着许多与心脏及其他脏腑相关的穴位，搓手能够刺激这些穴位，促进心脏健康，防止手部肌肉萎缩，同时还能延缓衰老，促进脑部活动，预防小脑萎缩。每天手心相对摩擦100次，手背相对摩擦100次，搓至微微发热，便能在日常生活中轻松实现这一保健效果。搓脚心也是一种广为人知的养生方法。脚部分布着全身各个器官的反射区。经常搓脚心可以刺激这些反射区，辅助治疗高血压、神经衰弱、头晕头痛、肠胃疾病等，还能健脑益智。每晚用热水泡脚后，用双手搓脚心，搓至脚心发红发热，不仅能促进睡眠，还能增强体质，预防疾病。除了搓手脚，搓额头、鼻子、耳朵、腰部等部位也都有独特的保健功效。搓额头可以提神醒脑，防止脑部血液循环不畅引起的头晕头痛；搓鼻子能够润肺，增强免疫力，预防鼻炎和各种呼吸道疾病；搓耳朵可以养肾延年；搓腰部则能强肾通气血，预防腰痛和各种肾脏疾病。这些简单的搓揉动作，不仅易于操作，而且效果显著，是日常养生保健的绝佳选择。

在现代社会，推拿不仅被广泛应用于成人保健，还在小儿健康领域发挥着重要作用。小儿推拿是一种以中医理论为指导，通过手法刺激儿童体表的特定穴位，调节儿童机体功能，达到治疗和保健目的的方法。小儿推拿具有操作简单、无痛苦、无副作用等优点，深受家长和孩子们的喜爱。例如，揉板门、揉中脘、揉天枢等手法，可以健脾和胃，消食化滞，调理小儿肠胃功能，治疗食欲不振、腹胀、便秘等症状。通过小儿推拿，可以减少用药，保护孩子的五脏六腑，让孩子在自然疗法中健康成长。

推拿作为一种传统的中医疗法，其价值不仅在于治疗疾病，更在于预防和养生保健。在日常生活中，我们可以通过简单的搓揉手法，刺激经络穴位，调节气血，增强体质。

二、导引按摩，养生保健

导引按摩结合了肢体运动、呼吸吐纳和自我按摩，不仅能舒筋活络、调和气血，还能预防疾病、延年益寿，是一种简便易行且功效显著的养生方式。导引之术最早见于《庄子·刻意》："吹呴呼吸，吐故纳新；熊经鸟伸，为寿而已矣。"古人通过观察自然界动物的活动形态，模仿其姿态并融入呼吸吐纳，形成了一套系统的健身方法。按摩则通过对人体经络穴位的按压、揉捏，调节气血运行，达到舒筋活络、消除疲劳的效果。两者结合，形成了独特的导引按摩养生体系。

导引按摩的核心在于"导气令和，引体令柔"。通过特定的动作和呼吸方法，导引按摩能够促进全身气血的流通，增强脏腑功能。例如，八段锦中的"调理脾胃须单举"动作，通过两臂交替上举下按，可以有效调理脾胃功能，增强消化能力。而五禽戏模仿虎、鹿、熊、猿、鸟五种动物的动作，能够锻炼全身肌肉和关节，提高身体的柔韧性和协调性。此外，太极拳强调内外兼修、动静结合，通过缓慢柔和的动作，调和气血，陶冶性情，达到身心和谐的境界。

现代科学研究表明，导引按摩对身体健康有多方面的益处。首先，它可以改善血液循环，增强心肺功能。例如，搓腰动作能够促进腰部血液循环，壮腰强肾，预防腰背酸痛。揉腹则能健脾胃、助消化，改善胃肠功能。其次，导引按摩有助于调节神经系统，缓解压力和焦虑。通过调息和调心，可以平静心神，降低皮质醇水平，改善睡眠质量。例如，提肛动作可以调节盆底肌群，防治便秘和肛裂，同时还能增强身体的控制力。

在实践导引按摩时，可以根据个人体质和需求选择不同的方法。例如，久坐办公的人可以多练习旋膝动作，舒筋活络，预防关节炎。而长期面对电脑的人，可以通过搓脚心、浴胸等动作，舒肝明目，改善心血管功能。此外，国家体育总局推广的健身气功《导引养生功十二法》，通过旋转、升降手臂等动作，通畅经络，补中益气，是一种非常适合现代人练习的养生功法。

导引按摩不仅适用于成年人，也适合老年人和儿童。它不受场地和器材的限制，可以随时随地进行。例如，在办公室工作间隙，可以做一些简单的揉腹、搓手动作，缓解疲劳，提高工作效率。在家中，可以通过练习太极拳或八段锦，增强体质，预防疾病。

简言之，导引按摩作为一种传统养生保健方法，以其简便易行、效果显著的特点，成为现代人追求健康的重要途径。通过科学合理地练习导引按摩，不仅可以强身健体、预防疾病，还能调节心理状态，提升生活质量。

三、理筋整复，疏通经络

中医文化源远流长，其中理筋整复与疏通经络的手法更是其精髓之一。这些手法通过特定的操作技巧，不仅能调理人体的筋肉系统，还能促进气血循环，达到治病健身的效果。理筋整复，顾名思义，是通过手法理顺人体的筋肉组织，使其恢复到正常的生理状态。中医学认为，筋肉系统的失调会导致气血运行不畅，从而引发各种疾病。理筋手法包括按摩、推拿、揉法、点穴、滚法、叩击、摇晃、牵抖、扳动、弹拨、屈伸和捋顺等多种技巧。每种手法都有其独特的作用和适应证。

（一）疏通经络是理筋整复的重要目标

经络是人体气血运行的通道，经络畅通，则气血调和，身体健康。疏通经络的手法除有氧运动、气功导引和中医理疗外，更强调通过手法直接作用于经络系统，以达到“通则不痛”的效果。常用手法如下：

1. 循经推拿　沿经络路线施以轻柔的推、拿、按、揉，促进气血流动。例如，沿膀胱经推拿可改善腰背酸痛，沿胆经推拿可缓解肝胆郁结。

2. 经穴按压　通过拇指或示指按压特定穴位（如合谷、太冲、足三里等），刺激经络气血的汇聚点，调节脏腑功能。例如，按压内关穴可缓解胸闷心悸。

3. 经络拍打 用空心掌或专用拍打工具沿经络路线轻拍，激发经气运行，适用于经络瘀滞导致的肢体麻木、疼痛。

4. 经络刮痧 借助刮痧板在经络循行部位刮拭，促进皮下气血循环，常用于外感风寒或湿热郁结的病症。

5. 动态拉伸 结合中医经筋理论，通过肢体关节的屈伸、旋转动作（如颈椎旋转法、腰椎斜扳法），调整骨关节结构，间接疏通经络。例如，颈椎旋转整复配合颈部经络推拿，可改善头晕、肩颈僵硬。

6. 气功导引结合手法 如八段锦中的“调理脾胃须单举”动作，配合医师的辅助推拿，可增强脾胃经络的气血流通。

（二）手法与理筋整复协同作用

临床实践中，理筋整复与疏通经络手法常需结合使用，以达到综合治疗效果。例如，治疗腰椎间盘突出时，可先通过揉法、滚法放松腰部肌肉，再用扳动法调整腰椎结构，最后沿膀胱经推拿以疏通经络气血。国医大师韦贵康在临床中运用调骨理筋手法治疗颈椎性血压异常，配合颈部经络的循经按压，总有效率达88.9%，且远期疗效稳定。

理筋整复与疏通经络的手法通过“筋柔骨正，气血自通”的理念，展现了中医“整体观”的智慧。在现代社会，面对久坐、劳损等亚健康问题，这些手法不仅能有效缓解症状，更能通过调节经络系统提升人体自愈能力。

尽管手法安全有效，但需注意禁忌证：恶性肿瘤患者、骨强度明显降低者、严重软组织感染者、凝血机制障碍者禁用理筋手法；年老体弱、伴有严重器质性疾病者及孕妇需慎用。操作时需由专业医师评估，避免过度施力造成损伤。

四、调整脏腑，行气活血

推拿按摩作为中医外治法，通过手法操作刺激经络穴位，调节脏腑功能，达到行气活血、疏通经络的目的。

（一）作用机制

1. 疏通经络，调和气血 推拿手法（如揉、推、按、捏）可刺激经络穴位，促进气血运行。根据经络学说，经络内联脏腑、外络肢节，通过调节体表穴位可影响内脏功能。例如，按摩足三里（胃经穴位）可增强脾胃运化，改善消化功能。

2. 调整脏腑功能 依据“体表—内脏相关”理论，推拿特定部位（如腹部、背部俞募穴）可调节对应脏腑功能。例如，按压背部肝俞穴（第9胸椎旁开1.5寸）可疏肝理气，缓解肝郁症状。

3. 促进血液循环，加速代谢 手法操作直接改善局部血流，加速代谢产物排出。现代研究表明，推拿可使局部组织温度上升，毛细血管扩张，血液黏度降低，从而促进血液循环。

（二）常用手法与操作

1. 经络推拿 操作：沿经络走向施以推、揉、摩等手法。例如，沿手太阴肺经（上肢内侧）推拿，可缓解呼吸系统疾病。作用：疏通经气，平衡阴阳。

2. 穴位点按 操作：针对特定穴位（如合谷、内关）施以点压、揉按。例如，按压内关穴（腕横纹上2寸）可调节心率，缓解胸闷。作用：激发经气，调节脏腑功能。

3. 脏腑经穴推拿（如腹部推拿） 操作：以顺时针方向按摩腹部，重点刺激中脘（胃募穴）、天枢（大肠募穴）等。作用：增强胃肠蠕动，改善消化不良、腹胀等症状。

4. 导引结合呼吸调节 操作：推拿时配合深呼吸（如吸气时按压，呼气时放松）。作用：引导气血流动，增强手法效果。

5. 临床应用举例

（1）疏肝理气：推胁肋部（章门、期门穴），配合揉按太冲穴，治疗肝郁气滞导致的胸胁痛。

（2）健脾和胃：顺时针摩腹，点按足三里、脾俞穴，改善脾虚引起的食欲不振。

（3）活血止痛：揉捏肩井穴、拍打背部，缓解肩颈疼痛，促进局部血液循环。

6. 注意事项 推拿需辨证施治，根据体质及病情选择手法与穴位。禁忌证包括急性传染病、严重内科病、局部皮肤破损等。自我推拿时注意力度适中，避免过度操作。临床实践需结合个体情况，由专业医师指导操作，或在家中进行适度自我调理。

第三节 推拿有方

一、推拿要诀

推拿作为一种传统的中医疗法，其手法讲究技巧与要诀，以确保推拿过程既有效又安全。

（一）基本手法要求

1. 持久 指单一的手法能够持续操作一段时间而不间断、不乏力。这要求推拿师具备良好的耐力和专注力，确保手法作用的连续性和稳定性。

2. 有力 手法操作需有力量，但这种力量并非蛮力或暴力，而是一种含有技巧的力量。它应能够深入肌肉组织，达到疏通经络、调和气血的效果。

3. 均匀 手法操作的节律性、速率和压力需保持均匀一致，不能忽快忽慢或忽轻忽重。这有助于保持受术者的舒适感，并确保推拿效果的一致性。

4. 柔和 手法应轻而不浮、重而不滞、刚中有柔、柔中有刚。柔和的手法能够减少对受术者的刺激，同时达到深入调理的效果。

5. 渗透 当手法达到持久、有力、均匀、柔和这四项要求后，便具备了渗透力。这种渗透力可透皮入内，深达内脏及组织深层，从而发挥更好的治疗作用。

（二）特殊手法要求

对于运动关节类手法，其操作的基本要求可概括为“稳、准、巧、快”四字：

1. 稳 手法操作需稳定，避免造成受术者的不适或伤害。

2. 准 准确找到穴位或治疗点，确保推拿的针对性。

3. 巧 运用巧劲，以最小的力量达到最佳的治疗效果。

4. 快 在保持稳、准、巧的基础上，适当加快手法操作的速度，以提高治疗效率。

（三）注意事项

1. 因人而异 推拿应根据受术者的体质、病情和耐受程度进行调整，避免千篇一律的手法。

2. 循序渐进 推拿力度应逐渐加强，避免一开始就使用过大的力量造成受术者不适。

3. 观察反应 推拿过程中应密切观察受术者的反应，如有不适应立即调整手法或停止推拿。

4. 配合呼吸 引导受术者配合呼吸进行推拿，有助于放松身心，提高治疗效果。

总之，推拿的要诀在于掌握正确的手法要求和注意事项，并根据实际情况进行灵活调整。通过科学的推拿手法，可以达到疏通经络、调和气血、调整脏腑功能等多种治疗效果。

二、保健按摩

（一）头部放松：缓解头痛、疲劳

1. 按压太阳穴 双手拇指按压太阳穴（眉梢与外眼角连线中点后凹陷处），顺时针揉 30 秒，逆时针 30 秒以缓解头痛、眼疲劳。

2. 头皮抓梳 十指张开如梳子，从前额发际线向头顶、后脑方向梳理头皮，重复 50 次，以改善头部血液循环，缓解头晕、脱发。

（二）肩颈舒缓：久坐族必备

1. 捏揉斜方肌 右手捏住左肩上方肌肉（斜方肌），从颈部向肩头方向揉捏，每侧 1 分钟以缓解肩颈僵硬。

2. 按摩风池穴 双手抱头，拇指按压后脑两侧凹陷处（风池穴），环形揉按 1 分钟，以缓解落枕、颈椎酸痛。

（三）腰背放松：缓解久站久坐不适

1. 搓腰暖肾法 双手搓热后紧贴后腰，上下快速摩擦至皮肤发热（约 2 分钟），以改善腰酸背冷，适合肾虚腰酸。

2. 捶打八髎穴 手握空拳轻捶臀部上方骶骨区域的“八髎穴”（脊柱两侧 4 对凹陷处），每次 20 下以缓解腰痛、妇科 / 男科问题。

（四）腹部调理：促消化、助排便

1. 摩腹法 平躺，双手交叠以肚脐为中心，顺时针环形按摩 50 次，再逆时针 50 次，以促进肠胃蠕动，缓解便秘、腹胀。

2. 按揉天枢穴 以调节肠道功能，改善腹泻或便秘。

（五）四肢保健：缓解手脚冰凉、疲劳

1. 揉按合谷穴 一手拇指按压另一手虎口处的合谷穴，力度适中，揉按1分钟，换手重复，以缓解头痛、牙痛、手部麻木。

2. 足底滚球法 赤脚踩网球或按摩球，从前脚掌到脚跟缓慢滚动，重点按压足底涌泉穴（脚掌前1/3凹陷处），以改善失眠、脚底疲劳。

（六）快速提神：办公室适用

1. 捏耳提神 拇指和示指捏住耳垂向外下方轻拉，再沿耳轮向上提拉，力量以有轻度疼痛但可忍受为度，重复10次，以快速醒脑，缓解困倦。

2. 敲打胆经 沿大腿外侧（裤缝线位置），从臀部到膝盖方向轻轻敲打，每侧30秒，以促进代谢，消除腿部水肿。

三、小儿推拿

以下是针对小儿常见病的推拿方法及穴位介绍：

（一）感冒（风寒、风热）

1. 开天门

位置：两眉中间至前发际成一直线。

操作：用拇指指腹自下而上交替直推50～100次。

功效：疏风解表，缓解鼻塞、头痛。

2. 推坎宫

位置：自眉头沿眉弓至眉梢成一直线。

操作：两拇指从眉心向眉梢分推50～100次。

功效：散寒解表，缓解发热、头痛。

3. 揉太阳穴

位置：眉梢与外眼角连线中点后方凹陷处。

操作：用中指指腹揉30～50次。

功效：疏风清热，缓解头晕、发热。

4. 清肺经

位置：无名指末节螺纹面。

操作：从指根向指尖直推100～300次。

功效：宣肺清热，止咳化痰。

（二）发热（低热）

1. 清天河水

位置：前臂内侧正中，腕横纹至肘横纹成一直线。

操作：用示指、中指指腹自腕向肘直推 100～300 次。

功效：清热退烧，适用于外感发热。

2. 退六腑

位置：前臂尺侧（小指侧），肘横纹至腕横纹成一直线。

操作：用拇指或示指、中指自肘向腕直推 100～300 次。

功效：清热解毒，适用于高热。

（三）积食（消化不良）

1. 清胃经

位置：拇指掌面近掌端第一节。

操作：从腕横纹向拇指指根直推 100～300 次。

功效：和胃降逆，消食导滞。

2. 揉板门

位置：手掌大鱼际中央。

操作：用拇指揉按 50～100 次。

功效：健脾和胃，改善腹胀、食欲不振。

3. 摩腹

位置：腹部（以肚脐为中心）。

操作：用手掌顺时针轻柔摩腹 3～5 分钟。

功效：促进肠道蠕动，缓解积食、便秘。

（四）腹泻（寒湿、湿热型）

1. 补脾经

位置：拇指桡侧（外侧）边缘，从指尖到指根。

操作：从指尖向指根直推 100～300 次。

功效：健脾益气，止泻。

2. 推上七节骨

位置：第 4 腰椎至尾椎骨端成一直线。

操作：用拇指指腹自下而上直推 100～200 次。

功效：温阳止泻，适用于寒湿腹泻。

3. 揉龟尾

位置：尾椎骨端。

操作：用拇指或中指揉按100～200次。

功效：调理大肠功能，双向调节腹泻与便秘。

（五）便秘

1. 清大肠经

位置：示指桡侧（外侧）边缘，从指尖到虎口。

操作：从虎口向指尖直推100～300次。

功效：清利肠腑，通便导滞。

2. 下推七节骨

位置：第4腰椎至尾椎骨端成一直线。

操作：从上至下直推100～200次。

功效：泄热通便。

3. 揉天枢

位置：肚脐旁开2寸（约小儿两横指）。

操作：用示指、中指按揉50～100次。

功效：调理肠道，缓解腹胀、便秘。

（六）夜啼（受惊或脾胃不和）

1. 揉小天心

位置：手掌根，大、小鱼际交接处凹陷中。

操作：用中指揉100～200次。

功效：安神镇惊，缓解夜啼不安。

2. 清肝经

位置：示指末节螺纹面。

操作：从指根向指尖直推100～300次。

功效：平肝息风，缓解烦躁、哭闹。

3. 掐揉五指节

位置：手背五指第一指间关节横纹处。

操作：拇指依次掐揉各关节3～5次。

功效：安神定惊。

注意事项

（1）年龄限制：小儿推拿适用于0～6岁婴幼儿，3岁以内效果更佳。

（2）手法轻柔：小儿皮肤娇嫩，操作时需轻柔，配合介质（如滑石粉）减少摩擦。

（3）禁忌证：发热超过38.5℃、严重感染、皮肤破损时不宜推拿，需及时就医。

（4）频率与时间：每穴操作3～5分钟，每日1～2次，病情缓解后停止。

四、成人推拿

（一）肩颈僵硬

【病因解析】长期伏案、低头看手机、空调直吹等因素，易导致肩颈部气血瘀滞、经络不通，表现为肌肉僵硬、酸痛，甚至头晕、手臂麻木。中医理论认为，肩颈为手三阳经（大肠经、小肠经、三焦经）与督脉的交汇处，推拿可疏通经络，散寒止痛。

【推拿手法】

揉法：患者坐位，操作者立于身后。手法：用大鱼际或掌根部，从颈后风池穴（枕骨下方凹陷处）开始，沿斜方肌、肩胛骨内侧缘，顺时针方向揉动，力度由轻渐重，以局部温热感为度，持续5～8分钟。作用：放松表层肌肉，促进血液循环。

拿捏法：体位同上。手法：拇指与其余四指对合，从风府穴（后发际正中直上1寸）开始，沿颈椎两侧提捏肌肉，直至肩井穴（肩部最高点），重复5～7遍，重点拿捏痛点。作用：缓解深层肌肉紧张，疏通经络。

弹拨法：患者低头，暴露颈部肌肉。手法：用拇指指尖垂直按压于紧张的筋结处（如肩胛提肌痛点），如弹拨琴弦般快速拨动，每次10～15下，注意避开颈动脉。作用：松解粘连，改善局部代谢。

（二）腰腿疼痛

【病因解析】中医将腰腿痛归因于肝肾不足（肾主骨，肝主筋），加上寒湿侵袭、劳损过度，导致腰肌痉挛、腰椎间盘退行性病变。推拿可强腰补肾，舒筋活络。

【推拿手法】

滚法：俯卧位，暴露腰部。手法：操作者用手背小指侧，从肾俞穴（第2腰椎旁开1.5寸）开始，沿膀胱经滚至臀部环跳穴，配合腰部被动后伸运动，持续8分钟。作用：缓解腰肌痉挛，改善关节活动度。

肘按法：体位同上。手法：用肘关节尖部按压腰阳关（第4腰椎棘突下）、命门穴（第2腰椎棘突下），力度沉稳，每穴1分钟，以酸胀感为度。作用：温补肾阳，散寒止痛。

下肢牵引法：俯卧位，操作者双手握患者脚踝，缓慢向后牵拉，配合腰部抖动，持续30秒，重复3次。作用：松解腰椎压力，改善坐骨神经痛。

【注意事项】急性腰椎间盘突出患者禁用暴力按压，需在专业医师指导下进行。配合艾灸肾俞穴，可增强温补效果。

（三）失眠

【病因解析】中医认为失眠与心、肝、脾三脏关系密切，多因思虑过度（伤脾）、肝火旺盛（扰心神）导致。头部推拿可清心安神，调和阴阳。

【推拿手法】

五指拿头法：坐位或卧位，闭目放松。手法：五指分开，从前发际抓向后发际，如梳头般反复5～8遍，重点拿捏百会、四神聪（百会前后左右各1寸）。作用：疏通头部经络，镇静安神。

推桥弓穴：侧卧位，暴露颈部。手法：用拇指指腹从耳后翳风穴（耳垂后方凹陷处）推至缺盆穴（锁骨上窝），两侧交替，每侧30次。作用：平肝潜阳，适用于肝火旺盛型失眠。

【注意事项】此手法使用时，需注意患者血压情况。

【中医调理建议】睡前用酸枣仁10g泡水代茶饮，配合推拿效果更佳。避免睡前思虑过度，可配合静坐冥想。

（四）胃痛

【病因解析】饮食不节（暴饮暴食、贪凉饮冷）、情绪压力易损伤脾胃，导致胃气不和，疼痛频发。腹部推拿可健脾和胃，理气止痛。

【推拿手法】

振腹法：仰卧位，暴露腹部。手法：操作者手掌轻贴于神阙穴（肚脐），以腕部快速震颤，频率200次/min，持续3分钟。作用：温中散寒，适用于虚寒型胃痛。

按揉足三里：坐位或卧位，屈膝取穴（外膝眼下 3 寸，胫骨前缘一横指）。手法：拇指按压足三里，配合顺时针揉动，每侧 2 分钟，以酸胀感向小腿放射为佳。作用：补益脾胃，通调腑气。

（五）其他不适

1. 头痛　手法：用拇指从印堂穴（两眉间）交替向上推至神庭穴，配合按揉太阳穴、风池穴。适用于紧张性头痛、偏头痛。

2. 便秘　手法：顺时针摩腹 5 分钟，重点按揉天枢穴（肚脐旁开 2 寸）、支沟穴（腕背横纹上 3 寸）。适用于虚秘、气秘。

（六）推拿注意事项与禁忌操作要点

力度遵循“轻—重—轻”原则，避免暴力按压。每次推拿时间 15～30 分钟，每周 2～3 次为宜。操作前需评估患者体质，避开皮肤破损处。

禁忌证：急性传染病、骨折、严重骨质疏松患者禁用。孕妇慎按合谷、三阴交等穴。高血压危象、心绞痛发作期暂停推拿。

推拿与生活方式调整：推拿虽有效，但需结合生活方式改善才能标本兼治。例如，肩颈僵硬者，避免长时间低头，每工作 1 小时需起身活动颈部；腰腿疼痛者，睡硬板床，避免久坐久站；失眠者，规律作息，睡前泡脚助眠；胃痛者，饮食定时定量，少食寒凉之物。

附：全身按摩举例

（一）面部按摩

抹按摩膏：从下巴开始，沿鼻子、脸部至额头均匀涂抹按摩膏，以润滑皮肤，减少摩擦。

1. 点按睛明穴　用指端点按睛明穴，有助于提神醒脑。

2. 提拉川字纹、额头横纹　双手三指并拢，轻轻提拉额头及川字纹区域，减少皱纹。

3. Z 字形揉按额头　双手中指、无名指并拢，以 Z 字形路线揉按整个额头，后按太阳穴。

4. 分三线滑按额头　分三条线（中线、两侧线）滑按额头，再回到太阳穴，沿眼眶做环形按摩。

5. 眼部按摩 点按睛明、鼻通、迎香、承泣、球后、四白等穴位，促进眼部血液循环，缓解眼部疲劳。

6. 提拉眼部 双手重叠“倒8字”滑按眼部后，单边滑按提拉眼部，有助于消除眼袋和黑眼圈。

（二）颈部按摩

双手交替横拉下巴至颈部，后颈部环形按摩，按压颈椎，缓解颈部疲劳和僵硬。

（三）身体其他部位按摩

1. 捶两肩 左右手握空拳，在对侧上肢从肩到手腕扑打，通经活络。

2. 顶十指 两手掌心相对，左右手指用力相顶，活动指关节。

3. 捏虎口 以右手拇、示指捏左手虎口，再以左手拇、示指捏右手虎口，增进手部功能。

4. 旋膝盖、擦大腿、揉腓肠肌等 针对下肢的按摩手法，有助于疏通气血、增强腿部功能。

（四）注意事项

1. 按摩时应根据受术者的体质、病情和耐受程度调整手法力度和频率。

2. 按摩前需了解受术者的健康状况，避免在皮肤破损、炎症或骨折等情况下进行按摩。

3. 按摩过程中应密切观察受术者的反应，如有不适应立即停止按摩并寻求专业医疗建议。

第四节 应用举隅

一、小儿常见病推拿治疗

（一）小儿常见疾病的推拿治疗方法

1. 感冒

外感风寒：开天门（用两拇指自下而上交替直推眉心至前发际）、推坎宫（两拇指自眉心向眉梢作分推）、揉太阳（用两拇指或中指指端揉该穴），可起到疏风解表的作用；再加上揉耳后高骨（用两拇指或中指端揉耳后高骨），能缓解感冒引起的头痛等不适。

外感风热：在上述手法基础上，可加清天河水（用示指和中指指面自腕横纹推向肘横纹），有清热解表的功效。

2. 咳嗽

干咳无痰（肺燥）：补肺经（在无名指指面旋推）、揉膻中（用中指指端揉两乳头连线中点）、揉肺俞（用两拇指或示指、中指指端揉背部第 3 胸椎棘突下旁开 1.5 寸处），能润肺止咳。

咳嗽有痰（痰湿蕴肺）：清肺经（由无名指指根推向指尖）、运内八卦（以手掌中心为圆心，以圆心至中指根横纹约 2/3 处为半径作圆，用拇指作顺时针方向的环形推动）、揉掌小横纹（用拇指或中指指端揉掌面小指根下，尺侧掌纹头），可化痰止咳。

3. 发热

低热：可采用清天河水的方法，操作如上述，还可配合推三关（用拇指或示、中指指面自腕横纹推向肘横纹），以调节体温。

高热：除清天河水外，加退六腑（用示指和中指指面自肘横纹推向腕横纹），有清热泻火的作用。

4. 腹泻

寒湿泻：补脾经（在拇指指面旋推）、推三关、补大肠（在示指桡侧缘，自指尖至虎口成一直线，由指尖推向虎口），可起到温阳止泻的作用。

湿热泻：清脾经（由拇指指根推向指尖）、清胃经（在拇指掌面近掌端第一节向指根方向直推）、清大肠（由虎口推向指尖）、清小肠（用拇指或示指、中指指面自小指根推向小指尖），以清热利湿止泻。

5. 便秘

实秘：清大肠、摩腹（用掌面或四指摩腹部，以顺时针方向为主）、推下七节骨（用拇指或示、中指指面自第 4 腰椎棘突下至尾椎骨端成一直线，由上向下推），可通腑泄热，润肠通便。

虚秘：补脾经、补肾经（在小指指面旋推）、推三关、揉上马（手背无名指及小指掌指关节后陷中）、揉肾俞，有滋阴润肠通便的功效。

（二）小儿推拿常见穴位

小儿推拿穴位系统独特，多数分布于手、头面、背部、腹部等部位，不仅有“点”状穴，还有“线”状穴和“面”状穴。以下是一些常用穴位：

1. 手部穴位

脾经：位置在拇指末节螺纹面。操作时，旋推为补，将患儿拇指屈曲，循拇指桡侧边缘向掌根方向直推为清。补法常用于消化系统疾病，如脾虚泄泻、食欲不振等；清法多用于湿热内蕴之证。补脾经能健脾胃、补气血；清脾经可清热利湿，化痰止呕。

肝经：位于示指末节螺纹面。由指根推向指尖为清肝经，有开郁、除烦、平肝胆之火、息风镇惊的作用，主治目赤、昏闭、烦躁不安、惊风抽搐、口苦咽干等。肝经一般用清法，不用补法，若肝虚应补时，则用补肾经代之，为滋肾养肝法，因肾为肝之母，补肾即补肝。如肝实或不采用本穴，可用泻心火，或用清天河水、清小肠穴代之，因肝为心之母，实则泻其子，心与小肠相表里。

心经：在中指末节螺纹面。由指根推向指尖为清心经，由指尖推向指根为补心经。清心经能清热退心火，常用于心火亢盛所致的高热、神昏、烦躁等症；补心经较少用，若需补心经多采用补小肠经等间接方法。

肺经：无名指末节螺纹面。旋推为补肺经，由指根推向指尖为清肺经。补肺经可补益肺气，用于肺气虚所致的咳嗽、气喘、自汗等；清肺经能宣肺清热，化痰止咳，常用于肺热咳嗽、感冒发热等病症。

肾经：小指末节螺纹面。旋推为补肾经，有补肾益脑、温养下元的作用，可用于先天不足、久病体虚、肾虚久泻等病症。

大肠经：示指桡侧缘，自指尖至虎口成一直线。从指尖推向虎口为补大肠，能涩肠固脱，用于虚寒腹泻；由虎口推向指尖为清大肠，可清利肠腑，除湿热，导积滞，多用于湿热泻痢、便秘等症。

小肠经：小指尺侧缘，自指尖至指根成一直线。清小肠经能清利下焦湿热，多用于小便短赤、水泻等症。

内八卦：以手掌中心为圆心，以圆心至中指根横纹约 2/3 处为半径作圆。运内八卦可宽胸利膈，理气化痰，行滞消食，常用于咳嗽、气喘、胸闷、呕吐、食积等病症。

四横纹：手掌面，食、中、无名、小指第一指间关节横纹处。推四横纹可调理脾胃，消胀散结，常用于疳积、腹胀、腹痛、消化不良等病症。

2. 头面部穴位

天门(攒竹):两眉中间至前发际成一直线。开天门具有疏风解表,开窍醒脑的作用,常用于感冒、头痛等病症。

坎宫:自眉头起沿眉向眉梢成一横线。推坎宫可疏风解表,醒脑明目,常与开天门配合用于外感发热、头痛等。

太阳:在眉梢与目外眦之间向后约1寸处凹陷中。揉太阳能疏风解表,清热明目,止头痛,可用于外感发热、头痛、目赤肿痛等病症。

耳后高骨:耳后入发际高骨下凹陷中。揉耳后高骨可疏风解表,安神除烦,用于感冒头痛、惊风等病症。

3. 腹部穴位

中脘:位于前正中线上,脐上4寸。揉中脘能健脾和胃,消食和中,常用于胃脘痛、呕吐、腹胀、泄泻等脾胃病症。

神阙:在脐窝中央。揉神阙可温阳散寒,健脾和胃,回阳救逆,多用于寒湿腹痛、泄泻、脱肛等病症。

气海:前正中线上,脐下1.5寸。揉气海有补气益肾,涩精固本的作用,可用于小儿先天不足、气虚体弱等情况。

关元:前正中线上,脐下3寸。揉关元能补肾培元,温阳固脱,常用于小儿肾阳虚衰所致的尿频、遗尿、泄泻等病症。

4. 背部穴位

大椎:在第7颈椎棘突下凹陷中。揉大椎可清热解表,常用于外感发热等病症。

肺俞:在背部,第3胸椎棘突下,旁开1.5寸。揉肺俞能调肺气,止咳喘,可用于咳嗽、气喘、肺炎等肺部疾病。

脾俞:第11胸椎棘突下,旁开1.5寸。揉脾俞可健脾和胃,利湿升清,用于脾胃虚弱、消化不良、泄泻等病症。

肾俞:第2腰椎棘突下,旁开1.5寸。揉肾俞能补肾益精,壮腰利湿,常用于小儿先天不足、肾虚遗尿、腰膝酸软等病症。

(三)小儿推拿注意事项

1. 环境与推拿者要求

环境方面:诊室应避风、避光、安静,保持清洁卫生,温度也要适宜。因为小儿在推拿过程中身体较为放松，对外界环境的适应能力相对较弱，如果环境不佳可能会影响推拿效果或导致小儿身体不适，例如风邪入侵等。

推拿者方面：推拿者态度要和蔼，认真操作且耐心仔细。在推拿过程中需要随时观察小儿的反应，双手要保持温暖、清洁，指甲也要圆滑，并且双手不可佩戴饰物。这是因为小儿肌肤娇嫩，冰冷、粗糙或者佩戴饰物的手可能会刮伤小儿皮肤，态度不好或者不认真观察小儿反应可能会错过一些重要的身体信号。

2. 小儿的准备

体位：小儿的体位应以其舒适为宜，这样可以保证小儿在推拿过程中能够放松身体，避免因体位不适而产生抗拒心理或者影响推拿效果。

时间选择：一般以饭后1小时为佳。如果在饭后立即进行推拿，可能会影响小儿的消化功能，引起呕吐等不适症状；而距离饭后时间过长，小儿可能会因为饥饿而无法安静接受推拿。

3. 推拿的具体操作注意事项

时间与频率：推拿时间一般不超过20分钟，每日治疗1次，但具体情况可根据患儿年龄、病情、体质以及手法特性而定。例如年龄较小、体质较弱的小儿，推拿时间可能需要更短；病情较重的可能需要在医生的专业评估下适当增加频率，但也要避免过度推拿给小儿身体带来负担。

上肢部穴位推拿：在推拿小儿上肢部穴位时，一般只推一侧，无男女之分，其他部位可双侧推拿。这是小儿推拿中的一种操作规范，遵循这种规范有助于保证推拿效果的稳定性和安全性。

特殊情况处理：对于惊厥患儿，推拿后如症状仍不缓解，应使其保持侧卧位，呼吸道保持通畅，以防发生窒息。因为惊厥患儿在发作时可能会出现呕吐或者呼吸道分泌物增多的情况，侧卧位有助于防止这些物质堵塞呼吸道。

介质使用：小儿推拿时应配合使用滑石粉、凡士林、生姜汁、麻油等介质，以润滑皮肤，防止擦伤皮肤，同时提高疗效。不同的介质可能适用于不同的病症或者小儿体质，例如生姜汁性温，对于寒湿病症或者体质偏寒的小儿可能更为适用。

4. 推拿的禁忌证 小儿推拿疗法虽然应用范围颇广，但也有一定的禁忌证，如烈性传染病、开放性损伤、恶性贫血等情况不适合进行小儿推拿。这是因为在这些情况下，推拿可能会加重病情或者引发其他并发症。例如烈性传染病需要专业的医疗隔离和针对性的药物治疗，推拿无法起到有效的治疗作用；开放性损伤处进行推拿可能会导致伤口感染恶化；恶性贫血需要针对病因进行特殊的治疗，推拿不能解决根本问题。

二、内科常见病推拿治疗

（一）内科常见病推拿方法

1. 失眠的推拿方法 治疗原则为疏肝清热，益气定惊，宁心安神。具体操作如下：

（1）推印堂：用两手拇指指腹交替推抹两眉之间的印堂穴至神庭穴1～2分钟。通过刺激印堂穴，可调节神志，有助于安神定志。印堂穴位于两眉之间，为人体腧穴之一，是督脉上的穴位，督脉统领人体一身之阳气，推印堂可调节阳气运行，进而改善睡眠状况。

（2）揉太阳：用两手示指指端按揉眉梢与目外眦连线中点的太阳穴1～2分钟。太阳穴是经外奇穴，按摩太阳穴可以缓解头部紧张，减轻精神压力，对于因精神紧张导致的失眠有一定的缓解作用。

（3）掐睛明：用拇指和示指指端轻掐双眼内眦旁0.1寸的睛明穴1分钟。睛明穴为足太阳膀胱经的起始穴位，按摩睛明穴可调节眼部气血，改善眼部疲劳，同时对调节全身气血也有一定作用，从而有助于睡眠。

（4）揉承浆：用拇指或示指指端按揉颏唇沟中点的承浆穴1分钟。承浆穴为任脉与足阳明胃经的交会穴，按摩承浆穴可以调节脾胃功能，脾胃功能正常有助于气血生化，气血充足则神志安定，对失眠有辅助治疗作用。

（5）推角孙：用两手拇指指腹横推耳尖上发际内的角孙穴2分钟。角孙穴是手少阳三焦经的穴位，按摩此穴可调节三焦经气血运行，三焦为人体水液代谢和气机运行的通道，气血运行通畅有助于睡眠。

（6）点百会：用拇指或中指指端点按头顶正中的百会穴1分钟。百会穴为人体诸阳之会，点按此穴可以提升阳气，调节人体的阴阳平衡，使人体阳气入阴，从而改善失眠症状。

（7）揉脑空：用拇指指腹按揉枕外粗隆外侧的脑空穴2分钟。脑空穴属于足少阳胆经，按摩此穴可调节胆经气血。胆主决断，与人体的神志活动密切相关，胆经气血通畅有助于改善睡眠时的精神状态。

（8）揉翳明：用拇指指腹按揉耳后高骨下缘的翳明穴2分钟。翳明穴有明目聪耳、宁心安神的作用，按摩此穴可调节人体的神经系统功能，缓解失眠症状。

（9）推抹胸锁乳突肌：用两手拇指指腹交替推抹颈部两侧的胸锁乳突肌5～10次。胸锁乳突肌与颈部的经络气血运行密切相关，按摩此肌肉可调节颈部气血，改善头部供血，减轻头部紧张感，有助于入睡。

2. 冠心病（胸阳不振型）的推拿方法 治则为温助心阳、宣通脉络。

（1）拿肩井：可调节全身气血运行，肩井穴为足少阳胆经穴位，与多条经络相连，拿肩井可起到疏通经络、调和气血的作用，改善气血不畅等症状。

（2）束胸法：通过特定的胸部操作手法，可促进胸部气血运行，改善心脏的供血情况。

（3）掌推肩胛：可刺激背部的经络和穴位，背部为人体阳气汇聚之处，如心俞穴等与心脏相关的穴位位于背部，掌推肩胛有助于温通心阳，改善心阳不振等症状。

（4）按揉大椎：大椎穴为诸阳之会，按揉大椎穴可提升阳气，调节全身阳气的运行，对于心阳不振的冠心病患者，有温助心阳的效果。

（5）摩丹田：丹田为人体气海所在之处，摩丹田可调节人体的元气，促进气血生化，改善心脏功能状态，起到辅助治疗冠心病的作用。

3. 慢性支气管炎的推拿方法 慢性支气管炎是气管-支气管黏膜及周围组织的慢性非特异性炎症，其临床症状为咳嗽、咳痰，伴喘息，反复发作。推拿可起到一定的辅助治疗作用。

（1）按揉肺俞穴：肺俞穴位于背部，第3胸椎棘突下，旁开1.5寸。按揉肺俞穴可调节肺脏功能，改善肺部气血循环，减轻咳嗽、喘息等症状。因为肺俞穴是肺脏之气输注于背部的穴位，直接与肺脏相关联，刺激肺俞穴可增强肺的宣发和肃降功能，从而缓解慢性支气管炎的症状。

（2）摩膻中：膻中穴位于两乳头连线中点，为气会之穴。摩膻中可调节人体一身之气机，尤其是与肺的呼吸功能相关的气机。对于慢性支气管炎患者，摩膻中可改善呼吸不畅、咳嗽等症状，使肺气得以顺畅运行。

（3）揉天突：天突穴位于胸骨上窝中央。揉天突穴可化痰止咳，减轻咽部不适和咳嗽症状。天突穴下为气管所在部位，揉按此穴可刺激气管周围的神经和肌肉，促进痰液的排出，缓解咳嗽症状。

（二）注意事项

1. 患者自身状况

（1）皮肤状况：如果患者皮肤有破损，如湿疹、疮疡、烧烫伤、开放性疮口等，不宜进行推拿。因为推拿会刺激皮肤破损处，导致感染加重或疼痛加剧，影响伤口愈合。

（2）出血性倾向：对于有出血性倾向的患者，如恶性贫血、紫斑病、血小板减少等，不宜推拿。推拿手法可能导致皮下出血，加重患者病情。例如，血小板减少患者的凝血功能较差，推拿过程中的外力作用可能引起皮肤瘀斑或更严重的出血情况。

（3）传染性和感染性疾病：有传染性和感染性疾病的患者，不宜推拿。一方面避免将疾病传播给推拿医生和其他患者；另一方面，患者在患病期间身体较为虚弱，推拿可能会加重身体负担。例如，流感患者在发病期间，身体抵抗力下降，推拿可能会使病情复杂化，不利于康复。

（4）严重心脑血管疾病和恶性肿瘤：有严重心脑血管疾病（如未控制的高血压危象、急性心肌梗死等）、恶性肿瘤等患者，推拿需要谨慎。对于严重心脑血管疾病患者，不当的推拿可能引发血压波动、加重心脏负担等风险；对于恶性肿瘤患者，推拿可能会刺激肿瘤细胞的扩散或引起身体不适。

2. 推拿操作

（1）体位：要取适宜体位，协助患者松开衣着，暴露治疗部位，同时注意保暖。合适的体位有助于推拿医生准确操作，也能让患者在舒适的状态下接受治疗。例如，在推拿腰部时，患者可采取俯卧位；推拿颈部时，可采取坐位或仰卧位等方式。

（2）排尿：在腰、腹部进行按摩时，先嘱患者排尿。因为在推拿过程中，可能会对膀胱等泌尿系统器官产生压迫，如果膀胱充盈，会引起患者不适，甚至可能造成泌尿系统的损伤。

（3）手法操作：按确定的手法进行操作，操作时压力、频率、摆动幅度要均匀，动作灵活。例如，在进行揉法操作时，要以合适的压力在穴位或部位上进行环形揉动，频率稳定，避免忽快忽慢、压力忽大忽小，这样才能达到较好的治疗效果，同时避免对患者造成不必要的伤害。

（三）失眠、冠心病、慢性支气管炎推拿治疗的区别

1. 从病因病机角度

（1）失眠：失眠的病因多与情志失调（如焦虑、抑郁等情绪问题）、饮食不节（如过食辛辣、油腻食物等）、劳逸失调（如过度劳累或过度安逸），以及病后体虚等因素有关。推拿治疗主要是通过调节人体的经络气血、阴阳平衡来改善失眠症状。例如，通过刺激头部的穴位（如印堂、百会等）调节神志，通过揉按腹部穴位（如神阙、气海等）调节脾胃功能，从而改善气血生化，解决失眠的病因。

（2）冠心病：冠心病的主要病因是冠状动脉粥样硬化导致心肌供血不足，推拿治疗胸阳不振型冠心病，主要是温助心阳、宣通脉络。从病因病机角度来看，推拿通过拿肩井、掌推肩胛等手法改善胸部气血循环，按揉大椎、摩丹田等调节阳气，针对的是心阳不振、脉络不通的病机，与失眠的病因病机完全不同。

（3）慢性支气管炎：慢性支气管炎的病因多与吸烟、空气污染、感染等因素有关，导致气管-支气管黏膜及周围组织的慢性非特异性炎症。推拿治疗主要是通过调节肺脏功能（按揉肺俞穴）、调节气机（摩膻中）、化痰止咳（揉天突）等，与冠心病和失眠的病因病机有所不同。

2. 从推拿穴位和手法角度

（1）失眠：主要选取头部、面部和颈部的穴位，如印堂、太阳、睛明、百会等穴位，手法包括推、揉、掐、点等。这些穴位和手法主要是调节头部的气血运行、神志活动以及与睡眠相关的经络气血。

（2）冠心病：选取肩井、大椎等穴位，采用拿、推、按揉、摩等手法。这些穴位多分布在肩部、背部和腹部，手法主要是为了调节全身气血、温助心阳、宣通脉络，与失眠的穴位和手法分布有很大差异。

（3）慢性支气管炎：重点在肺俞、膻中、天突等穴位，运用按揉、摩等手法。这些穴位主要集中在胸部和背部，与肺脏的生理功能密切相关，与失眠和冠心病的穴位选择和手法运用有明显区别。

（四）如何选择适合推拿治疗的内科疾病

1. 根据疾病特点判断

（1）功能性疾病：对于一些功能性疾病，推拿往往有较好的效果。例如失眠，很多时候是由人体的神经调节功能失调、气血运行不畅等功能性因素导致的。推拿通过调节经络气血、阴阳平衡等作用，可以改善失眠症状。同样，对于一些功能性消化不良，推拿可以通过调节脾胃的运化功能，促进胃肠蠕动，改善消化功能。

（2）慢性疾病：许多慢性内科疾病适合推拿治疗。如慢性支气管炎，推拿可以作为一种辅助治疗方法，长期坚持有助于缓解症状、减少发作频率。慢性疾病患者的身体处于一种相对稳定的病理状态，推拿的温和调节作用可以逐渐改善身体的内环境，提高身体的抵抗力。

（3）病情较轻的疾病：对于病情较轻的内科常见病，推拿可能会取得较好的治疗效果。例如轻度的头痛、胃脘痛等。这些疾病在发病初期或者症状较轻时，人体的气血、脏腑功能失调相对较轻，推拿可以及时调整这种失调状态，使身体恢复正常。

2. 考虑推拿的作用机制

（1）经络气血调节：如果一种内科疾病与经络气血不畅有关，那么推拿可能是一种合适的治疗方法。例如，冠心病患者存在心阳不振、脉络不通的情况，推拿通过调节经络气血的运行，如掌推肩胛刺激背部经络、按揉大椎调节阳气等手法，改善心脏的供血情况。

（2）脏腑功能调节：当内科疾病与脏腑功能失调有关时，推拿也可发挥作用。如慢性支气管炎与肺脏功能失调有关，通过按揉肺俞穴调节肺脏功能，摩膻中调节气机，从而改善慢性支气管炎的症状。

（3）阴阳平衡调节：对于一些因阴阳失衡导致的内科疾病，推拿可通过刺激不同穴位调节阴阳。如失眠患者阴阳失调，夜间阳不入阴，推拿通过刺激头部的阳经穴位和腹部的阴经穴位等，调节人体的阴阳平衡，从而改善失眠症状。

三、妇科常见病推拿治疗

（一）常见妇科疾病的推拿治疗方法

1. 月经失调　可采用腹部的掌揉法，以大小鱼际或掌根部着力，手腕放松，以腕关节连同前臂做小幅度的回旋活动，压力轻柔，揉动频率一般每分钟 120～150 次。通过揉动腹部，促进腹部血液循环，调节气血运行。还可以点按关元穴、气海穴、三阴交穴等穴位，每个穴位点按 3～5 分钟，以酸胀为度。关元穴位于下腹部，前正中线上，当脐中下 3 寸；气海穴位于下腹部，前正中线上，当脐中下 1.5 寸；三阴交穴位于小腿内侧，内踝尖上 3 寸，胫骨内侧缘后方。这些穴位与女性的生殖系统和气血调节密切相关，点按这些穴位有助于调节月经周期和经量。

2. 痛经 根据“通则不痛”的原理，以“通调气血”为主进行推拿治疗。如因虚而致痛经者，以补为通；因气郁而致血滞者，以行气为主，佐以活血；因寒湿凝滞而引起瘀滞不通者，以温经化瘀为主。具体操作上，可先在小腹部进行掌摩法，使腹部温热，然后按揉小腹部的疼痛点，力度适中，时间约 5～10 分钟。同时，点按血海穴、足三里穴等穴位。血海穴位于大腿内侧，髌底内侧端上 2 寸，当股四头肌内侧头的隆起处；足三里穴位于小腿外侧，犊鼻下 3 寸，犊鼻与解溪连线上。

3. 盆腔炎 采用揉法、按法等手法作用于下腹部及腰骶部。在腹部，从脐周开始，用掌揉法顺时针方向揉动腹部，范围逐渐扩大至整个下腹部，操作 5～10 分钟。在腰骶部，用掌根或小鱼际按揉肾俞穴、大肠俞穴、八髎穴等穴位，每个穴位按揉 3～5 分钟。肾俞穴位于腰部，当第 2 腰椎棘突下，旁开 1.5 寸；大肠俞穴位于腰部，当第 4 腰椎棘突下，旁开 1.5 寸；八髎穴位于骶椎两侧，分为上髎、次髎、中髎、下髎各一对。

（二）注意事项

1. 患者状态方面

（1）避免特殊时期操作：女性在妊娠和月经期时，腹部、腰部、合谷穴等部位要禁用或慎用推拿。妊娠期腹部推拿可能会对胎儿造成影响，月经期腰部和腹部的推拿可能会导致月经量增多或经期延长等情况。例如，合谷穴有行气活血的作用，在月经期刺激可能会加重出血倾向。

（2）身体状况限制：身体特别虚弱者、醉酒者、过度疲劳者、过度饥饿者或吃饱饭半小时以内者，皆不宜推拿。身体虚弱者可能无法承受推拿的刺激；醉酒者意识不清，难以配合推拿操作且身体反应可能异常；过度疲劳和饥饿时，身体的气血运行处于相对不稳定状态，推拿可能会引起不适，而刚吃完饭半小时内，胃部处于充盈状态，推拿腹部可能会影响消化功能，甚至导致呕吐等情况。

（3）情绪与环境因素：患者在接受推拿治疗时应保持情绪稳定，避免情绪急躁，因为情绪波动可能影响推拿的治疗效果。同时，推拿治疗的环境应安静、舒适、温暖，避免患者着凉或受到外界干扰。例如，在寒冷的环境中进行推拿，患者的肌肉容易紧张，不利于推拿手法的操作和治疗效果的发挥。

2. 推拿操作方面

（1）手法力度：手法宜轻柔缓和，切忌使用蛮力、暴力。对于妇科疾病患者，由于其生殖系统的特殊性，过于粗暴的手法可能会对腹部、盆腔内的器官造成损伤。例如在推拿腹部时，如果用力过猛，可能会导致子宫、卵巢等器官的位置移动或受到挤压，引起疼痛或其他不良后果。

（2）操作顺序与部位：在腹部操作时应嘱患者先排净二便，以免操作时患者有紧张感和排便感。按揉时应注意适当施压，不可用力过猛。擦法操作必须暴露施术部位，不可隔衣操作，为保护皮肤可使用润滑剂（如精油、红花油、橄榄油等）。在进行推拿治疗时，一般按照先轻后重、先上后下、先腹后背等顺序进行操作，以保证治疗的安全性和有效性。

（3）禁忌情况：皮肤破损者，不宜推拿，如湿疹、疮疡、烧烫伤、开放性疮口等部位，推拿可能会导致感染加重或疼痛加剧。有出血性倾向的患者，如恶性贫血、紫斑病、血小板减少等，不宜推拿，因为推拿可能会导致局部出血或加重出血倾向。有传染性和感染性疾病的患者，也不宜推拿，以免造成疾病传播。此外，有严重心脑血管、恶性肿瘤等疾病患者，不宜推拿，因为这些患者的身体状况较为复杂，推拿可能会引发其他并发症或加重病情。

（三）不同妇科疾病推拿手法的区别

1. 月经失调与痛经

（1）月经失调：在推拿手法上更侧重于整体的调节。如腹部的掌揉法主要是为了调节腹部的气血运行，促进整个盆腔的血液循环，改善内分泌系统的功能。点按穴位时，除了与生殖系统相关的穴位外，还可能涉及调节气血生化之源的穴位，如足三里穴，因为月经失调往往与气血不足或气血运行不畅有关。而且，对于月经失调的推拿，操作的频率和周期可能相对较长，需要持续一段时间来调整机体的气血和脏腑功能，以达到恢复正常月经周期和经量的目的。

（2）痛经：推拿手法更注重局部的气血疏通。在小腹部的操作，如掌摩法和疼痛点的按揉，主要是针对子宫部位的气血瘀滞，缓解子宫平滑肌的痉挛，减轻疼痛。点按穴位方面，血海穴等活血化瘀的穴位会重点刺激，以改善月经期间的气血瘀滞状态。此外，痛经的推拿治疗时机也很关键，往往在月经来潮前或疼痛发作时进行推拿，能够更及时地缓解疼痛症状。

2. 盆腔炎与盆底功能障碍性疾病

（1）盆腔炎：推拿主要以改善盆腔局部的血液循环、消除炎症为目的。在腹部和腰骶部的揉法、按法等手法操作，重点是促进盆腔内器官的血液循环，增强局部的抵抗力，减轻炎症反应。对肾俞穴、大肠俞穴、八髎穴等穴位的刺激，是为了调节生殖系统的功能，促进炎症的吸收。

（2）盆底功能障碍性疾病：推拿手法更注重对盆底肌肉的评估和激活。例如，女性盆底手法治疗中的体内手法治疗，是对盆底肌肌力的评估与手法激活，引导正确的盆底肌锻炼方式；体外手法治疗则是判断骨与关节之间的结构位置，进行手法复位。这种疾病的推拿治疗不仅是缓解症状，更重要的是从根本上改善盆底肌肉的功能，提高盆底支持组织的力量，预防和改善如阴道膨出、子宫脱垂、尿失禁等问题。

四、骨科常见病推拿治疗

（一）常见骨科疾病的推拿治疗方法

1. 颈椎病

（1）松解手法：先用一指禅推法、㨰法、按揉法等手法在颈项部、枕后部、肩胛部等部位进行操作。例如，一指禅推法用拇指的螺纹面或指端着力，运用前臂的摆动带动拇指关节做伸屈运动，作用于风池、颈夹脊等穴位，每个穴位操作2～3分钟，可以起到疏通经络、调畅气血的作用。㨰法是一种复合动作的推拿手法，能有效放松肌肉。按揉法可以缓解肌肉紧张，减轻疼痛。这些手法操作可以使颈部紧张的肌肉得到松弛，改善局部血液循环。

（2）颈椎调整手法：如颈椎拔伸法，通过牵拉、拉伸等手法，使颈椎的椎间隙增大，减轻椎间盘对神经根或椎动脉的压迫。还有颈椎微调手法，能够纠正颈椎的小关节错位，改善颈椎的生理曲度。在操作时，要根据患者的具体情况控制好力度和角度，避免造成损伤。

（3）整理手法：最后用轻柔的推法、拿法等手法再次在颈部及肩部进行操作，起到整理放松的作用，巩固治疗效果。

2. 腰椎间盘突出

（1）放松手法：患者取俯卧位，先用掌推法在腰部及臀部、下肢等部位进行操作，从腰部向臀部、下肢方向推，反复多次，以放松腰部及下肢的肌肉。然后用按揉法重点按揉腰部的肾俞、大肠俞等穴位，以及臀部的环跳穴、下肢的委中穴等，每个穴位按揉1～2分钟，使肌肉得到充分放松，为后续的治疗做好准备。

（2）整复手法：例如腰椎斜扳法，患者侧卧，上面的腿屈膝屈髋，下面的腿伸直，术者一手扶住患者肩部，另一手扶住臀部，两手相对用力，使腰椎产生旋转，纠正腰椎的小关节错位，增加椎间隙宽度，减轻椎间盘对神经根的压迫。但这种手法需要有经验的医生操作，力度要适中，避免造成腰椎损伤。

（3）调理手法：整复手法后，再用揉法、弹拨法等手法在腰部及臀部肌肉进行操作，以理顺肌肉纤维，缓解肌肉痉挛，促进局部血液循环。

3. 肩周炎

（1）局部松筋手法：在肩部周围用揉法、拿法、滚法等手法进行操作。揉法可以使局部肌肉放松，拿法能松解肌肉粘连，滚法能促进肩部的血液循环。操作时要覆盖肩关节周围的肌肉，如三角肌、冈上肌、冈下肌等，每个部位操作3～5分钟，重点在疼痛和粘连较严重的区域。

（2）关节活动手法：进行肩关节的被动活动，如前屈、后伸、外展、内收、内旋、外旋等动作。在操作时，要根据患者的疼痛和活动受限程度逐渐增加活动范围，开始时动作要轻柔，随着患者的适应慢慢加大幅度。例如，帮助患者进行缓慢的外展动作，每次活动到患者感觉稍有疼痛但能忍受的程度，反复多次，可以逐渐改善肩关节的活动功能。

（3）痛点按摩手法：寻找肩部的痛点，如肩峰下滑囊、肱二头肌长头腱等部位的痛点，用指按法、点揉法进行重点按摩，每个痛点按摩1～2分钟，以减轻疼痛，消除炎症。

4. 膝骨关节炎

（1）穴位按摩手法：手指点穴取穴，如鹤顶、内膝眼、犊鼻、阳陵泉、阴陵泉等穴位。用按揉法在这些穴位上进行操作，每个穴位按揉 2～3 分钟，可起到疏通经络、调和气血的作用，改善膝关节周围的气血运行。

（2）局部推拿手法：施术部位以患膝局部为主，用轻柔缓和的手法，如点、揉、按、推、一指禅、擦等推拿手法作用于患肢。还可以弹拨研磨髌骨，摇膝屈伸，促进膝关节正常滑液分泌，达到膝关节的力学平衡。操作时要注意力度适中，避免过度用力加重关节损伤。

（二）注意事项

1. 明确诊断的重要性

（1）排除禁忌证：在进行推拿治疗之前，必须明确诊断，确定为适应证者方可进行。一些疾病是推拿治疗的禁忌证，如诊断不明的某些可疑骨折、肿瘤、结核、骨髓炎等不适合推拿治疗。如果存在这些情况而进行推拿，可能会加重病情，甚至造成严重的不良后果。例如，对于怀疑有骨折的患者，如果没有经过准确诊断就进行推拿，可能会导致骨折移位加重，损伤周围的血管、神经等组织。

（2）识别特殊情况：对于有出血性倾向的患者，如恶性贫血、紫斑病、血小板减少等，不宜推拿，因为推拿可能会导致局部出血加重。有传染性疾病和感染性疾病的患者也不宜推拿，以免造成疾病传播。此外，有严重心脑血管、恶性肿瘤等疾病患者，骨关节、骨质有疾病者，精神病患者慎用推拿；妊娠和月经期妇女的腹部、腰部、合谷穴等部位要禁用或慎用推拿；皮肤破损者，如湿疹、疮疡、烧烫伤、开放性疮口等部位，不宜推拿。

2. 推拿过程中的注意要点

（1）操作顺序与力度：手法操作要有一定的顺序，一般是自上而下，先左后右，从前到后，由浅入深，循序渐进，并可依具体病情适当调整，局部治疗则按手法的主次进行，即先用松解手法、后用整复手法。在推拿过程中，要随时观察和询问患者的反应，适时地调整手法与用力的关系，做到均匀柔和、持久有力。对老人、儿童应掌握适宜的刺激量，真正做到使患者不知其苦。例如，在给老年人进行颈椎病推拿时，力度要比年轻人轻柔，因为老年人的骨质可能较为疏松，肌肉力量也相对较弱，过大的力度可能会造成损伤。

（2）不同病情的操作区别：急性软组织损伤，局部疼痛肿胀较甚，瘀血甚者，应选择远端穴位进行推拿操作，待病情缓解后，再行局部操作。比如踝关节急性扭伤，在扭伤初期，局部肿胀疼痛明显时，可以先推拿小腿部的穴位，如足三里、三阴交等，等肿胀减轻后再对踝关节局部进行推拿。对于慢性疾病的推拿治疗，疗程可能较长，需要患者配合并坚持治疗。

（3）医师的专业素养：推拿医师应经过正规的培训，不仅要有熟练的推拿手法技能，还要掌握中医基础理论、经络腧穴，西医的解剖、生理、病理学等知识。这样才能准确判断病情，选择合适的推拿手法，提高治疗效果，避免医疗风险。

（三）不同骨科疾病推拿手法的区别

1. 软组织相关疾病

（1）疗效较好的情况：对于一些软组织劳损性疾病，如腰肌劳损、颈肩部肌肉劳损等，推拿治疗往往能取得较好的疗效。这些疾病主要是由于肌肉长时间处于紧张状态，导致肌肉疲劳、痉挛、粘连等。推拿通过放松肌肉、解除痉挛、松解粘连等作用，有效缓解疼痛，改善肌肉功能。例如，腰肌劳损患者经过几次推拿治疗后，腰部肌肉的紧张感会明显减轻，疼痛也会得到缓解，腰部的活动范围也会有所改善。这是因为推拿手法可以促进腰部肌肉的血液循环，使紧张的肌肉纤维得到舒展。

（2）影响疗效的因素：对于软组织损伤伴有严重炎症的情况，如急性腰扭伤后的早期，局部肿胀、疼痛剧烈时，单纯推拿的疗效可能会受到一定影响。此时，可能需要先采取冷敷、休息等措施来减轻炎症反应，然后再结合推拿治疗。另外，如果软组织损伤是由深层组织的病变引起，如腰椎间盘突出导致的腰部肌肉紧张，推拿治疗可能需要与针对椎间盘突出的治疗方法相结合，才能取得更好的效果。

2. 关节疾病

（1）疗效较好的情况：在关节疾病中，像肩周炎、膝骨关节炎等，推拿治疗在改善关节功能、缓解疼痛方面有一定优势。以肩周炎为例，通过关节活动手法、局部松筋手法等推拿治疗，可以逐渐增加肩关节的活动范围，减轻疼痛。对于早期的肩周炎患者，推拿治疗可能会使病情得到较好的控制，甚至痊愈。这是因为推拿能够松解肩关节周围的肌肉粘连，促进关节滑液分泌，改善关节的营养状况。

（2）影响疗效的因素：对于一些关节疾病的晚期，如严重的膝骨关节炎，关节软骨已经大量磨损，关节间隙狭窄，推拿治疗虽然可以缓解部分疼痛，改善关节功能，但难以从根本上逆转关节的病变。此时，推拿可能作为一种辅助治疗手段，需要与药物治疗、物理治疗甚至手术治疗相结合。而且，对于关节内有游离体、半月板严重损伤等情况，推拿治疗的效果也相对有限。

3. 脊柱疾病

（1）疗效较好的情况：在脊柱疾病方面，对于轻度的颈椎病、腰椎间盘突出等，推拿治疗可以调整脊柱的关节关系，减轻椎间盘对神经的压迫，缓解疼痛、麻木等症状。例如，对于颈椎生理曲度变直引起的颈部疼痛、头晕等症状，通过颈椎的调整手法和松解手法，可以改善颈椎的生理曲度，增加椎间隙宽度，减轻椎动脉的压迫，从而缓解头晕症状。

（2）影响疗效的因素：对于一些严重的脊柱疾病，如严重的腰椎间盘突出伴马尾神经损伤，或颈椎间盘突出导致脊髓受压出现严重的肢体无力、大小便失禁等情况，推拿治疗可能无法取得理想的效果，甚至可能因为不当的推拿而加重病情。此时，可能需要考虑手术等更为积极的治疗方法。

五、青少年常见病推拿治疗

（一）常见青少年疾病的推拿治疗方法

1. 近视 通过推拿刺激眼部周围的穴位，改善眼部血液循环，缓解眼部肌肉疲劳，从而有助于调节视力。

手法：可按摩睛明穴，用示指和拇指轻轻按揉，每次 1～3 分钟；攒竹穴，以指腹按压并揉动，每侧穴位操作约 1 分钟；太阳穴，用双手示指和中指同时按揉，顺时针、逆时针各揉 30～50 次。这些手法能够疏通眼部经络，促进气血运行，减轻眼睛的疲劳感，对预防和改善近视有一定作用。必要时手法纠正紊乱的寰枢关节。

2. 脊柱弯曲异常（以脊柱侧弯为例） 调整脊柱两侧肌肉的紧张度，纠正脊柱的生物力学失衡，促进脊柱恢复正常形态。

手法：可以采用揉法、滚法等放松脊柱两侧紧张的肌肉，如在脊柱侧弯的凸侧，用揉法舒缓肌肉的紧张；再运用扳法等矫正手法，调整脊柱的关节位置，但扳法需要专业医生操作，避免造成损伤。

3. 心理压力大、焦虑 中医认为，人体的经络气血通畅与否与情绪状态有关。推拿可以调节人体的气血运行，平衡阴阳，从而对情绪产生积极影响。

手法：可按摩头部的百会穴，用指腹轻轻按揉，每次2～3分钟，起到醒脑开窍、调节神志的作用；按摩内关穴，用拇指按压并揉动，双侧穴位各操作1～2分钟，有助于宁心安神。

（二）注意事项

1. 操作前

（1）明确诊断：在进行推拿治疗之前，必须对青少年所患疾病进行准确的诊断。例如，如果青少年存在脊柱问题，需要通过X线片等检查手段明确是脊柱侧弯、驼背还是其他疾病，以便制订针对性的推拿方案。因为不同的脊柱疾病，推拿的重点部位和手法可能会有所不同。如果将其他疾病误诊为脊柱侧弯而进行不恰当的推拿，可能会延误病情或加重症状。

（2）了解健康状况：要全面了解青少年的健康状况，包括是否有过敏史、是否患有其他疾病（如先天性疾病、传染病等）、近期是否有外伤等。例如，若青少年有皮肤过敏，推拿时应避免接触可能引起过敏的物质；如果有骨折等外伤史，在伤口未愈合的情况下，应避免在受伤部位进行推拿，以免影响伤口愈合或加重损伤。

（3）选择合适的环境：推拿环境应安静、整洁、温度适宜。安静的环境有助于青少年放松身心，提高推拿效果；整洁的环境可以减少感染风险；适宜的温度能让青少年在推拿过程中感到舒适，避免着凉或过热。

2. 操作中

（1）手法力度：青少年的身体还在发育阶段，骨骼相对较软，肌肉力量也较弱，所以推拿手法的力度要适中。力度过轻可能达不到治疗效果，而力度过重则可能对青少年的骨骼、肌肉和关节造成损伤。例如在按摩肩部时，应根据青少年的耐受程度调整力度，以能感受到肌肉被适度按压但又不会引起疼痛为宜。

（2）手法操作规范：推拿者应熟练掌握各种推拿手法的操作规范，保证手法的准确性和稳定性。例如，在进行揉法操作时，要以掌根或指腹为着力点，在治疗部位做轻柔缓和的回旋揉动，避免出现生硬的摩擦或按压。同时，要注意手法的节奏和频率，保持平稳、协调的操作。

（3）与青少年沟通：在推拿过程中，要与青少年保持良好的沟通，及时了解他们的感受。如果青少年感到疼痛或不适，应调整手法或停止操作。例如，在进行脊柱矫正推拿时，若青少年表示某个动作引起了强烈的疼痛，推拿者需要重新评估手法的安全性和有效性。

3. 操作后

（1）观察反应：推拿后要密切观察青少年的身体反应，如是否有局部疼痛加重、红肿、发热等异常情况。如果出现这些情况，可能是推拿过程中手法不当或个体对推拿的特殊反应，需要及时采取相应的措施。例如，如果出现局部红肿，可能是皮肤过敏或手法过重导致的软组织损伤，应及时就医或进行适当的处理。

（2）补充水分和休息：推拿后，应让青少年适当补充水分，以促进新陈代谢。同时，要保证青少年有足够的休息时间，让身体得到恢复。因为推拿过程中会促进气血运行，身体需要一定的时间来适应这种变化。

（三）不同青少年常见病推拿效果对比

1. 近视

（1）短期效果：推拿对于缓解青少年近视患者的眼部疲劳效果较为明显。在进行一次推拿治疗后，多数患者会感觉眼睛干涩、酸胀等疲劳症状减轻。这是因为推拿促进了眼部周围的血液循环，使眼部肌肉得到放松。但对于近视度数的改变，短期推拿通常不会有显著效果，因为近视的形成是一个长期过程，涉及眼球结构的改变，如眼轴的延长等。

（2）长期效果：如果坚持长期规律的推拿治疗（如每周 2～3 次，持续数月），部分轻度近视患者可能会出现近视度数增长缓慢甚至略有下降的情况。这是由于长期的推拿改善了眼部的整体功能，包括调节眼部肌肉的紧张度、改善眼球的营养供应等，但这种效果相对有限，不能完全治愈近视。

2. 脊柱弯曲异常（脊柱侧弯为例）

（1）短期效果：在短期内（如 1～2 周的推拿治疗），可以看到脊柱侧弯患者的一些症状改善，如脊柱两侧肌肉的紧张度得到缓解，患者可能会感觉身体的舒适度增加，弯腰驼背等不良姿势有所改善。这是因为推拿放松了紧张的肌肉，减轻了肌肉对脊柱的不均衡牵拉。

（2）长期效果：经过长期（数月至数年）的推拿治疗结合康复训练，对于轻至中度的脊柱侧弯患者，Cobb 角可能会有明显减小，脊柱形态逐渐趋近正常。部分因骨盆错位导致的脊柱侧弯需用整体骨盆脊柱复位手法，病程日久难以手法复位者尚需予以针刀松解术，再行整体复位，甚或绝对卧床 1 周或 3 周。但对于重度脊柱侧弯患者，单纯推拿治疗可能效果不佳，需要结合手术等其他治疗方法。

3. 心理健康问题（以焦虑为例）

（1）短期效果：一次推拿治疗后，青少年可能会感到身心放松，焦虑情绪得到一定程度的缓解。例如，按摩百会穴和内关穴后，可调节神经系统兴奋性，使青少年在推拿后短时间内感到平静。

（2）长期效果：长期规律的推拿治疗有助于改善青少年的整体身心状态，提高他们应对压力的能力。但心理健康问题的改善是一个复杂的过程，推拿只是辅助手段之一，还需要结合心理辅导、家庭支持等多种方式。

六、老年常见病推拿治疗

人进入老年，阴阳气血俱虚，自我调节能力较差，脏腑功能虚衰，尤其是脾、肾、心、肺虚衰明显，会出现乏力、骨质增生、心肺疾病、胃肠不健运等情况，从而受到一些疾病的困扰。

（一）常见老年疾病的推拿治疗方法

1. 颈椎病　手法：取坐位，先用较柔和的按、揉、拿法在颈部两侧及肩、背部操作，使紧张的肌肉放松，改善局部血液循环，此过程大概需要 5～10 分钟。然后改为仰卧位，肩后用枕垫高，术者立于床头，右手托枕部，左手托住颏部，将头部自枕上掩起，使颈与水平面呈 45° 角，持续牵引 1～2 分钟，之后轻轻将头左右旋转及前后摆动。最后再改坐位，按揉颈部两侧，横向擦热颈肩部，点按肩外俞、天宗诸穴，全程大概 15 分钟。

2. 肩周炎　手法：患者仰卧，施按揉法于患肩前侧、内侧及上肢肘以上部位，同时做肩部的旋转、被动活动，约 5 分钟，这样能疏通经络、活血止痛，松解关节粘连。

3. 腰椎病　手法：患者俯卧位，术者立于一侧。分别点按肾俞、大肠俞、承扶、殷门、委中、承山、昆仑、太溪等穴；并在患侧腰臀部及下肢用轻柔的㨰法、按法等手法治疗，以改善患部气血循环，缓解肌肉紧张痉挛状态。

4. 慢性胃炎

手法一：使用掌部按摩脘腹。采取坐位或仰卧位，医者并拢两指或三指，以指腹置于中脘穴，做从小到大、循环式的按摩运动，先逆时针、再顺时针，以腹部皮肤微微发热即可。

手法二：按摩足三里。采取坐位，拇指或示指置于足三里穴位上，稍微用力，做有节律的按压。操作时间为 3 分钟，使局部感到酸胀即可。

5. 便秘

手法一：腹部按摩。顺时针方向轻轻按摩腹部，从右下腹开始，沿着升结肠、横结肠、降结肠的方向进行按摩，以促进排便。

手法二：穴位按摩。天枢穴，位于脐旁 2 寸。用手指按压此穴，感到一定的酸胀感时，保持几秒钟，然后慢慢放松。这种方法可以刺激肠道蠕动，帮助排便。

手法三：背部按摩。按摩脊柱两侧肌肉，可促进血液循环，间接影响肠道功能，有助于改善便秘状况。

（二）注意事项

1. 手法要求　老年人的身体功能有所下降，按摩手法宜轻柔、缓和，应当采取小幅度、多次数的方法。因为老年人的肌肉、骨骼相对脆弱，过于强烈的手法可能会造成损伤。

2. 按摩时间　如果是睡前按摩，手法要以放松为主，且时间不宜超过 20 分钟。这是因为过度按摩可能会使身体过于兴奋，影响睡眠质量，同时也避免身体过度疲劳。

3. 禁忌时段　在空腹或饭后半小时内不宜做按摩。空腹时按摩可能会引起低血糖等不适症状；饭后半小时内，身体的血液主要集中在消化系统进行消化工作，此时按摩可能会影响消化，甚至引起恶心、呕吐等症状。

4. 特殊情况禁忌　皮肤破损者，如湿疹、疮疡、烧烫伤、开放性疮口等不宜推拿；有出血性倾向的患者，如恶性贫血、紫斑病、血小板减少等不宜推拿；有传染性疾病和感染性疾病的患者不宜推拿；有严重心脑血管、恶性肿瘤等疾病的患者慎用推拿，需要在医生的专业评估下进行。另外，老年人在做推拿之前最好到正规的医院做一个骨密度检查，如果患有骨质疏松，特别是重度骨质疏松，对于振动类、叩击类、摩擦类推拿手法要谨慎使用。

（三）专业医师建议

1. 强调准确诊断　因为老年人可能同时患有多种疾病，只有明确病因，才能制定出合理的推拿治疗方案。例如，老年人的腰部疼痛可能是由腰椎间盘突出引起，也可能是骨质疏松或者其他疾病导致，不同病因的治疗方法有所差异。

2. 治疗要循序渐进　开始时手法要轻柔，根据患者的耐受程度逐渐增加推拿的力度和时间。比如对于初次接受推拿治疗的老年人，先从简单的按揉手法开始，待身体适应后再进行牵引等相对较强的手法操作。

3. 强调推拿与其他治疗方法相结合　如对于一些慢性疾病患者，在推拿治疗的同时，可以结合药物治疗、物理治疗等。例如，患有类风湿关节炎的老人，在进行关节部位推拿的同时，还需要按照医嘱服用抗风湿药物，这样可以提高治疗效果。

4. 适合老年人推拿的穴位

后溪：取穴位置为手握拳时小拇指侧，掌横纹尽头的凸起处。按摩方法是用大拇指的指腹按压，每天 2 次，一次 10 分钟。这个穴位和督脉相通，在传统中医治疗背部椎骨疾病时均会选用，对颈椎、腰部疼痛有很好的缓解作用。

委中：位于腘窝中点。中医讲“腰背委中求”，对于长期久坐、姿势不当造成腰背和肩膀不舒服的老年人，常按委中穴可以畅通腰背气血。按揉委中穴时，力度以稍感酸痛为宜，一压一松为 1 次，一般可连续按压 20 次左右。但需注意的是，肾虚引起的腰痛还是要以补肾为本。

合谷：位于拇指和示指合拢后，隆起肌肉最高处。合谷穴有清热解表、镇静止痛的作用，对头面部疾病有很好的缓解和治疗作用。由于风热感冒引起的头痛发烧、上火牙疼等，吃了药不能马上见效时，可通过指压合谷穴来缓解，力道以感到酸、麻、胀为宜。

中脘：在腹部正中线上，胸骨下端与肚脐连接线中点处，按压时会有酸痛感。胃不好的人可以常按中脘穴。急性胃痛患者可点按中脘穴，用手指按压 10 秒，松开，再压，如此反复，三五分钟就可缓解症状；慢性胃不适患者可按揉中脘穴，用手掌轻揉，促进消化；急性胃肠炎患者在按揉中脘穴的同时，还可按揉天枢穴（位于脐旁 2 寸处）、大巨穴（位于脐下 2 寸旁开 2 寸）配合治疗。

关元：肚脐以下 3 寸处就是关元穴。按揉关元穴可补充肾气，延缓衰老。对男性来说，可以缓解肾虚、腰酸、掉发等问题；对女性来说，可以治疗和缓解很多妇科疾病。按揉前，可先搓热手掌，将掌心对准腹部的关元穴做搓揉动作，由轻到重，直到感觉发热。

内关：在前臂掌侧，腕横纹上 2 寸，掌长肌腱与桡侧腕屈肌腱之间。按揉内关穴有助于血气畅通，每次 3 分钟左右，直至局部感到酸麻。在患者突发心脏病时，先让其平躺，在等待急救期间，配合按揉内关穴可起到缓解疼痛的效果。

阳陵泉：在小腿上，腓骨小头前下方的凹陷处即是。平时按揉阳陵泉，再配合活动肩膀，可以缓解肩膀周围的疼痛。此外，阳陵泉还对乳房胀痛、两肋胀痛、肋间神经痛有缓解作用。

足三里：在小腿前外侧，当犊鼻（外膝窝）下 3 寸，距胫骨前缘一横指（中指）。中医有“肚腹三里留”的要诀，如果有肚腹部的疾病，如慢性胃肠炎、慢性腹泻、胃寒等，都可以按揉足三里。另外，本穴对高血压、冠心病、动脉硬化等心脑血管疾病也有很好的预防作用。

涌泉：在足底部，卷足时足前部凹陷处，约当足底 2、3 趾趾缝纹头端与足跟连线的前三分之一与后三分之二交点上。每天洗脚后，用双手拇指摩搓两足底涌泉穴 10 分钟左右，有助睡眠。神经衰弱的人，可将时间延长为半小时。

（四）老年常见疾病推拿手法的区别

1. 颈肩腰腿痛类疾病（如颈椎病、肩周炎、腰椎病等）

（1）颈椎病：推拿对于缓解颈部肌肉紧张、改善颈部血液循环效果较好。通过按揉、牵引等手法，可以减轻颈椎对神经和血管的压迫，从而缓解头晕、上肢麻木等症状。但对于脊髓型颈椎病，推拿的效果有限，操作不当还可能加重病情。

（2）肩周炎：推拿在肩周炎的治疗中主要起到疏通经络、活血止痛、松解关节粘连的作用。对于早期肩周炎患者，推拿能够有效减轻疼痛、增加关节活动度。然而对于病程较长、关节粘连严重的患者，可能需要结合其他治疗方法，如针灸、理疗等，效果会更佳。

（3）腰椎病（如腰椎间盘突出、腰肌劳损等）：推拿可以放松腰部肌肉，调整腰椎关节的位置关系，减轻椎间盘对神经的压迫。对于轻度的腰椎间盘突出和腰肌劳损患者，能够缓解疼痛、改善腰部功能。但如果病情严重，如腰椎间盘突出较大，压迫神经导致下肢严重麻木、无力等情况，推拿只能作为辅助治疗手段。

2. 内科疾病（如慢性胃炎、便秘等）

（1）慢性胃炎：腹部推拿对于慢性胃炎有一定的辅助治疗作用。通过按摩腹部的穴位，如中脘穴等，可以促进胃肠蠕动，调节胃肠功能，缓解胃部疼痛、胀满等不适症状。但推拿不能替代药物治疗，对于幽门螺杆菌感染等病因引起的慢性胃炎，还需要结合药物进行根除治疗。

（2）便秘：推拿通过刺激相关穴位，如天枢穴等，可以增强肠道蠕动，促进排便。与药物治疗相比，推拿没有药物的副作用，但效果可能相对较慢，需要长期坚持才能取得较好的效果。

七、形体异常康复指导

（一）常见的形体异常

1. 先天性脊柱侧弯 是一种遗传相关的形体异常，患者的脊柱在冠状面上偏离正常的直线，形成侧向弯曲。轻度的脊柱侧弯可能只是外观上背部不对称，一侧肩膀高于另一侧，严重时会影响胸廓的发育，压迫心肺等内脏器官，导致呼吸困难、心肺功能不全等症状，同时还可能伴有背部疼痛等不适，影响患者的活动能力和生活质量。

2. 骨折后畸形愈合 是创伤引起的常见形体异常。例如，长骨骨折后，如果复位不良或固定不牢固，骨折断端可能在非正常的位置愈合，导致肢体的弯曲、缩短或旋转畸形。以胫骨骨折为例，如果畸形愈合，患者在行走时会出现跛行，关节受力不均，进而引发创伤性关节炎，导致关节疼痛、肿胀，严重影响下肢的正常负重和活动功能。

3. 烧伤后的瘢痕挛缩　也会引起形体异常。大面积烧伤后，皮肤瘢痕组织形成，瘢痕的收缩力会牵拉周围的组织和关节。例如，手部烧伤后，瘢痕挛缩可能会使手指弯曲、无法伸直，手掌的正常功能丧失，影响患者的抓握、捏取等精细动作，给日常生活带来极大的不便，如不能正常穿衣、进食等。

4. 帕金森病引起的姿态异常　由于神经系统的病变，患者的肌肉张力增高，身体会呈现弯腰、驼背的姿势，头部前倾，行走时步伐小而急促，称为慌张步态。患者在起步、转身等动作时会非常困难，平衡能力也较差，容易跌倒，这不仅影响患者的活动能力，还增加了受伤的风险，严重影响患者的生活自理能力和生活质量。

5. 进行性肌营养不良　患者由于肌肉逐渐萎缩无力，会出现多种形体异常。例如，骨盆带肌肉无力时，患者会出现"鸭步"，走路时身体左右摇摆，上下楼梯困难。随着病情进展，肩胛带肌肉也受累，患者的两肩会向后耸起，上肢上举困难，无法进行正常的抬臂动作，最终可能导致患者卧床不起，完全丧失活动能力。

6. 足下垂　足下垂指摆动相踝关节背屈不足，常伴有足内翻或外翻，可能导致脚部无法有效离开地面。患者为了代偿这种异常，会在摆动相增加同侧屈髋、屈膝，下肢划圈行进，躯干向对侧倾斜。这种步态常见于脊髓损伤和外周神经损伤患者。例如，脊髓损伤患者由于支配胫前肌的神经受损，胫前肌无法正常工作，导致足下垂步态，影响患者的行走速度和稳定性，增加了跌倒的风险，并且长时间异常的行走姿势还会引起膝关节、髋关节等部位的疼痛和损伤。部分骶髂关节紊乱（错缝）患者也会导致支配胫前肌的神经受损而出现足下垂，此时利用"四步六招整体正骨法"纠正紊乱的骶髂关节及脊柱小关节，可减轻临床症状。

7. 驼背　驼背是指胸椎后凸角度增大，患者的背部呈现弯曲的状态。可能是由于长期不良的坐姿或站姿引起的肌肉力量不平衡，如胸肌紧张、背肌松弛；也可能是骨质疏松等疾病导致椎体压缩变形引起。轻度驼背可能只是影响外观，使患者看起来不够挺拔，但严重的驼背会影响胸廓容积，进而影响心肺功能，患者可能会出现呼吸困难、胸闷等症状，同时还会引起背部疼痛，尤其是在长时间站立或坐着后疼痛加剧。

8. 骨盆前倾 骨盆前倾时，腰椎过度前凸。这种姿态异常通常与腹部肌肉力量薄弱、髋部屈肌紧张有关。在外观上，患者的腹部会向前突出，臀部后翘。长期的骨盆前倾会增加腰椎压力，导致腰椎间盘突出、腰肌劳损等腰部疾病，还会影响下肢力线，导致膝关节、髋关节受力不均，增加这些关节发生病变的风险，如膝关节炎、髋关节炎等。

9. 高低肩与螺旋肩 高低肩是指双侧肩部不在同一水平线上。可能是由于脊柱侧弯、双侧肌肉力量不平衡（如一侧斜方肌紧张，另一侧松弛）或者不良的姿势习惯（如长期单肩背包）引起的。高低肩不仅影响外观，还可能导致颈部疼痛、肩部疼痛等不适，严重时会影响上肢的正常活动，如抬手、外展等动作时可能会感到疼痛或受限。有时高低肩还伴随胸椎旋转、肱骨前移、肩部内扣、翼状肩等，此时的高低肩实际表现为螺旋肩。

（二）常见形体异常的康复方法

1. 物理治疗方法

（1）肌力训练：针对肌肉萎缩或无力的情况。

对于进行性肌营养不良症患者的“鸭步”（骨盆带肌肉无力），可以进行骨盆带肌肉的强化训练。例如，患者可以进行侧卧抬腿练习，侧卧位时，下方的腿伸直贴床面，上方的腿伸直缓慢向上抬起，每组 10～15 次，每天 3～4 组，以增强臀中肌等骨盆带肌肉的力量。对于上肢肌肉无力的患者，如肩外展困难，可以进行靠墙俯卧撑练习，面对墙壁站立，双手撑墙，与肩同宽，缓慢做俯卧撑动作，每次 10～15 个，每天 3～4 组，逐步提高上肢肌肉的力量。

在足下垂步态（胫前肌无活动或活动时相异常）的康复中，进行胫前肌肌力训练是重要的方法。患者可以进行坐位、站位勾脚尖练习，坐位时，双腿伸直，用力将脚尖向上勾起，保持数秒后缓慢放下；站位时，双脚与肩同宽，同样进行勾脚尖动作。可根据患者情况在脚背上放置沙袋进行抗阻训练，以增强胫前肌的力量，改善足下垂的症状。但因骶髂关节紊乱（错缝）导致支配胫前肌的神经受损而出现的足下垂，需配合手法先行或同时整复紊乱的骶髂关节与脊柱等。

（2）关节活动度训练：针对关节挛缩或活动受限的情况。

对于烧伤后瘢痕挛缩导致手指弯曲不能伸直的患者，可以采用被动关节活动度训练。由康复治疗师或家属帮助患者进行手指的屈伸活动，从轻度的屈伸开始，逐渐增加活动范围，每天进行 2～3 次，每次每个关节活动 10～15 次。随着关节活动度的改善，可以增加主动关节活动度训练，让患者自己尝试主动伸直手指，配合使用一些辅助器具，如手指屈伸训练器，以进一步提高手指关节的活动度，恢复手部的功能。

对于骨折畸形愈合后关节活动受限的患者，如肘关节畸形愈合后的屈伸受限，可先进行热敷或蜡疗等热疗，使关节周围的肌肉和软组织放松，然后进行关节松动术。康复治疗师通过特定的手法，如摆动、滚动、滑动等，来改善关节的活动度，患者也可以在家中使用一些简单的辅助器材，如握力球，进行肘关节的屈伸练习，提高关节的灵活性。

（3）平衡训练：针对平衡能力差的患者，如帕金森病患者可以从静态平衡训练开始，让患者双脚与肩同宽站立，双手自然下垂，保持这个姿势 1～2 分钟，然后逐渐增加难度，如单脚站立，先从睁眼单脚站立开始，每次站立 10～15 秒，每天进行 3～4 次，当患者能够较好地完成睁眼单脚站立后，再进行闭眼单脚站立训练。还可以使用平衡板进行动态平衡训练，患者站在平衡板上，在康复治疗师的指导下，尝试前后左右移动身体重心，以提高身体的平衡能力，减少跌倒风险。

2. 矫形器的应用

（1）踝-足矫形器（AFO）：在足下垂严重的患者中应用广泛。AFO 可以提供踝关节的稳定性，防止足下垂和足内翻或外翻。它能够在患者行走时给予踝关节适当的支撑，使脚部能够正常地离开地面，改善行走的步态。例如，对于脊髓损伤导致足下垂步态的患者，佩戴 AFO 后，能够减少下肢划圈行进、躯干倾斜等代偿动作，提高行走效率，减轻对膝关节、髋关节的不良影响，同时也降低了跌倒风险。

（2）脊柱矫形器：对于脊柱侧弯患者，根据侧弯的程度和部位选择合适的脊柱矫形器。如波士顿矫形器，适用于青少年特发性脊柱侧弯。患者需要每天佩戴一定的时间（通常为 18～23 小时），矫形器通过对脊柱施加侧向压力，阻止脊柱侧弯进一步发展，并且在一定程度上可以矫正脊柱畸形。佩戴过程中，需要定期复查，根据脊柱的生长和矫正情况调整矫形器的参数。

（三）手术治疗后的康复

1. 骨折手术后的康复 在骨折手术后早期，主要进行消肿、止痛和防止肌肉萎缩的康复训练。例如，在术后1～2周内，可以进行肌肉的等长收缩训练，如股四头肌等长收缩，患者仰卧位，膝盖伸直，用力绷紧大腿肌肉，每次保持10～15秒，然后放松，重复10～15次为一组，每天进行3～4组。随着骨折愈合情况的进展，一般在术后2～3周开始进行关节活动度训练，从被动活动逐渐过渡到主动活动，如膝关节骨折术后，可以在康复治疗师的帮助下进行膝关节的屈伸活动，然后患者自己尝试主动屈伸膝关节，以恢复膝关节的正常活动范围。术后3～6个月，当骨折基本愈合后，可以进行负重训练，如从部分负重（借助拐杖或助行器）逐渐过渡到完全负重，同时进行肌肉力量和平衡能力的训练，以恢复正常的行走功能。

2. 脊柱手术（如脊柱侧弯矫正手术）后的康复 术后早期需要严格卧床休息，以保证手术部位的愈合。一般在术后1～2周后开始进行翻身训练，在康复治疗师的指导下，患者按照正确的方法翻身，避免脊柱扭曲。术后2～3周开始进行坐立训练，从短时间坐立（如每次10～15分钟）开始，逐渐增加坐立时间。术后3～6个月可以进行站立和行走训练，先借助辅助器具（如站立架、助行器）进行站立，然后尝试行走，同时进行背部肌肉的训练，如小飞燕动作（患者俯卧位，双臂放于身体两侧，双腿伸直，然后将头、上肢和下肢用力向上抬起，离开床面），以增强背部肌肉力量，维持脊柱的稳定性，促进康复。

（四）康复训练的注意事项

1. 遵循个性化原则

（1）考虑患者的身体状况：不同患者的身体状况差异很大，例如年龄、性别、基础疾病等都会影响康复训练的效果和安全性。对于老年患者，由于身体功能衰退，肌肉力量、关节灵活性和平衡能力都相对较差，康复训练的强度和难度要适当降低。比如，在进行平衡训练时，老年患者可能无法像年轻患者那样快速适应单脚站立等训练，需要从更简单的平衡训练开始，如双脚站立在较窄的支撑面上，逐渐增加难度。如果老年患者本身还有心血管疾病，如冠心病，在进行康复训练时更要谨慎控制训练强度，避免过度劳累导致心肌缺血等情况发生。

（2）对于慢性疾病患者：如糖尿病患者，康复训练需要与其他治疗相结合。糖尿病患者的康复训练时间应避开降糖药物血浓度达到高峰的时间，并且在运动前、中或后，可适当增加饮食，以避免出现低血糖。同时，由于糖尿病患者可能存在神经病变和血管病变，在进行康复训练时，要特别注意保护足部等容易受伤的部位，防止发生溃疡等并发症。

（3）根据疾病类型和严重程度调整：不同类型的疾病需要不同的康复训练策略。以神经系统疾病和骨骼肌肉疾病为例，帕金森病患者由于存在运动迟缓、平衡障碍等问题，康复训练主要侧重于提高平衡能力、改善步态和肢体的协调性。而骨折患者的康复则重点在于恢复骨折部位的功能，早期是促进骨折愈合，后期是恢复关节活动度和肌肉力量。对于病情严重程度不同的患者，康复训练的计划也有所不同。例如，轻度脊柱侧弯的患者可能通过简单的姿势矫正训练和定期复查就能得到较好的控制，而重度脊柱侧弯患者可能需要手术治疗后再进行复杂的康复训练，康复训练的周期也会更长，强度的调整也需要更加谨慎。

2. 遵循循序渐进原则

（1）训练强度：在康复训练过程中，训练强度要逐步增加。例如，在进行肌力训练时，如果一开始就给予患者过大的负荷，可能会导致肌肉拉伤等损伤。对于肌肉萎缩的患者，开始时可以采用较小的负荷，如使用较轻的哑铃或弹力带进行肌肉力量练习，随着肌肉力量的逐渐恢复，再增加负荷的重量或阻力。以肩袖肌群的康复训练为例，初始阶段可以进行简单的无负荷的肩袖肌群收缩练习，然后过渡到手持1～2磅的哑铃进行肩袖肌群的外展、内收等动作，之后再根据患者的恢复情况逐步增加哑铃的重量。

在关节活动度训练方面，同样要遵循循序渐进的原则。比如，对于肘关节粘连患者的关节活动度恢复，开始时只能进行小范围的被动屈伸活动，随着关节周围组织的适应和改善，逐渐增加活动范围。如果强行进行大幅度的关节活动，可能会引起关节周围组织撕裂，加重病情。在每次增加训练强度时，都要密切观察患者的反应，如是否出现疼痛、肿胀等异常情况，如有异常应及时调整训练计划。

（2）训练时间：康复训练的时间也应该逐步延长。以耐力训练为例，对于长期卧床后身体虚弱的患者，开始时可能只能进行5～10分钟的轻度活动，如短时间的散步或床上简单的肢体活动。随着身体功能的恢复，逐渐延长训练时间到15～20分钟，然后再到30分钟或更长时间。在增加训练时间的过程中，也要注意患者的疲劳程度和身体反应，避免过度疲劳。同时，要给患者足够的休息时间，让身体有时间恢复和适应训练的压力，例如在每次训练后安排适当的休息时间，保证患者有充足的睡眠等。

3. 安全保障方面的注意事项

（1）在专业人员指导下训练：康复训练需要在专业的康复医师或理疗师的指导下进行。专业人员能够准确地评估患者的身体状况、疾病类型和康复进展，制定出合理的康复训练计划。例如，在进行一些复杂的关节松动术时，如果操作不当，可能会对关节造成进一步的损伤，而专业的康复治疗师经过专业培训，能够掌握正确的操作手法和力度。对于一些特殊的康复训练设备，如平衡训练仪、等速肌力训练仪等，专业人员能够指导患者正确使用，避免因使用不当而发生意外事故。而且，专业人员还能及时发现患者在康复训练过程中的异常反应，如疼痛、头晕等，并根据情况调整训练计划，确保康复训练的安全性和有效性。

（2）避免训练禁忌情况

过度休息：长时间的卧床休息可能导致机体功能退化，应在医生指导下进行适当的康复训练，但需量力而行。

负重锻炼：在骨骼未完全恢复的情况下进行过重负荷的锻炼，可能会导致骨折端再次断裂或移位。

固定时间过长：长时间固定骨折部位会影响局部血液循环，导致肌肉萎缩和关节僵硬。

软组织牵伸技术：对于关节内或周围组织存在炎症、新近发生的骨折、肌肉韧带损伤等情况，不适合进行牵伸。

肌力训练：对于严重感染、心脏疾病、局部出血等情况，肌力训练也是不适宜的。

第七章
其他疗法

第一节　导引疗法

一、熊经鸟申

“熊经鸟申”是中国古代一种重要的导引养生术，其核心是通过模仿熊与鸟的动作，调和气血、强身健体，旨在延年益寿。“熊经鸟申”作为中华传统养生文化的瑰宝，融合了仿生学、呼吸法与经络理论，其历史可追溯至先秦，历经华佗等医家的完善，至今仍在全民健身与文化遗产保护中发挥重要作用。其核心理念“聚散结合、天人合一”，为现代人提供了身心调和的智慧。

（一）定义与起源

“熊经鸟申”指古代导引术中的两种典型动作。首见于《庄子·刻意》：“吹响呼吸，吐故纳新，熊经鸟申，为寿而已矣。”成玄英疏解为“如熊攀树而自悬，类鸟飞空而伸脚”，强调通过动作与呼吸的配合实现养生目的。

熊经：模仿熊攀枝悬身的姿态，强调沉稳蓄力，如熊冬眠时的聚气之法，通过前趴、躬身等动作刺激命门、冲脉等经络腧穴。

鸟申：效仿鸟引颈长鸣的动作，注重舒展与爆发，如公鸡打鸣时的伸展，以疏通气血、焕发生机。

（二）动作解析与功效

1. 熊经

动作要领：安坐后吸气，双手前伸趴下，胸腹贴膝；随后以两肘支撑，向上仰头，臀部后翘，配合憋气或缓吐，力道从脚尖沿冲脉上行至头顶。

功效：调理脾胃、强健腰背，改善消化系统功能，缓解腰肌劳损。

2. 鸟申

动作要领：单足站立，双臂展开如鸟翼，引颈长伸；或俯身触足，屈伸双臂，配合深呼吸。

功效：疏通肺经、增强肺活量，改善肩颈僵硬，提升灵敏度。

3. 气脉运行 熊经侧重“聚气”，鸟申侧重“散气”，二者结合形成循环，符合中医“一聚一散”的养生理念，尤其注重冲脉与督脉的贯通。

（三）历史发展

1. 先秦至汉代 《庄子》记载的“熊经鸟申”是早期导引术的代表，马王堆汉墓出土的《导引图》中绘有类似动作（如“熊经”“鹞背”）。西汉淮南王刘安在《淮南子·精神训》中提出“六禽戏”，包含熊经、鸟申等动作，为华佗五禽戏之前身。

2. 华佗的继承与创新 东汉华佗将熊经鸟申等动作系统化，创编“五禽戏”，以虎、鹿、熊、猿、鸟五式对应五脏调理，成为中医导引术的集大成者，至今仍在全民健身中发挥重要作用。

3. 后世演变 魏晋南北朝至明清，导引术分化出多种流派，如文始道的“百踊功法”强调熊经鸟申对冲脉的疏通作用。部分文献（如《抱朴子》）记载“龙导、虎引、熊经、龟咽、鸟伸、猿据”等变体，体现导引术的多样化发展。

（四）现代应用与传承

1. 健身气功推广 国家体育总局将简化版五禽戏纳入全民健身项目，尤其注重熊戏与鸟戏的标准化教学，结合中医经络理论设计动作。

2. 文化价值 “熊经鸟申”不仅是一种养生术，更承载了古代“天人合一”的哲学思想，如模仿熊的冬眠（象征重生）与鸟的飞翔（象征自由），体现对自然规律的遵循。

二、导引养生

导引养生是一种结合肢体运动、呼吸吐纳与意念调节的传统养生方法，其操作方法多样，涵盖经典功法、简式动作及经络调理等。

（一）经典导引功法操作

1. 导引养生功十二法

功法介绍：导引养生功十二法是国家体育总局健身气功管理中心组织

编创的新功法之一，是一套以祖国医学中脏腑经络学说、阴阳五行学说、气血理论为指导，把导引与养生、肢体锻炼与精神修养融为一体的功法，集修身、养性、娱乐、观赏于一体，动作优美，衔接流畅，简单易学，安全可靠，适合于不同人群习练，具有祛病强身、延年益寿的功效。

预备势：功前准备，周身放松，两眼轻闭，或者是平视前方，两个牙齿轻轻地叩起来。默念“夜阑人静万虑抛，意守丹田封七窍；呼吸徐缓搭鹊桥，身轻如燕飘云霄”口诀的时候，两手要叠于丹田，左手放在里边。两脚并立，调息3次。

核心动作：

（1）乾元启运：开步旋臂，拇指稍用力内旋，下蹲时默念“呼”音，意守丹田，调理呼吸系统。

（2）双鱼悬阁：上步时绷脚，下步时勾脚，以腰为轴旋转两掌，刺激踝关节“原穴”，改善脾胃功能。

（3）老骥伏枥：勾手屈腕充分，拇指内侧少商穴与示指商阳穴相接，配合“呬”音呼吸，强心益肺。

（4）纪昌贯虱：拉弓射箭动作，舒展胸背，刺激涌泉穴滋阴补肾。

（5）躬身掸靴：前躬展腰，疏通督脉，增强腰背力量。

（6）犀牛望月：转颈旋腰，缓解颈肩僵硬，畅通手三阴、手三阳经。

（7）芙蓉出水：舒展手臂，调节手足经络，改善消化系统。

（8）金鸡报晓：独立抬脚，刺激涌泉穴，固肾培元。

（9）平沙落雁：舒展躯干，调和脾胃与泌尿系统。

（10）云端白鹤：踮脚抖腕，激发肾经活力，通调三焦。

（11）凤凰来仪：侧身展翅，贯通任督二脉，提升整体气血运行。

（12）气息归元：两臂侧起，手心向上托举至头顶，下按至丹田，意念导引气血归元。

2. 五禽戏

功法介绍：“五禽戏”是东汉末年华佗所创。通过观察多种不同动物的活动姿态和习性，采用虎猛、鹿敏、熊稳、猿智、鸟和内在的习性特点，创编了虎、鹿、熊、猿、鸟“五禽戏”的健身套路。

预备式：两脚分开，松静站立，两臂自然下垂，目视前方，调匀呼吸，意守丹田。起式调息：配合呼吸，两手上提吸气，两手下按时呼气，两手上提至与胸同高，掌心向上，屈肘内合，转掌心向下按至腹前，速度均匀柔和、连贯，排除杂念，宁心安神。

（1）虎戏：手形是虎爪，手掌张开，虎口撑圆，第一二指关节弯曲内扣，模拟老虎的利爪。虎戏由虎举和虎扑两个动作组成。

虎举：掌心向下，十指张开、弯曲，由小指起依次曲指握拳，向上提起，高与肩平时拳慢慢松开上举撑掌。然后再曲指握拳，下拉至胸前再变掌下按。动作要领：两手上举时要充分向上拔长身体。提胸收腹如托举重物，下落含胸松腹如下拉双环，气沉丹田。两手上举时吸入清气，下按时呼出浊气，可以增强呼吸功能。

虎扑：左式，两手经体侧上提，前伸，上体前俯，变虎爪，再下按至膝部两侧，两手收回。再经体侧上提向前下扑，上提至与肩同高时抬左腿向左前迈一小步，配合向前下扑时落地，先收回左脚再慢慢收回双手。换作右式，动作和左式相同，唯出脚时换成右脚。动作要领：两手前伸时，上体前俯，下按时膝部先前顶，再髋部前送，身体后仰，形成躯干的蠕动。虎扑要注意手形的变化，上提时握空拳前伸，下按时变虎爪，上提时再变空拳，下扑时又成虎爪。速度由慢到快，劲力由柔转刚。

（2）鹿戏：鹿戏的手形是鹿角，中指无名指弯曲，其余三指伸直张开。鹿戏由鹿抵和鹿奔两个动作组成。

鹿抵：练习时以腰部转动来带动上下肢动作。上肢动作，握空拳两臂向右侧摆起，与肩等高时拳变鹿角，随身体左转，两手向身体左后方伸出。下肢动作，两腿微曲，重心右移，左脚提起向左前方着地，屈膝，右腿蹬直，左脚收回。

整体动作：提腿迈步，两手划弧，转腰下势，收回。鹿抵主要运动腰部，经常练习能提高腰部肌肉力量和运动弧度，具有强腰固肾的作用。

鹿奔：左式，左脚向前迈步，两臂前伸，收腹拱背，重心前移，左脚收回。注意腕部动作，两手握空拳向前划弧，最后曲腕，重心后坐时手变鹿角，内旋前伸，手背相对，含胸低头，使肩背部形成横弓。同时尾闾前扣，收腹，腰背部开成竖弓，重心前移，成弓步，两手下落。换右式，注意小换步（换右脚，在五禽戏的左右式动作中，只有鹿奔才有这个小步）。收左脚，脚掌着地时右脚跟提起，向前迈步，重心后坐再前移同左式。

鹿奔动作，使肩关节充分内旋，伸展背部肌肉，运动了脊柱关节。鹿戏结束，两手侧前上提，内合下按做一次调息。

（3）熊戏：熊戏的手形是熊掌，手指弯曲，大拇指压在示指中指的指节上，虎口撑圆。熊戏由熊运和熊晃两个动作组成。

熊运：两手呈熊掌，置于腹下，上体前俯，身体顺时针划弧，向右、向上、向左、向下。再逆时针划弧，向左、向上、向右、向下。开始练时，要体会腰腹部的压紧和放松。

熊晃：提髋带动左腿，向左前落步，左肩前靠，曲右腿，左肩回收，右臂稍向前摆，后坐，左手臂再向前靠，上下肢动作要配合协调。换右式，提右胯，向右前落步，右肩前靠，曲左腿，右肩回收，左臂稍向前摆，后坐，右手臂再向前靠。初学时提髋动作可单独原地练习，两肩不动，收挤腰侧，以髋带腿，左右交替，反复练习。

（4）猿戏：猿戏有两个手形，猿勾，即五指撮拢，曲腕；握固，大拇指压在无名指指根内侧，其余四指握拢。猿戏由猿提和猿摘两个动作组成。

猿提：两手置于体前，十指张开，快速捏拢成猿勾，肩上耸，缩脖，两手上提，收腹提肛，脚跟提起，头向左转，头转回肩放松，脚跟着地，两手变掌，下按至腹前。再做右式。重心上提时，先提肩，再收腹提肛，脚跟提起。重心下落时先松肩，再松腹落肛，脚跟着地。以膻中穴为中心，含胸收腹，缩脖提肛，两臂内夹，形成上下左右的向内合力，然后再放松还原。重心上提时要保持身体平衡，意念中百会上领，身体随之向上。猿提可以起到按摩上焦内脏，提高心肺功能的作用。

猿摘：退步划弧，丁步下按，上步摘果。猿摘模仿猿猴上树摘果，手形和眼神的变化较多，眼先随右手，当手摆到头的左侧时，转头看右前上方，意想发现树上有颗桃。然后下蹲，向上跃步，攀树摘果，变勾速度要快。握固，收回，变掌捧桃，右手下托。下肢动作是，左脚左后方退步，右脚收回变丁步。右脚前跨，重心上移，再收回变丁步。完整练习：退步摆掌，松肩划弧，左顾右盼，下按上步，摘果，握固，收回。要注意上下肢动作的协调，猿摘可改善神经系统的功能，提高机体反应能力及敏捷性。猿戏结束，两手侧前上提，内合下按，做一次调息。

（5）鸟戏：鸟戏的手形是鸟翅，中指和无名指向下，其余三指上翘。鸟戏由鸟伸和鸟飞两个动作组成。

鸟伸：双腿稍向下蹲，双手为掌，在小腹前重叠，左掌压在右掌上，上举至头前上方，手掌水平上举时耸肩缩颈，尾闾上翘，身体稍前倾。两手下按至腹前，再向后呈人字形分开后伸，后伸左腿，两膝伸直，保持身体稳定。双手后展，后展时手变鸟翅。鸟伸动作借助手臂的上举下按，身体松紧交替，起到吐故纳新，疏通任督二脉经气的作用。

鸟飞：两手在腹前相合，两侧平举，提腿独立，立腿下落，再上举提腿，下落。换做右式。平举时手腕比肩略高，下落时掌心相对，再上举时手背相对，形成一个向上的喇叭口。可以先单独练习上肢动作，先沉肩，再起肘，最后提腕。下落时先松肩，再沉肘，按掌。使肩部、手臂形成一个波浪蠕动，有利于气血运行。再练习下肢动作，立腿提膝时，支撑腿伸直，下落时支撑腿随之弯曲，脚尖点地再提膝。练习鸟飞时，要上下肢协调配合，身体保持平衡。常练可锻炼心肺功能，使四肢关节更灵活，提高平衡能力。鸟戏结束，两手侧前上提，内合下按，做一次调息。

引气归元：是收功动作，可以调和气息。两手侧举向上，配合吸气，体前下落，配合呼气。两手侧举，掌心向上，举至头顶上方，掌心向下，沿体前自然下落。意念可随两手而行，上举时如捧气至头顶上方，下落时内行外导，身体放松，意念下行，两手在腹前划弧合拢，虎口交叉，叠于腹前，闭目静养，调匀呼吸，意守丹田。能起到和气血、通经脉、理脏腑的功效。待呼吸均匀，意念归于丹田，两眼慢慢睁开。合掌，搓手至手心发热。浴面，可重复数次。最后两掌向上，过耳后沿体前缓缓下落，两臂自然下垂，两脚并拢。通过收功，使身体舒泰安康，恢复常态。

3. 科学依据与效果 导引术通过调节交感神经系统，促进气血循环，改善代谢功能，临床研究表明其可降低血压、缓解焦虑、增强免疫力。例如，五禽戏对心血管疾病、慢性肺病有显著疗效，导引养生功十二法则能提升脊柱柔韧性与肌肉力量。

如需具体动作视频或更详细的呼吸配合，可参考国家体育总局健身气功管理中心发布的教学资源或专业导引书籍。

第二节　拔罐疗法

拔罐法古称角法，早在马王堆汉墓出土的帛书《五十二病方》中就有记载。其以罐为工具，排除罐内空气后形成负压，使之吸附于腧穴等部位的体表，使被拔部位的皮肤充血、淤血，以达到防治疾病的目的。罐的种类颇多，常用的有玻璃罐、竹罐和抽气罐等。

（一）分类

1. 火罐法　利用火焰的热力，排去罐内空气，使之形成负压，将罐吸附在皮肤上。又分为以下几种方法：

（1）投火法：将薄纸卷成纸卷，或裁成薄纸条，燃着到 1/3 时，投入罐里，将火罐迅速扣在选定的部位上。投火时，不论使用纸卷和纸条，都必须高出罐口一寸多，等到燃烧一寸左右后，纸卷和纸条，都能斜立罐里一边，使火焰不会烧着皮肤。

（2）闪火法：用粗铁丝一头缠绕棉花或用镊子夹持棉球，蘸取 95% 乙醇，并挤出多余的乙醇，点燃，将燃烧的棉球置于罐内，快速一闪，迅速撤出，马上将火罐扣在应拔的部位上，此时罐内已成负压即可吸住。

（3）贴棉法：准备一个不易燃烧及传热的块状物，直径 2～3cm，放在准备拔罐的部位上，上置小块乙醇棉球，将棉球燃着，马上将罐子扣上，立刻吸住，可产生较强的吸力。

2. 水罐法　一般选用竹罐。锅内加水，罐放于其中，煮沸，拔罐时，将罐用镊子夹出，甩去水液，用折叠的毛巾吸去罐口的水液，趁热按在拔罐部位的皮肤上，即能吸住。

3. 抽气法　使用特制的抽气罐，将罐口紧扣在需要拔罐的部位上，用抽气装置抽出罐内空气，使之产生负压，即能吸住。

（二）常用方法

临床根据不同病情，选用不同的拔罐法。常见的有以下几种：

1. 留罐　又称坐罐，即拔罐后将罐子吸附留置于施术部位 10～15 分钟，然后将罐起下。此法一般疾病均可应用，而且单罐、多罐皆可应用。

2. 走罐 又称推罐，可选用口径较大、罐口平整平滑的玻璃火罐，先在罐口或施术部位涂抹凡士林或油膏等润滑剂，再将罐吸附，随后医者用一手握罐，向上、下、左、右等方向根据病情需要在施术部位往返推动，至施术部位皮肤潮红、充血甚或瘀血时，将罐起下。

3. 闪罐 将罐拔住后，又立即取下，再迅速拔住，如此反复多次地拔上取下，直至施术部位皮肤潮红为度。

4. 留针拔罐法 将针刺和拔罐相结合应用的一种方法。即先针刺得气后留针，再以针为中心点将火罐拔上，留置10～15分钟，然后起罐拔针。

5. 刺血拔罐 又称刺络拔罐。即在应拔部位的皮肤消毒后，用三棱针点刺出血或用皮肤针叩打后再行拔罐，使之出血，以加强刺血治疗的作用。一般针后拔罐留置10～15分钟。此法需注意无菌操作，并在操作后对局部皮肤和火罐进行清洁消毒，避免感染。

（三）起罐方法

起罐时，一手握持火罐，另一手拇指或示指在罐口旁边按压，使空气进入罐内，即可将罐取下。若罐吸附过强时，切不可硬行上提或旋转提拔，以轻缓为宜，避免损伤皮肤。

（四）适用范围

拔罐法具有通经活络、行气活血、消肿止痛、祛风散寒等作用。其适用范围较为广泛，如血肿麻木、风湿痹痛、神经麻痹、风寒强痛等，还可用于感冒、咳痰、消化不良、胃脘痛、眩晕等脏腑功能紊乱方面的病症。

第三节 正骨疗法

一、正骨手法

正骨疗法是中国传统医学中一种重要的骨伤治疗方法，主要用于骨折复位和关节脱位的治疗。《医宗金鉴》曾记载“摸法、接法、端法、提法、按法、摩法、推法、拿法”等手法，现代临床在此基础上进行扩展，主要包括以下几方面：

1. 手摸心会 这是正骨手法的第一步，通过用手指指腹触摸骨折局部，并用心体会，了解骨折移位的详细情况。手法由轻逐渐加重，由浅及深，从远到近地了解骨折的移位情况，是后续手法的先导。

2. 拔伸牵引 整复骨折的起始手法，由一人或数人持握骨折远近段，先使肢体在原来畸形的位置下，沿肢体纵轴方向对抗牵引，然后按照正骨步骤改变肢体方向，持续牵引以矫正肢体的短缩畸形，恢复肢体长度，为其他正骨手法的实施创造条件。

3. 旋转屈伸 针对近侧骨折段位置不易改变，远端因失去连续而可以活动的情况，应用旋转、屈伸、外展、内收等方法，整复骨折断端的旋转或成角移位。

4. 提按端挤 用于整复骨折侧方移位的方法。骨折的侧方移位分为前后侧移位和内外侧移位，前者用提按法纠正，后者用端挤手法矫正。医者一只手固定骨折近端，另一只手握住骨折远端，或上下提按，或左右端挤。

5. 摇摆触碰 用于横断、锯齿形骨折，可使骨折面紧密接触，增加复位的稳定性。在助手维持牵引下，轻轻地左右或上下摇摆骨折远端至骨擦音消失。

6. 折顶回旋 折顶法用于矫正肌肉丰厚部位的骨折，且较大的重叠移位仅靠拔伸牵引法不能矫正者。回旋法用于矫正背向移位的斜形骨折、螺旋形骨折、软组织嵌入骨折。通过特定的手法使骨折断端相对，恢复正常的解剖位置。

7. 推拿按摩 在正骨复位后，使用推拿按摩手法调理骨折周围受损的筋络。此手法应轻柔，仅作为结束时的辅助性手法，以促进受伤部位的康复。

8. 其他衍生手法 除了上述手法外，根据具体病情和治疗需要，还包括夹挤分骨、抖颤扣挤、理肢顺筋等手法。这些手法在正骨过程中需要灵活运用，以达到最佳的治疗效果。

二、正骨调脊法

正骨调脊是中医传统疗法的重要组成部分，通过手法调整脊椎及关节错位，恢复人体筋骨平衡。

（一）理论基础与整体原则

正骨调脊以“筋骨平衡”为核心，强调通过调整脊柱结构，恢复气血运行和神经功能。其理论融合中医经络学说与脊柱生物力学，认为脊椎错位会导致局部软组织损伤、神经压迫及内脏功能紊乱。操作前需遵循“三步定位诊断法”，即神经定位、触诊检查和影像学辅助（如 X 线片），确保精准评估病变位置及程度。

（二）手法分类与应用

根据病变部位和错位类型，正骨调脊手法可分为以下几类：

1. 颈椎调整手法

寰枢端转法：针对寰枢关节错位，以指端轻提旋转复位，同时配合呼吸，旋转到极限位置后嘱患者深吸气，待头回正后予以吐气，往返3～5次，适用于头晕、头痛等症状。

摇正法：包括仰头摇正（$C_{1\sim2}$）、低头摇正（$C_{2\sim5}$）和侧头摇正（$C_5\sim T_2$），通过动态摇动，纠正旋转式错位，要求手法要轻，力度要小。

旋提手法：患者端坐，医生水平旋转并提拉颈椎，适用于神经根型颈椎病（需排除脊髓型颈椎病）。

2. 胸椎调整手法

俯卧冲压法：医生以掌根定点于胸椎棘突旁，配合患者呼吸施力冲压，适用于胸椎后凸或滑脱。

对抗牵拉法：患者双手抱肩对抗牵拉，医生辅助调整胸椎小关节紊乱，操作时需注意力度，避免肋骨挫伤。

3. 腰椎调整手法

摇腿揉腰法：医生一手固定腰椎棘突，另一手摇动患者下肢，通过杠杆效应调整腰椎旋转错位。

侧卧扳按法：患者侧卧，医生一手推肩、一手压髂，反向施力复位腰椎侧弯或滑脱，需遵循"先健侧后患侧"原则。

旋扳法替代斜扳法：传统斜扳法易引发医疗事故，改良后的旋扳法结合上下交叉旋转力，安全性更高。

4. 骨盆调整手法

（1）摇摆骨盆法

体位：患者仰卧，膝、髋关节屈曲，双踝并拢。

操作：术者扶住双膝，顺时针或逆时针旋转骨盆，同时抬起臀部并施加斜上方推力，传导至骶髂关节。

适应证：骨盆旋转错位、骶髂关节紊乱。

（2）分离挤压法

体位：患者仰卧或侧卧。

操作：术者双手分别按压对侧和同侧髂骨，由轻至重加压，交替进行2～3次。

适应证：骨盆分离移位、骶髂关节错位。

（3）斜扳法

体位：患者侧卧，下肢屈髋屈膝，上肢伸直。

操作：术者一手固定髂前上棘，另一手掌根按骶椎中部，双手一推一拉施加爆发力。

适应证：骶椎向后错位、骨盆旋转移位。

（4）分压骨盆法

体位：患者仰卧或侧卧。

操作：术者双肘按压髂骨部，交替进行2～3次，适用于骶髂关节错位。

（5）按膝推臀复位法

单髋过屈法：适用于骶髂关节前错位，通过内收外展髋关节后过屈复位。

单髋过伸法：适用于骶髂关节后错位，通过过伸患肢并下压骶髂关节复位。

（三）操作原则与风险控制

1. 分步操作 遵循“放松手法→正骨手法→强壮手法→症状区处理手法”四步流程，避免直接暴力复位。

2. 精准施力 根据椎体错位方向调整角度，例如棘突左偏则右侧推按，右偏则左侧推按。

3. 禁忌与评估 脊髓型颈椎病、严重骨质疏松、肿瘤患者禁用正骨手法，操作前需影像学评估。

4. 学派特色 如龙氏正骨强调“三步定位”与动态复位，平乐郭氏正骨则注重“筋骨—气血—脏腑”整体平衡，韦以宗教授则强调理筋、调曲、练功三大治疗原则。

（四）结语

正骨调脊手法的核心在于“辨位施术”与“筋骨并治”，需结合解剖学、病理学进行个体化设计。随着中医现代化进程，其技术体系将更趋科学化、精准化。

第八章 综合疗法

第一节 杂合以治

《素问·异法方宜论》:“故圣人杂合以治，各得其所宜，故治所以异而病皆愈者，得病之情，知治之大体也。”杂合以治，是指医者根据患者的具体病情选择最适宜的治疗方式，将药物疗法与非药物疗法联合起来，达到治愈疾病的目的。“杂合以治”也可称为中医综合疗法，中医常用的治疗方法主要包括中药、针灸、针刀、推拿、正骨、拔罐、艾灸、贴敷、食疗等。

（一）以腰痛为例进一步认识“杂合以治”

1. 中药治疗 寒湿腰痛选用渗湿汤，劳损腰痛选用身痛逐瘀汤，肾虚腰痛选用左归丸、右归丸等。

2. 针刺疗法 寒湿腰痛选用阿是穴、肾俞、腰阳关、委中等，劳损腰痛选用阿是穴、水沟、委中、腰夹脊、膈俞等，肾虚腰痛选用肾俞、志室、太溪、委中等。

3. 针刀疗法 慢性腰痛可选择针刀微创治疗，如腰三横突针刀微创术、胯骨错缝针刀微创术等。

4. 推拿疗法 主要通过手法放松肌肉、调节关节、促进局部气血循环，达到缓解疼痛、改善功能的效果。

5. 正骨疗法 腰椎小关节紊乱者宜选择腰椎斜扳法；合并骶髂关节紊乱、颈胸椎小关节紊乱者，宜选用四步六招整体正骨法等由下向上依次调整骨盆、脊柱。

6. 拔罐疗法 有助于散寒通络，对于风寒湿引起的腰痛效果明显。

7. 艾灸治疗 艾灸具有祛寒除湿、温通经脉、活血行气的作用，适用于寒气重、湿气重或肾虚引起的腰痛，必要时可行督脉灸。

8. 耳穴压丸法 选取腰椎、骶椎、肾、神门，取患者耳部穴位，强刺激，并嘱患者做弯腰、转侧等动作。

9. 食疗 腰痛可通过调整饮食辅助缓解，宜多吃补肾强骨、抗炎活血的食物，如黑豆、核桃、深海鱼等，同时补充钙和维生素D。

以上是腰痛的中医常用治疗方法，医者在临证时可根据具体情况，选取适宜的方法，“杂合以治”。

（二）胯骨错缝引起的脊柱侧弯综合治疗

胯骨错缝引起的脊柱侧弯指因骶髂关节错位日久导致的一种特殊类型的脊柱侧弯，高低肩、长短腿、骶髂关节压痛、脊柱侧弯是其主要特征。临床主要表现为腰骶部胀痛不适，偶伴颈腰痛、四肢酸痛不适、痛经等。坐立位高低肩试验和坐立位弯腰试验是其特异性检查。骨盆X线片检查有双侧闭孔不等大、髂骨不等宽等表现。胯骨错缝引起的脊柱侧弯可分为骶髂关节前下错位型脊柱侧弯、骶髂关节后上错位型脊柱侧弯等，可采用以下治疗方案。

1. 针刀＋卧式整脊＋绝对卧床治疗 该方案采用针刀或肌骨超声引导下针刀治疗，可有效松解骶髂关节或脊柱周围粘连与瘢痕组织，既松筋止痛、疏通经络，又降低复位难度。采用卧式整脊调整紊乱之脊柱后，采取绝对卧床1周或3周，可有效提高远期疗效，不易复发。

2. 四步六招整体正骨法

第一步：仰卧屈髋压膝法。患者仰卧，两膝分开，双足跟并齐，使鼻-脐-足跟保持在一条直线上，令患者双目微闭，“意守丹田”，深吸气后再缓慢呼出，呼气将尽时，医者双手将分开的双膝用有弹性的巧力下压，并立即将患者双腿迅速屈髋屈膝悬抱于腹部片刻，以减轻髋部、大腿两侧或腹股沟部的肌肉韧带受到牵拉而感到的一过性疼痛。

第二步：单人侧卧斜扳法。嘱患者全身放松，术者双手前后扭转推摇患者右肩、右臀部2～3次，右手推肩向后固定，左肘向前扳按臀部至最大角度，术者紧收右肘，加上身按压的闪动力，常可听到“咔嗒”声或还纳时的弹跳感。

第三步：拢胸上提法整复胸椎。患者坐位，双上肢胸前交叉，双手置对侧肩关节，术者立其后，手抱对侧肘关节，胸顶住患者背部，沿患者肱骨纵轴快速小幅度向后上方提拉，胸部前顶带动患者胸椎后伸。

第四步：三联疗法整复颈椎。

（1）推头拉颈侧扳法：以患者横突右偏为例。患者取端坐位，术者立于患者左侧，右手中指指腹定至偏歪横突，四指并拢勾住患侧颈椎，右前臂置于患者左侧肩部固定。左手固定患者左侧颞部，双手相对用力，使患者颈椎右侧屈，达到极限位时，双手同时相对用力，快速小幅度地扳动，此时常可闻及弹响声。

（2）颈椎斜扳法：患者坐位低头30°，医者站立于患者身后，医者一手托患者下颌，一手抵对侧额颞部，徐徐将患者下颌转向一侧，当达到最大限度时，两手协调用力，再以一轻巧之力继续顿挫旋提，可闻复位声响，术毕。

（3）定点复位法整复寰枢关节紊乱（以枢椎棘突偏右为例）：骶髂关节错位者多伴有寰枢关节紊乱。医生左手拇指先扣在枢椎棘突顶部，嘱患者微低头直至左手拇指下有感觉，再将医生左手拇指移动到患者枢椎棘突右侧，余四指自然附于患者左侧耳颞部，嘱患者向左侧微偏头，然后右手掌托住患者左侧下颌，两手协调用力，右手向右边旋转，用左拇指拨正即可。

3. 中药熨烫治疗 温经散寒，除湿止痛。药物：秦艽24g，防风24g，海桐皮24g，透骨草24g，羌活24g，独活24g，刘寄奴24g，骨碎补24g，赤芍30g，红花20g，川续断30g，刺五加30g，艾叶20g，白矾20g，制川乌20g，制草乌20g，栀子20g，木瓜20g，延胡索20g。此19味药，均匀分装两袋，以陈醋20ml蒸热后交替烫熨患处，每次30分钟，每日1次。

4. 艾灸 灸肾俞、命门、腰阳关、承扶、委中等，也可行督脉灸、腹部八字灸。

5. 推拿治疗

（1）腹部推拿治疗，手法整复后重按轻抬髂腰肌，此腰痛治腹法，对于胯骨错缝导致的髂腰肌损伤型腰痛效果较好。

（2）背腰部推拿治疗。

6. 针灸疗法 以膀胱经穴位为主。该病不仅颈项腰背痛，也易出现寰枢关节紊乱，引起头痛、头昏、失眠等，可根据《灵枢·厥病》“厥头痛，项先痛，腰脊为应，先取天柱，后取足太阳”，选取天柱、风门、肓门、气海俞、小肠俞、膀胱俞、胞肓、委中等穴位，配合艾灸膏肓、天柱。

7. 康复锻炼 强调整复基础上开展康复训练，早期因复位时间短而不稳固，容易因不良外力而反弹，建议以坐位八段锦或根据骶髂关节错缝类型选用相应的康复术或形体矫正等。

第二节 中西医结合

《中华人民共和国中医药法》第三条：中医药事业是我国医药卫生事业的重要组成部分。国家大力发展中医药事业，实行中西医并重的方针……国家鼓励中医西医相互学习，相互补充，协调发展，发挥各自优势，促进中西医结合。《中华人民共和国基本医疗卫生与健康促进法》第九条：国家大力发展中医药事业，坚持中西医并重、传承与创新相结合，发挥中医药在医疗卫生与健康事业中的独特作用。

中西医并用，是指打造中西医结合团队，建立中西医多学科诊疗体系，开展中西医联合诊疗，根据病情将传统的中医中药知识和方法与西医西药的知识和方法结合起来，优势互补，“宜中则中”“宜西则西”“宜融合则融合”。在临床实践中，中西医结合在慢性病的治疗中较为常用，并取得了显著疗效。例如，慢性膝骨关节炎：急性发作期可先用双氯芬酸钠、塞来昔布等西医方法快速控制症状；缓解期可予氨基葡萄糖配合具有除湿清热、活血通络、补益肝肾的方剂巩固疗效，预防复发；严重者可使用针刀、关节镜等治疗，配合中医针刺、艾灸、药物熏蒸、现代康复等。

第三节 防治康养一体化

防治康养一体化，是指将预防、治疗、康复和养生四个环节有机地结合在一起，形成一个完整的服务体系，护理包含在治疗与康复环节中。这种模式强调在疾病预防、诊断治疗、康复护理和健康管理方面的全面覆盖和协同作用。防治康养一体化适用于慢性病管理、老年护理、康复治疗等领域。随着老年人口数量的增多，老龄化速度加快，养老保障压力增大、医疗与照护需求上升，防治康养已成为许多人追求身心健康的重要方式。

疾病预防一般分为三级。一级预防亦称为病因预防，是针对致病因素的预防措施。这一阶段疾病并未发生，但某些危险因素已经存在，此阶段可称为易感染期。二级预防又称为临床前期预防（或症候前期），即在疾病的临床前期开展疾病筛检，或进行某些特殊体检，做好“早发现、早诊断、早治疗”的“三早”预防措施，防止疾病临床前期或初期的变化，使疾病在早期就被发现和治疗，避免或减少并发症、后遗症和残疾的发生。三级预防又称为临床预防，主要是借助各种治疗方法，对患者及时治疗，防止恶化，早日康复，减少不良作用，预防并发症和伤残。防治阶段主要包括疾病的预防和早期诊断治疗，中西医结合在这一阶段可发挥重要作用。通过中医体质学和慢病防控的深度融合，强调“未病先防、既病防变、已愈防复”的“治未病”理念。

康复阶段主要关注疾病治疗后的恢复和功能重建。康复医学是指尽可能改善由疾病或外伤所引起的生理或心理创伤，最大限度地恢复患者功能，使其能够早日重返家庭、社会。通过传统康复和现代康复，促进患者身体功能的恢复，提高生活质量。康复医疗行业近年来得到了国家一系列相关政策的规范与支持，各地区大力发展康复医疗服务建设；支持加快培育康复医疗行业人才，增加提供康复服务的医疗机构和床位数量，加强康复医院和综合医院康复医学科建设，完善康复医疗服务网络。医疗机构按照分级诊疗要求，结合功能定位按需分类提供康复医疗服务，以基层医疗机构为依托，开展社区和居家康复医疗服务。为了能够使患者回归社会，康复不只是单纯医学方面的康复，还包括心理、社会、经济、职业、教育等多方面的康复。

养生是中医学的文化特色。中医学来源于中华传统文化，是传统文化中有关健康长寿理论认识与实践经验的集中体现。养生，原指通过各种方法颐养生命、增强体质、预防疾病，从而达到延年益寿的一种医事活动。养，即调养、保养、补养之意；生，即生命、生存、生长之意。现代意义的“养生”，指的是根据人的生命过程规律，主动进行物质与精神的身心养护活动，是以中、西医学理论为指导，用健康科学的图文、音乐、行为、活动、药械、饮食等，通过调节个人生活习惯、生活环境及心理状态，来调理身心，达到未病先防、不适消除、已病促愈、病后复原之保健目的。

总之，防治康养一体化能够较好地增强身体功能，调节心理状态，提升身体素质，提升康养效果，提高生活品质与生存质量。

附　录

中医药经典著作概览

一、中医四大经典

1.《黄帝内经》

概述：简称《内经》，约成书于春秋战国至秦汉时期，托名于黄帝，集众多医家的医学理论和实践经验编纂而成。全书分《素问》和《灵枢》两部分，共 18 卷，162 篇。全书以黄帝、岐伯、雷公对话问答的形式，系统阐述了人体解剖、生理、病理、养生及疾病预防、诊断、治疗等内容，形成了较完备的中医药理论体系框架。

价值：《黄帝内经》是现存最早的中医学经典著作，它的问世标志着中医学由经验医学上升为理论医学的新阶段，为后世中医学的发展提供了理论指导和依据，成为中医基础理论体系形成的标志，被后世尊为“医家之宗”，对中医学的发展产生了深远影响。

2.《难经》

概述：原名《黄帝八十一难经》，相传为医家秦越人（扁鹊）所著，约成书于东汉时期。该书采用假设问答、解释疑难的形式，共探讨了 81 个问题，在《黄帝内经》基础上，论述了人体生理、病理、经络、诊断、治疗等内容。

价值：在脉诊上创造性地提出“独取寸口”及有关奇经的论述，阐释“命门”“三焦”等概念，补充了《黄帝内经》的不足。

3.《神农本草经》

概述：简称《本经》或《本草经》，托名神农所著，成书于东汉时期，系统地总结了战国至东汉时期的药物学知识。全书收载 365 味中药，依据养生、治疗、毒性将药物分为上、中、下三品，并概括论述了四气五味、七情和合等药性理论和药物配伍原则。

价值：我国现存最早的药物学专著，为中药学理论体系的形成与发展奠定了基础。对合理处方、安全用药、提高疗效具有十分重要的指导作用。

4.《伤寒杂病论》

概述：由东汉医家张仲景所著，后世分辑为《伤寒论》和《金匮要略》。《伤寒论》以论述外感病为主，提出了以六经为纲辨治伤寒的规律和原则；《金匮要略》以论述杂病为主，提出了以脏腑分证为纲辨治杂病的规律与原则。

价值：创立"六经辨证"体系，提出"理法方药"结合的临床诊疗规范，它的问世，代表了中医临床医学的发展和辨证论治法则的确立，奠定了中医临床学发展的基础。该书所确立的辨证论治原则始终有效地指导着中医临床实践，为后世医家所推崇，被誉为"方书之祖"，张仲景被后世尊为"医圣"。

二、其他重要经典

1.《针灸甲乙经》 由晋代医家皇甫谧在系统总结秦汉三国至晋代针灸学成就的基础上编纂而成，为我国现存最早的针灸学专著。该书对人体穴位进行科学分类，详细阐述了每一个穴位的治疗作用、禁忌证和操作方法，促进了针灸学的发展，成为后世针灸学著作的典范。

2.《脉经》 由晋代医家王叔和在集合晋以前历代脉学著述并结合自身和同时代医家的临证经验基础上编纂而成。该书系统归纳了24种脉象，并详细阐明了脉搏的次数、形态、节律、气势和通畅程度等脉理知识，统一了脉象标准，确立了寸口脉诊法，系统阐述了"三部九候"及脏腑分配原则，成为后世脉学之典范。

3.《肘后备急方》 原名《肘后救卒方》，简称《肘后方》。由东晋医家葛洪编纂，全书共八卷，70篇，内容包括内科、外科、妇科、儿科、五官科等多种疾病的急救方剂，如青蒿可以治疗疟疾等。书中记载方剂大多简便易行，疗效显著，适合在紧急情况下使用，被誉为我国第一部临床急救手册。

4.《诸病源候论》 由隋代医家巢元方所著，全书系统总结了隋代以前医学成就，对极具中医特色的"病源学"和"证候学"进行了精细、详尽、准确的分类与描述。该书发展了证候分类学体系，是我国第一部病因病机证候学专著。

5.《备急千金要方》 由唐代医家孙思邈所著，集唐代以前的医学理论、方剂、诊法、辨证、治法、食治、养生等诊治经验之大成，代表了唐代医学发展的先进水平。孙思邈提出“大医习业”“大医精诚”，作为医生在医学技术和职业道德方面的准则和要追求的境界，开创了中医伦理学的先河。

6.《小儿药证直诀》 由北宋医家钱乙所著，是中医学第一部独立的儿科学专著。该书在理论上系统论述了小儿生理及病机特点，奠定了中医儿科学的理论基础，钱乙也由此被后世尊为“儿科之圣”。该书所创立的儿科专用方剂，如六味地黄丸、导赤散、泻白散等至今仍广泛应用于临床。

7.《脾胃论》 由金元四大家之一李杲所著，该书系统阐述了脾胃在人体生理、病理中的核心作用，提出“内伤脾胃，百病由生”的学术观点，创立了补中益气汤、升阳益胃汤、清暑益气汤等千古名方，是中医脾胃学说的奠基性著作。后世称其为“补土派”。

8.《本草纲目》 由明代医药学家李时珍所编撰，全书共 52 卷，首创“纲目分类法”，收录药物 1892 种，附方 11096 则，插图 1160 幅，被誉为“东方医药巨典”，达尔文称其为“中国古代百科全书”，对世界医药学、植物学、动物学等领域均有深远影响。

9.《医宗金鉴》 由清代乾隆年间太医院吴谦主持编纂，全书共 90 卷，分为 15 个部分，涵盖中医基础理论、临床各科、方剂、针灸等内容，许多内容以歌诀编写，便于记忆和传播，是中国古代官方修订的大型医学丛书，也是清代医学教育的标准教材，对后世中医学发展影响深远。

10.《温病条辨》 由清代医家吴鞠通所著，该书创立了温热病的三焦辨证理论，把温病传变与脏腑病机联系起来，补充和完善了卫气营血辨证，提出了温病不同阶段的治疗方剂，使温病学说在理、法、方、药中得到进一步发展。

11.《医学衷中参西录》 由近代医家张锡纯所著，书中既有传统中医的辨证论治，也融入了西医的解剖、生理、病理及药物学知识。他主张“衷中参西”，探索中西医结合的诊疗方法。该书是中国近代最早系统尝试中西医结合的医学著作之一，张锡纯被誉为“中西医汇通派”的代表人物。

参考文献

1. 河北医学院. 灵枢经校释［M］. 2 版. 北京：人民卫生出版社，2009.
2. 王洪图，贺娟. 黄帝内经素问白话解［M］. 2 版. 北京：人民卫生出版社，2014.
3. 张双棣. 淮南子校释［M］. 北京：中华书局，2024.
4. 陈鼓应. 庄子今注今译［M］. 北京：中华书局，2024.
5. 葛洪. 肘后备急方［M］. 王均宁，点校. 天津：天津科学技术出版社，2011.
6. 丁光迪. 中医古籍整理丛书重刊：诸病源候论校注［M］. 北京：人民卫生出版社，2013.
7. 皇甫谧. 针灸甲乙经［M］. 黄龙祥，整理. 北京：人民卫生出版社，2023.
8. 杨继洲. 针灸大成［M］. 黄龙祥，整理. 北京：人民卫生出版社，2023.
9. 高武. 针灸聚英［M］. 黄龙祥，整理. 北京：人民卫生出版社，2023.